中國近代中醫藥期刊彙編

第一輯

37

中西醫學報

上海辭書出版社

目録

內務部批准立案中西醫學研究會出版

中西醫學報

The International Medical Journal

March 1927　　Vol. IX No. 3.

九卷三號　　十六年三月

The Medical Press Ltd.

121 Myburgh Road, Shanghai

中華郵政特准掛號認為新聞紙類

凡有不能以人乳哺兒而用代替品者則其最要之點須視所用之代替品是否與人乳最相似而嬰孩食之得益匪淺

勒吐精代乳粉所含之各種原質皆爲人乳中所有者而且成分準確故與人乳無異

乳糖

按此種要質人乳中含有百分之六・六〇而**勒吐精代乳粉**用水調勻後亦有百分之六・三八至若牛奶祇有百分之四・七五而普通代乳粉用水冲調後亦僅百分之五・八七甚或不到此數

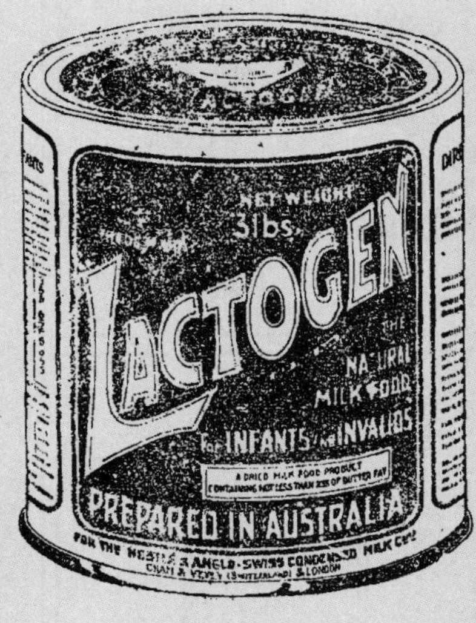

勒吐精代乳粉係用純潔之牛奶製煉而成且用科學方法增加乳糖之成分使之與母乳相似故以乳糖之成分而論當推**勒吐精代乳粉與母乳最爲相似也**

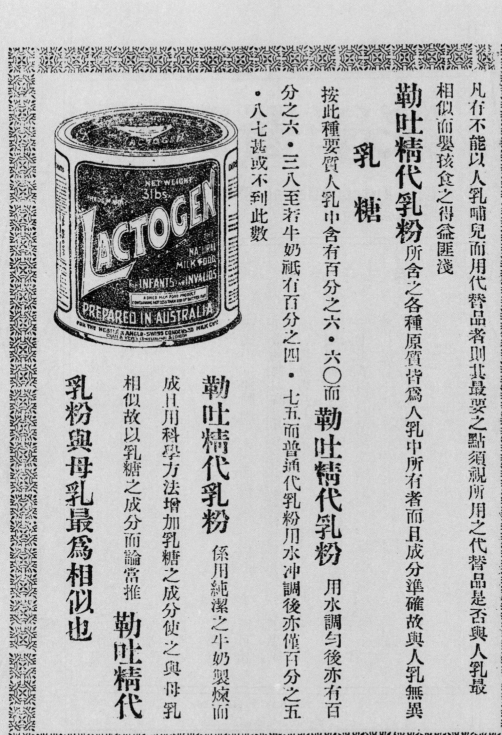

中外醫事年表

丹徒陳邦賢冶愚著

上古

民國紀元前四千九百十一年，西歷紀元前三千年，炎帝神農氏，嘗百草，製醫藥，爲吾國醫藥之鼻祖。後世所傳神農本草史記綱鑑本紀曰：『神農氏嘗百草，始有醫藥。』

淮南子修務訓曰：『神農乃始敎民嘗百草之滋味當此時，一日而遇七十毒，由此醫方興焉。』

歷史綱鑑曰：『民有疾病未知藥石，炎帝始味草木之滋嘗一日而遇十二毒，神而化之，遂作方書，以療民疾，而醫道立矣。』

淮南子又曰：『神農嘗百草，蓋金石木果，燦然各別，惟草爲難識，炎黃之傳，惟別草而已，後遂本之以分百品，故曰本草。』

按本草之名，始漢書平帝紀樓護傳。藝文志以爲黃帝內外經，故著錄無本草書名也。漢詔言方術本草，樓護誦醫經本草方術數十萬言，班固敍言黃帝內外經，本草石之寒溫，原疾病之淺深，今所傳黃帝內經，乃原疾病之書，則本草其外經，梁七錄始載神農本草三卷，陶弘景云存四卷，是其本經。韓保昇云上中下並敘錄合四卷也。

民國紀元前四千五百十一年，西歷紀元二千六百年以前，黃帝有熊氏（軒轅）所傳黃帝內經，爲後世內科學之權輿。

內經序：『岐伯爲黃帝之臣，帝師之問醫，著爲素問靈樞，總爲內經十八卷。』

按素問靈樞，爲吾國古醫書之鼻祖。隋志有素問九卷，靈樞九卷，唐王冰以爲卽漢志所載之黃帝內經十八卷。考素問之名，傳自漢季，篇目竄亂於晉，別本盛行於隋唐，今所行者，惟王冰之注本耳。歷代論素問爲僞書者，劉向指爲諸韓公子所著，程子謂出於戰國之末，司馬溫公以爲周漢間所作，聶吉甫疑爲淮南王所作，蓋皆有所考據也。靈樞之傳，不及素問之古，或亦謂爲王冰所僞託云。

西歷紀元前二千七百年至二千四百年間，埃及醫術，抉刳臟腑，塡以香料及脂油藥石等，以保存遺體，解剖學祖之。

周

民國紀元前三千零二十六年，西歷紀元前一千一百十五年，周成王時，周禮天官，定醫師政令。

按吾國上古醫與巫不分，迨商周時，伊尹之創製湯液，秦和之造作醫方，此爲後世方劑之權輿。書經說命篇曰：『若藥弗瞑眩，厥疾弗瘳。』曲禮曰：『君有疾飲藥，臣先嘗之，親有疾飲藥，子先嘗之。』論語鄉黨篇曰：『康子饋藥，拜而受之，曰：丘未達，不敢嘗。』斯可覘當時藥物療法之盛行也。周禮天官分爲食醫，疾醫，瘍醫，獸醫之職，又置醫師掌醫之政令，此醫學分科之濫觴也。

民國紀元前二千六百四十二年，西歷紀元前六百五十一年，東周襄王時，扁鵲撰難經。

按扁鵲上古神醫也。周秦間凡稱良醫，皆謂之扁鵲，猶釋氏呼良醫爲耆婆，其人非一人也。司馬遷汎摭古書稱扁鵲者，而爲之傳，其傳中載醫驗三條，文體各異，可以證焉。其受術於長桑君，治虢太子病，及著難經者，秦越人之扁鵲也。其診趙簡子者，見齊桓侯者，國策所謂爲秦武王者，鶡冠子所謂對魏文侯者，又爲李醯所殺者，皆別一扁鵲也。

又按扁鵲渤海郡人也。姓秦氏字越人，所居地爲盧，故又曰盧醫。傳記並未言有難經傳世。難經名始見于世紀，曰黃帝命岐伯論經脈，旁通問難八十一，爲難經。隋志始載難經二卷，唐志遂屬之越人。晁公武云：『吳太醫令呂廣註，則其文當出三國以前，張仲景傷寒論，惟本內經，亦未嘗用難經，謂爲扁鵲之書，殊可疑也。』

西歷紀元前五百八十四年至五百零四年，Pichagolas及 Empedolecus 出，醫學之地位，漸次獨立，離宗教迷信之支配，注目於疾病之自然的原因，重視食物及消化障礙。

西歷紀元前四百六十年，Hyppokrates 爲西洋醫學之鼻祖。

按歇撲克拉斯卒年八十三歲。在此以前，非無醫術之經驗的知識，然未具一種學問之體系，至歇撲克拉斯氏綜攬事實，明疾病之觀念，區別疾病之種類，更進而將觀察之事實加以種種之說明。惟其所研究者，傾於疾病治療之目的，因之醫學有實際的科學之性質，對於斯學發達之歷史上非常緊要者也。

西歷紀元前四百三十二年至四百二十一年，雅典疾疫流行。

西歷紀元前三百八十四年至三百二十二年，Aristoteles 爲醫學大家，致力於自然科學之研究，關於人體解剖學之功績尤多。

西歷紀元前三百四十年，Alexandria 地方法准人類解剖。

西歷紀元前三百年，Herophilus 致力於人體之解剖學後世尊崇之爲解剖學之創立者。

西歷紀元前二百五十年至二百四十年，解剖學家 Erasistratus 死。

按 Erasistratus 與 Herophilus 同爲有名解剖學者。

漢

民國紀元前二千零九十八年，西歷紀元前一百八十七年，漢高后八年，倉公醫家出。

按淳于意受師同郡元里公乘陽慶之禁方，傳黃帝扁鵲之脉書五色，知人死生，決嫌疑，定可治，意臨菑人也，曾爲太倉長，故人呼之爲倉公。

西歷紀元前一百二十四年，Asklepiades 傳希臘醫學於羅馬，唱固體病理學，反對歇撲克拉斯之說。

西歷紀元前二十五年至三十年之間，Aulus cornelius celsus 著醫學全書。

按朱愛路生於羅馬，本非醫家，惟精通醫學，并能實行醫術，著醫學全書，爲當世著述中之最著名者。

東漢

西歷一百三十年，Galen 編纂並研究醫藥學，其著作在兩千年間，稱爲泰斗。

民國紀元前一千六百九十三年西歷二百十八年，東漢建安二十二年，疫癘流行。

張仲景撰傷寒金匱，爲後世醫方之鼻祖，故後世稱爲醫中之聖。

按仲景南陽人名機，舉孝廉，官至長沙太守，以宗族二百餘口，建安紀年以來，未及十稔，死者三之二，而傷寒居其七，乃著論二十二篇，證外合三百九十七法，一百十三方，陳振孫稱其文辭簡古奧雅，又名傷寒卒病論，梁以前無稱者，孫思邈千金方論傷寒，多引仲景之說，而云江南諸師，祕仲景要方不傳。

又按金匱玉函經，舊傳漢張仲景撰，晉王叔和集，設答問雜病形證脉理，參以療治之方，晁公武陳振孫並載八卷，謂此書乃王洙於館閣蠹簡中得之，曰金匱玉函要略方，上卷論傷寒，中論雜病，下載其方，并療婦人，乃錄而傳之。四庫書目提要云：是書叔和所編，本爲三卷，洙鈔存其後二卷，後又以方一卷，散附於二十五篇內，已非叔和之舊，然自宋以來，醫家奉爲典型，與素問難經並重。

晉

民國紀元前一千六百二十九年，太康三年，西歷二百八十二年，皇甫謐著甲乙經。

按皇甫謐字士安，安定朝那人，撰甲乙經八卷。甲乙經蓋皆漢魏間方家傳述之遺，後乃雜見于鍼經素問明堂孔穴鍼灸治要諸書中，皇甫謐所見已失舊第，故其敘云：『三部同歸，文多重複，錯互非一。

一又云：『撰集三部使事類相從，刪其浮詞，除其重復爲十二卷。』是知書本叢殘，復經士安刪訂，裒合而成，甲乙者次第之謂，意即識名之者，所謂撰集三部，事類相從也。

民國紀元前一千六百四十六年以後，西歷二百六十五年以後，王叔和發明脉學，以脉鳴時，撰脉經十卷。

按王叔和，西晉高平人，著脉經十卷，隋唐志並載之。

葛洪撰金匱藥方一百卷，肘後要急方四卷。

按洪字稚川，好神仙導養之法。肘後方者，蓋後人以抱朴子內篇所稱肘後丹法附會而名之也。

南北朝

民國紀元前一千五百零六年，西歷四百四十三年，宋文帝元嘉二十年，太醫令秦承祖奏置醫學，以教授醫生。

按晉以前未設醫學，至此時始有此制度。

民國紀元前一千四百三十二年，西歷四百七十九年，齊高帝建元時，醫家褚澄出。

按褚澄，陽翟人，所著醫論十篇，稱褚氏遺書。

民國紀元前一千四百十七年，西歷四百九十四年，齊明帝建武元年，海陵恭王有疾，遣御師瞻視。

按胡三省註：『御師，醫師也。』

民國紀元前一千四百十一年，西歷五百年，齊永元二年，陶弘景得葛洪肘後卒救方，補其闕漏，定名肘後百一方，又著名醫別錄本草。

按陶弘景字通明，宋末爲諸王侍讀，精醫藥，晚年歸隱句曲山，號華陽隱居，梁武帝每咨訪之，年八十五卒。

隋

民國紀元前一二八四年，西歷六〇三年，隋煬帝大業四年，日本遣僧惠齊惠光及醫師福因惠日等，留學我國習醫術。

民國紀元前一千二百八十六年，西歷六百零五年，隋煬帝大業六年，巢元方等奉勅撰病源候論五十卷，凡六十七門，一千二百七十論。

按巢元方隋大業中爲太醫博士。

唐

民國紀元前一千二百八十二年，西歷六百二十九年，唐太宗貞觀三年，諸州置藥博士及學生。

李勣著唐本草。

孫思邈撰千金方三十卷，千金翼方三十卷。

按孫思邈京兆華原人著千金方，精深博大，備載各科，素靈仲景之學，至此始一變。

民國紀元前一千二百五十四年，西歷六百五十七年，顯慶二年，右監門長史蘇恭撰唐新本草。

民國紀元前一千三百四十九年，西歷六百六十二年，龍朔二年，改奉御爲奉醫大夫。

民國紀元前一千二百四十一年，西歷六百七十年，咸亨元年，奉醫大夫仍改爲奉御。

諸州置助教。

民國紀元前一千一百九十九年，西歷七百十三年，玄宗開元元年，改醫藥博士爲醫學博士。

民國紀元前一千二百零九年，西歷七百二十三年，開元十一年，諸州置醫學博士。

又諸州詔本草及百一集驗方。

民國紀元前一千一百五十九年，西歷七百五十二年，天寶十一年，王燾撰外臺祕要四十卷。

按王燾著外臺祕要，與千金方並傳，同爲集唐以前之大成。又著外臺要略十卷今已散佚不傳。

民國紀元前一千一百三十一年，西歷七百八十年，唐德宗建中元年，蘇敬撰本草圖經。

西歷八百五十三年至九百三十年，Rhazes 謂痘瘡之原因，係由於胎毒。

宋

民國紀元前九百三十一年，西歷九百八十年，宋太宗五年，詔醫官院獻經驗方，輯成太平聖惠方百卷。

西歷九百八十二年，日本永觀二年，丹波康賴著醫心方，崇奉唐之學說。

按日本之醫學在奈良朝以前得諸中國隋唐之醫方至立醫學之專門時有體療之科目，兼有創腫少小耳目口齒之科目。體療乃主治身體諸病之意，本出諸中國中國當成周時有疾醫之名至唐代而有體療之名，宋以後有方脉或大方脉之名。日本當足利氏時代名曰本道與創腫即內科與外科也。經奈良朝而至平安朝唐之醫方盛行於世至圓融朝丹波康賴著醫心方三十卷，崇奉唐之醫說，其中謂疾病之原因以外感爲主，治療之方則以灸刺，熨引鍼砭按摩，膠藥爲主。

西歷一〇一六年，暹羅流行鼠疫。

民國紀元前八百五十四年西歷一千〇五十七年，嘉祐二年，編修局置校正醫書局，命掌禹錫林億等校勘醫書。

民國紀元前八百三十五年，西歷一千〇七十六年，宋神宗熙甯九年，設置太醫局。

民國紀元前八百三十三年，西歷一千〇七十八年，元豐元年，董汲撰脚氣病治法總要二卷。

敕行太醫局方設熟藥局，設藥學提舉判局三科以敎之。

民國紀元前八百二十五年，西歷一千〇八十六年，宋哲宗元祐元年韓祗和撰傷寒微旨二卷。

西歷一千〇八十七年，英國設痲瘋院法國繼之。

民國紀元前八百〇九年西歷一千一百〇二年，崇甯元年，國子監考試醫科。

民國紀元前八百〇四年，西歷一千一百〇七年，大觀元年，陳師文等奉敕校正太平惠民和劑局方。

民國紀元前八百年，西歷一千一百十一年，政和元年，奉敕編聖濟總錄二十六卷。

民國紀元前七百九十五年，西歷一千一百十六年，政和六年，唐慎微撰證類本草三十卷。

南宋

民國紀元前七百八十年，西歷一千一百三十一年，紹興元年，改熟藥局爲太平惠民局，名醫許叔微出。

民國紀元前七百四十八年，西歷一千一百六十三年，南宋孝宗隆興元年，卽金世宗大定三年，省併醫官而罷局生，續以虞允文請依舊存留醫學科不置局，權令太常寺掌行。

民國紀元前七百四十五年，西歷一千一百六十六年，南宋乾道二年，卽金大定六年，罷太醫局，存御醫諸科。

民國紀元前七百二十七年，西歷一千一百八十三年，南宋淳熙十一年，卽金大定二十四年，張元素劉完素張從正成無己等名家相繼出。

民國紀元前七百二十年，西歷一千一百九十一年，南宋光宗紹熙二年，卽金章宗明昌二年，復置太醫局局生，一百員爲額。

民國紀元前七百十年，西歷一千二百〇一年，南宋嘉泰元年，卽金泰和元年，劉繼先刊行褚氏醫書。

民國紀元前六百八十二年，西歷一千二百二十八年，紹定元年，續添藥局方。

民國紀元前六百七十四年，西歷一千二百三十七年，南宋嘉熙元年，陳自明著婦人大全良方二十四卷。

王好古著醫壘元戎十二卷。

民國紀元前六百七十年，西歷一千二百四十一年，淳祐元年，續添藥局方。

民國紀元前六百六十年，西歷一千二百五十一年，淳祐十一年，名醫李杲歿。

按李杲字明之，別號東垣，鎮定人，著東垣十書，

民國紀元前六百四十八年，西歷一千二百六十三年，景定四年，陳自明著外科精要。

民國紀元前六百四十七年，西歷一千二百六十四年，景定五年，楊士瀛撰仁齋直指二十六卷。

民國紀元前六百四十三年，西歷一千二百六十九年，咸淳四年，許國楨著御藥院方。

元

民國紀元前六百四十年，西歷一千二百八十一年，元世祖至元十八年，羅天益著衛生寶鑑。

民國紀元前六百〇三年，西歷一千三百〇八年，元武宗至大元年，王與著無冤錄。

民國紀元前五百六十八年，西歷一千三百四十三年，元至正三年，危亦林著世醫得效方。

民國紀元前五百六十四年，西歷一千三百四十七年至正七年，朱震亨著格致餘論。

按朱震亨字彥修，婺之義烏人，學者尊之曰：丹溪翁。金元以來，劉河間專主寒涼，張子和專主攻下，朱丹溪專主養陰，李東垣專主補脾胃，後世稱爲四大家，而門戶之見，亦因此而生。

明

民國紀元前五三四年，西歷一千三百七十八年，明太祖洪武十一年，周定王彙輯古今方劑，撰普濟方四百二十六卷。

民國紀元前五一二年，西歷一千三百九十九年，明惠帝建文元年，王橚撰救荒本草。

民國紀元前四八七年，西歷一四二五年，明仁宗洪熙元年，陳會撰神應經。

西歷一千四百八十八年，英國發見粟粒熱症。

民國紀元前四一〇年，西歷一五〇二年，明孝宗弘治十五年，王綸撰明醫雜著。

西歷一五一四年至一五六四年，Vesalins 以解剖爲專門學科。

民國紀元前三九七年，西歷一五一五年，明武宗正德十年，虞摶著醫學正傳。

西歷一百三十一年至二百十年，Galenus 出，當時之醫學，一若大成者然。

西歷一千五百十五年至一千五百六十五年，Vesalins 指摘猳賴氏解剖學上之缺點。

按自希臘以來，有勢力之猳賴氏醫學，以爲氏之指摘解剖學上之缺點爲始，其後 Vallopio 及 Eustachio 相繼出世，而破壞之。

西歷一千五百二十六年，Paracelsus 傾於神祕說依據解剖學者甚少，反謂解剖學無關於診斷及治療。

民國紀元前三八一年，西歷一五三一年，明世宗嘉靖十年，汪機撰外科理例。

民國紀元前三六七年，西歷一千五百四十五年，嘉靖二四年，劉純著玉機微義。

民國紀元前三六三年，西歷一五四九年，嘉靖二八年，江瓘編名醫類案十二卷。

民國紀元前三三七年，西歷一五七五年，明神宗萬歷三年，李挺著醫學入門。

民國紀元前三五五年，西歷一五七七年，萬歷五年，郭子章著稀痘方論。

西歷一千五百七十九年至一千六百七十一年，Glisson 研究肝臟。

民國紀元前三二七年，西歷一五八五年，萬歷十三年，管橓著保赤全書。

民國紀元前三〇二六年，西歷一五八六年，萬歷十四年，馬蒔著內經註證發微。

民國紀元前三二二年，西歷一五九〇年，萬歷十八年，李時珍著本草綱目刊行。

按李時珍字東璧，蘄州人，著本草綱目五十二卷，集明以前藥物之大成。

民國紀元前三二〇年，西歷一五九二年，萬歷二十年，方有執撰傷寒論條辨刊行。

民國紀元前三一八年，西歷一五九四年，萬歷二十二年，吳崑著素問註二十四卷。

民國紀元前三〇八年，西歷一千六百〇四年，萬歷三十二年，王肯堂著證治準繩一百二十卷。

民國紀元前二九七年，西歷一六一五年，萬歷四三年，陳實功著外科正宗。

西歷一六一六年，英國 Harvey 初演講血液之循環，爲生理學之起點。

西歷一千六百二十四年至一千六百八十九年，英國 Thomas Sydenham 祖述歇撲克拉斯，反對理學的醫學派，及化學的醫學派。

西歷一六二八年，Platter 初作病症分類。

西歷一千六百三十二年至一千七百二十三年，Vanleenwenhock 將顯微鏡的研究，應用於生物學。

西歷一千六百四十年至一千七百十八年，Pohn 研究消化作用。

民國紀元前二七〇年，西歷一六四二年，明毅宗崇禎十五年，吳又可著瘟疫論。

西歷一千六百四十三年至一千七百零四年，Pellini 研究腎臟

肺形草之採訪與識別

The Identification of an herb used empirically for pulmonary tuberculosis

俞鳳賓

一、肺癆之單方。　二、肺形草之覓得。　三、鄉人之命名。　四、學名之檢定。　五、產地形態與花期。
六、同物異名之審查。　七、雁山志之所載。　八、分劑及服法。

天生草木。苟有治病之效能。一經攷查有據。即宜公佈使學者繼續研究。倘能證實。則患病者有採用之機會。而多數人民可享其利益矣。是以近世文明各國。醫藥公開。戒除祕方。掃蕩祕製藥品。居奇射利之弊。遂蠲除。而病者亦可免受節制。收良方靈藥之效。蓋以人道主義爲重。至於心得發明。則有專利之權。以作酬報。法至善也。返觀吾國單方靈劑。雖不可勝數。而往往秘不外宣。卒至失傳於世。社會不能共享其益。吾於治療肺癆之肺形草。因嘗鬨動一時。未傳眞諦。不禁重有感焉。今於此草。雖不能斷定其必有效驗。而其具有研究之價値。似未可否認也。假使予憚握管之勞。擱置此番審察之經過。不爲之抒述。則後之問津者。不將重費光陰與腦力以搜求之歟。

肺形草三字非原名。乃近人所喚之名稱。於眞名之查攷。余稍有所得。記之於後。今先述吾於此草發生好奇心之緣起。癸亥甲子之間。上海某醫院病人中。有甲乙二人。先後患肺癆。甲爲婦人。咳嗆、發熱、咯血、盜汗。調治累月無起色。有友人祕密煎賚一種單方中之草藥。每日服飲。旋卽熱退血止。咳嗆平順。漸思飲食。盜汗亦止。服至月餘而健旺如常。某乙係男子。亦患肺病。咯血大作。每翻身轉側。必咯血數口。是以飲食動作。悉需人助。正在垂危之際。亦服此項草藥。逾月而痊。今努力任事。而未復發。用此草發生效驗者。不僅此二人也。所服之草爲一種抑數種。原授與者未曾吐其底蘊。有三四人願釀貲數千元。議買其方。終亦未諧。但悉其方中之草。喚作肺形草。而眞實名稱。則未宣洩。買其草者。僅得剪碎之根葉花朵。而鑑別殊艱焉。

余於肺形草雖頗欲研究。而無從探討。丙寅冬日。有曾服此草而奏效者因他事踵余醫室。參觀我X光線機器所攝之肺影。遂自述其病症之經過。及草藥之效能。余示以癧子頸草之標本及拙稿。告以將來經研究之後。或有治療肺癆之功用。並告以未得肺形草爲憾。渠因予抱研究志願。力任代覓。越二月來謂余曰已得之矣。余購其草而仍不知其眞名。適友人自雁蕩山來。示予山草。與肺形草同。乃知產自浙江溫州靑田、樂靑、雁蕩山一帶。並諳溫州鄉人名之曰八字草。或人字草。因草葉分列如字形也。植物學大辭典。載人字草係虎耳科。虎耳草屬。名爲 Saxifraga Cortussefolia 形似大字草。葉之缺刻深。有毛茸。開花如人字。成穗狀。余友馮明吳君斷定余所獲之草。決非植物學家所謂之人字草。因余草之葉爲卵形。而無缺刻。於學名方面。更須推求也。

乃將標本寄至留東研究植物學者王紹雲君。書札往返。爲識別之商榷。與胡昌熾君共同檢定是草之學名。並非人字草。係蓼科中之金線草。拉丁名稱如下 Polygonum Virginianum L. Synonym Polygonum filiform, Th. 或謂牛膝菟絲子、爲是草之同物異名。但尚有疑義。詳於後節。

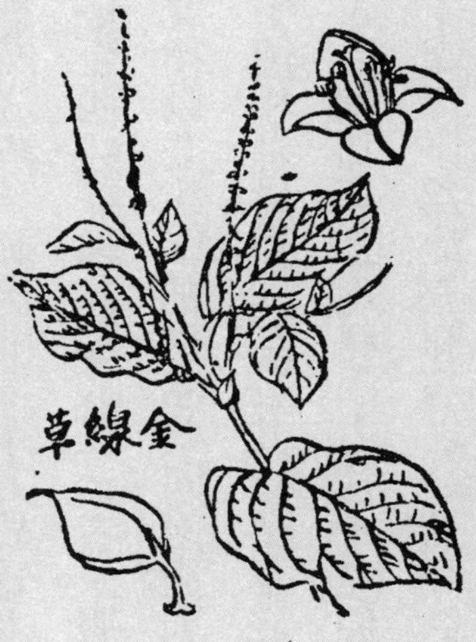

產地　山野中之宿根草本。

形態　莖高三尺。葉係倒卵圓形。先端尖銳。葉狀如八字。互生。托葉如鞘狀。

花期　夏季中。莖上抽出細長之花莖。疏生赤色之花。花之下方。帶有白色萼片四枚。雄蕊五枚。長穗狀花序。花軸呈紅色。著花甚稀疏。

北京協和醫校伊博恩君與劉君。亦攷定此草爲 Polygonum 之一種。又悉此草供作觀賞之用。名見祕傳花鏡。在植物名實圖攷有金線一物。係荔枝之名。實圓刺尖。有金線介其中。與此草不同。圖攷又載金線草。又名剪草、茜草、鋸子草、蔓生方莖。四葉攢生一處。莖葉皆有澀毛。棘人衣。葉大而圓。與此草亦不相類。按金線草在本草綱目、無專說。惟在菟絲子之別名中見此三字。乃閱清代乾隆時所刊之本草綱目圖類。(較他刊稍精)見菟絲子圖。與吾欲研究之草亦不相同。圖攷載兎絲子與菟絲子。分列二種。觀察其圖第一種兎絲子。形似鬆螺。似有寄生性。第二種菟絲子。則非寄生性。葉之排列如八字。其形式與余所訪得之草相似。有寄生性者。屬於旋花科。Cuscuta japonica, chois, Var. thyrsoidea 乃其學名。現今攷察之金線草、乃非寄生性、究與第二種有無關係。尚難斷定。余往藥肆中購菟絲子。祇見細小之種子。至於枝葉。則肆中所不備也。

日本學者有以牛膝爲此草之同物異名。辭源載牛膝。多年生草。隨處自生。莖高二尺。葉橢圓而尖。花綠色甚小。爲穗狀花序。實有小刺。常黏著人衣。其根入藥云云。與我所得之草。雖略有同點。恐非一物。本草中牛膝之別名曰對節菜。觀其所載之圖。葉相對如八字。甚似吾草。惟葉之排列較密。植物學大辭典載牛膝係莧科。其學名如下。Achyranthes bidentata

余思此草既產自溫州雁蕩山等處。則志書中或載之。乃查廣雁蕩山志。悉明嘉靖間、有朱諫者。輯雁山志四卷。章元梅侯、一元。爲裒續集、至萬歷時。胡汝甯合刻之。內載金線草。一名蟹殼草。葉圓如蟹殼。蔓生。節間有紅絲。長尺許。或生巖上。與井池邊。性寒涼。治湯火瘡。用溫州府志中。亦有金線草。其說與雁山志相同、青田縣志則此草闕如也。觀此可知嘉靖時。人但知有此草。而用作敷藥。尙未知其有療肺之中。李時珍綱目莬絲子章中。亦未明言之。

金線草之療治肺病。本屬單方。故爲本草所未載。至於分劑。成人每日可服四株。以中國藥戥權之。合三錢半至四錢。煎湯飲服。據受治者云。服之宜有恆心。又聞治肺病之藥草。尙有三四種。苟能以肺形草爲主要物。以其餘作輔助品共同煎服。則效驗較大。中國藥方向有君臣佐使之配合。如算學中之方程式。以平衡相等爲原則。至於其餘藥草之可作輔助品者。余尙在徵集中。或可發表於異日焉。

吾人治療肺病、宜用科學方法。不可偏信單方。今於此草。不過認爲有研究之價值。將來實驗之例。逐漸增多。或可作爲治療肺病之一助。今欲試服者。不可拋棄科學方法。而專恃單方。須知患肺病時。應當注意於攝生之法。(參閱拙作肺癆康復法商務印書館出版)如陽光之曬曬。新鮮空氣之供給。滋養料之培補。以及充分之休憩。均屬缺一不可之保養方法。即上列甲乙二例。雖服單方。亦未嘗廢棄科學的營生要端。是以終獲佳果。凡病肺者。尚有愛克司光線、顯微鏡、聞診筒之診斷。正當注射劑及適宜藥料之應用。均屬不可忽略者。今余所述之藥草。尚在攷察時期。其產地、識別、與名詞三端。經過一度之研究。學有所獲。紀之於此。以免遺忘耳。

綜結　肺形草、產於浙江溫州及雁蕩山。鄉人名爲八字草或人字草。學名爲金線草。Polygonum Viriginanum, Polygonum filiform 金線草三字。見於明嘉靖時朱諫所輯之雁蕩山志。近有人用此草作治肺之藥。每日三錢半至四錢。(中國藥戥)煎湯飲服。其性質尚待攷察也。今仿歐美論文之體例。述本篇之提要。以作結束。

醫學書局出版

醫學叢書

醫學指南正續三合編……九角
醫師開業術……八角
近世催眠術……五角
醫學碎金錄……四角
醫海一滴……四角
醫海文庫……六角
醫學叢刊……六角
醫學小叢書四種……五角
衛生碎金錄……五角
衛生叢刊……五角
學校健康之保護……五角
無藥療病法……四角
實驗却病法……三角

名目繁多詳見圖書目錄

急救法綱要

蔡適存

●驟發病症

一、狹心痛 Angina Pectoris 與心臟性氣喘 Asthma cardiale

原因　主動脈、主動脈瓣及冠狀動脈病。動脈硬化。梅毒。慢性尼古丁 Nikotin 中毒。腦力衰弱者。及希司忒利亞患者。亦易生此病。故又名心神經系官能病 Herzneurose。

症狀　強度悶鬱。（心窩尤甚。）心痛。皮色蒼白。脈搏不規則。細而速。

療法　摩擦心部。熱罨。亞硝酸阿米耳 Amylnitrit。硝酸甘油 Nitroglycerin。如心弱則樟腦、司脫洛番丁 Strophantin。嗎啡亦可應用。

二、中風 Apoplexie

原因　出血。由動脈硬化、及梅毒所致之栓塞、及血栓。腦膿腫。或腦腫。腎萎縮。

症狀　驟然而起。甚而知覺全失。痙攣。皮膚青紫或蒼白。

療法　如由於出血。則頭部持高。冰囊。解鬆衣服。如脈硬。面色青紫。則行抽血法。脈微。面色蒼白。則用強心劑。（樟腦、咖啡因 Coffein）

三、氣管枝氣喘 Asthma bronchiale

症狀　呼吸急促。（呼氣時尤爲困難。）皮膚靑紫或蒼白。此症往往於夜間猝發。

發作時之療法　痲醉劑。（嗎啡。抱水克洛拉耳 Chloralhydrat。哥羅芳 Chloroform 或醚 Aether 吸入。）阿德來拿林 Adrenalin 阿脫洛品 Atropin。或硝酸甘油等。總之依病人自述以前何藥爲最效。卽應用之。

四、昏迷 Coma

注意—嚥下性肺炎。

（甲）中毒。（見中毒篇。）

（乙）糖尿病。（尿有阿粹通 Aceton 氣味。及昏迷圓柱。）—二%重炭酸鈉 Natr. bicarb. 灌腸。因素林 Insulin 靜脈注射。

（丙）尿毒症 Uraemie（尿氣腎炎症狀。）—抽血。食鹽水輸入。攝取多量飲料。利尿劑。熱罨至汗出。

（丁）各種腦病。腦腫。腦震盪。癲癇。腦膜炎。進行性麻木等。—療法。

一、病原的　除去壓力。

二、頭部冷罨。

中風見第二節

熱射病見第十二節。

(戊)傳染病（由腸熱、斑熱、肺炎、猩紅熱、白喉等所致之高熱）—療法。

一、病原的　如白喉血清等。

二、症狀的　冷水浴冷罨安替披林 Antipyrin 披拉密洞 Pyramidon 安替番勃林 Antifebrin 等。

(己)乳兒的營養中毒強壯嬰兒使之饑餓攝取多量飲料（加糖精 Saccharin 之茶鑛水）瘦弱嬰兒（消化不良者）則減少哺乳量。

五、震戰性譫妄 Delirium termens

症狀　視覺及味覺錯誤幻覺 Hallucination（可感觸的）職業性譫妄與缺乏地位及時間之了解力。身體不能平均支持不安靜失眠心弱。

療法　靜臥留意看護脈搏亦須注意多攝飲料非必要時不宜用醇不宜用抱水克洛拉耳 Chloral-hydrat（痲醉劑最好不用）咖啡因 Coffein 提其他利斯 Digitalis 則可應用之。

六、痙攣 Kraempfe

(甲)中毒（醇鉛司脫利希寧 Strychnin 等）見中毒篇。

(乙)尿毒症見第四節丙。

(丙)臟器性腦病（腦動脈硬化中風）腦腫腦膜炎（結核性、流行性及梅毒性）硬腦膜炎腦梅毒（進行性痲木）腦部外傷瘢痕牽引腦膿腫（戰陣創傷尤易致此）眞性癲癇等。

療法　注意受創嗎啡皮下注射抱水克洛拉耳（一—三克）內服或灌腸如中風則用抽血法如腦膜

炎用腰椎穿刺法。

(丁)妊婦急癇 Eklampsia Gravidarum。如在分娩時。促其迅速嗎啡皮下注射。及抱水壳洛拉耳灌腸。輪流應用。(第一時〇・〇一嗎啡。第二時二克抱水壳洛拉耳。第四時〇・〇一五嗎啡，第八時二克抱水壳洛拉耳。第十二時與第十六時再各用一・五抱水壳洛拉耳。)或用熱罨法。

(戊)小兒痙攣。

一、乳兒易患此病。如營養中毒。消化不良等。(見第四節己)

二、小兒自二個月至二歲亦易患此。—痙攣質 Spasmophilie。破傷風。聲門痙攣Stimmritzenkrampf。

療法 抱水殼洛拉耳〇・五—一・〇或用烏來打 Urethan 一・〇灌腸。維他命 Vitamin、鈣劑內服。

三、傳染病起始時。(肺炎、猩紅熱、痲疹)及腦炎。急性脊髓灰白柱炎 Poliomyelitis acuta 等。頭部冷罨。抱水壳洛拉耳灌腸。

(己)希司忒利 Hysterie 性痙攣。大都知覺不完全消失。歷時不長。

療法 最要少思慮。

七、疚痛 Kolik

(甲)由腸部而起。(胃潰瘍、十二指腸潰瘍、痢、腸熱、結核症、蚓突炎 Appendicitis、鉛疚痛、脊髓癆之臟器發症 Krisen (如胃臟發症等、突然發生疼痛及機能障礙) 赫尼亞 Hernien、腸塞疚痛 Ileus、胃及腸神經系官能病。

療法　病原療法。症狀療法。熱罨法。灌腸法。(微溫湯、或五%食鹽水、或用油劑。)有時可用茴香茶 Fencheltee。按摩或蓖麻子油。阿片劑。

(乙)胆石疼痛。胆囊部放散劇痛。常常寒慄。熱度增加。同時或以後發生黃疸。

療法　必要時行手術。(熱性胆囊炎、胆囊積膿。)嗎啡皮下注射。熱罨法。熱水浴。

(丙)腎石疼痛。腎部疼痛。並放散於睪丸及膀胱。尿意頻數。

療法　必要時行手術。立卽注射嗎啡。腎部熱罨。熱浴。攝取多量飲料。鹻性或酸性鑛水。

八、昏倒(人事不省) Ohnmacht

(甲)重篤經久之昏倒。見第四節昏迷。

(乙)輕症　病原不同。(腦貧血、萎黃病 Chlorose、癲癇、希司忒利。)

療法　平臥於安靜空氣流通之室內。頭部放底。解鬆衣服。必要時刺激皮膚。(芥末。)人工呼吸。興奮劑。(咖啡因、樟腦、司脫洛番丁 Strophantin。)

九、休克 Shock

(甲)過敏性休克(血清病。)由於異類蛋白質反復的非由腸胃的 Parenteral 併合。

症狀　虛脫。呼吸困難。(氣管支痙攣。)血壓及體溫降低。

療法　或用興奮劑。阿德來拿林 Adrenalin。司脫利希寧 Strychnin○·○○五皮下注射。咖啡因。樟腦司脫洛番丁。

(乙)創傷休克—外傷休克。

症狀　瞳孔散大。面部異常蒼白。皮膚冰冷。(體溫低至三十六度左右)脈搏輭弱。悶鬱。昏沉。迨到興奮期則不安靜失眠。

療法　展緩手術。平臥。十分安靜。食鹽水靜脈注射。食鹽水中可加入提吉他利斯 Digitalis 或阿德來拿林。熱罨、皮膚刺激、興奮劑如司脫利希甯、樟腦、醇精等。

十、出血

(甲)動脈出血(創傷)。創口消毒。栓塞在創口上部。用象皮管繩索等縛緊。或用手、或用包有石塊鎖匙之布巾壓緊。如在動脈連接處。(頭部手及脚)。則須壓兩端大約歷二小時。不宜過久。茲將數重要動脈出血後須加壓迫之地位。列舉於下。

一、頸顳動脈—壓於顳顬骨。

二、頜外動脈—壓於下顎骨中部。

三、頸動脈—(祇能一面並短時間)壓於頸椎在胸鎖乳突肌中部及其後方。

四、鎖骨下動脈—於上鎖骨凹壓第一肋骨。或將臂盡力向後向下。

五、腋動脈—於腋前皺襞。壓肱骨頭。

六、肱動脈—壓於肱中部之肱二頭肌內緣。

七橈動脈—壓於橈骨下端。

八髂外動脈—於腹股溝韌帶中央之上方壓恥骨。

九股動脈—於腹股溝韌帶中央之下方壓股骨頭或恥骨水平枝。

十膕動脈—於膕內緣壓脛骨。

十一脛後動脈—壓內踝之後。

十二足背動脈—於蹈趾伸肌外面壓跗骨。

(乙)靜脈出血。舉高用繃帶輕度壓迫。

(丙)內臟出血。

一膀胱出血。 原因—由異物(石)及結核腫(乳頭狀瘤)而起之膀胱炎所致。

療法—靜臥。膀胱部用冷罨法〇・一%硝酸銀洗滌膀胱止血劑內服或作栓藥。

二嘔血。 原因—大都由胃或十二指腸潰瘍此外食管癌動脈瘤穿孔或由嚥下口鼻喉肺各部所出之血而起。

療法—靜臥多日止血劑皮下注射吃冰珠。

三咯血。 大都爲結核症(肺血管腐蝕)少數爲氣管枝擴張肺部創傷動脈瘤穿孔腫及梗塞。

療法—半睡於床。不輕動。氯化鈣五・〇—一〇・〇餾水一五〇・〇內服日數次每次一食匙。

一〇%食鹽水五—一〇逕靜脈注射(或內服)。嗎啡〇・〇一—〇・〇三。殺菌阿膠 Gelatin

皮下注射。如病處已察得。則或可爲氣胸 Pneumothorax。

四、腸出血。 原因—結核症腸熱症痢疾胃或十二指腸潰瘍。癌。動脈硬化。痔疾。

療法—靜臥。阿片。嗎啡。及止血劑。（司梯潑替辛 Stypticin、及麥角膏 Ergotin）。皮下注射或爲坐藥。

五、婦人生殖器出血。

甲、妊娠期及分娩前。 原因—流產。壓迫流產（打胎）。

療法—靜臥。留心看護。栓塞、阿片劑、止血劑、

乙、非流產的妊娠出血。 原因—帶肉。靜脈曲張。糜爛。大都由於梅毒。

療法—靜臥已可制止。

丙、分娩時。 原因—前置胎盤。子宮頸破裂。會陰破裂。陰道創傷。子宮弛緩。胎盤結滯。

療法—前置胎盤用開腹產術或孛希兩氏倒轉術 Braxton-Hicks'sche Wendung。或子宮擴張法。然後用止血劑。（垂體素 Hypophysin 等。） 其他除去殘餘胎盤。縫合會陰破裂。然後用止血劑（垂體素麥角膏類。） 如強度流血則可用蒙盤 Momburg 氏止血法。（粗大橡皮管壓迫腹主動脈。） 食鹽水（諾莫柴耳 Normosal） 靜脈注射。

丁、妊娠以外之出血。

a. 月經過多。 原因—大都爲萎黃病及結核症。療法—病原的療法。症狀的療法。靜臥。止血劑。

b.血崩症。原因－大都爲糜爛蒂肉腫（癌、肉瘤）少數由於動脈硬化。子宮炎。療法－病原的療法。症狀的療法。栓塞。靜臥。止血劑。（麥角膏 Ergotin 司梯潑托耳 Styptol 及司梯潑替辛等。）

第十三節

十一、電擊

經久之人工呼吸。及心臟摩擦。阿德來那林心臟內注射。亦可行抽血法。及腰椎穿刺法。創口療法見後。

十二、熱射病及日射病

受直接的高熱及强度光線而起。强烈頭痛。昏眩。又如中風症狀人事不省。痙攣。

療法　冷罨。移於樹蔭。內或於寒冷房內澆冷水。人工呼吸。心臟摩擦。皮膚刺激。有時亦可用抽血法。興奮劑（咖啡因、樟腦。）

十三、火傷燙傷

原因　火焰。燒紅金屬物。沸水、以及高度電流。X、光銑之放射等等。

症狀　第一充血期。第二水疱期。第三結痂期。

療法　創口清潔。（食鹽水三%硼酸水。）冷罨。除去水疱。粉藥散布。（次硝酸鉍、滑石、克賽洛仿 Xeroform 等。）如劇痛可用少量嗎啡注射。破傷抗毒素。

十四、凍傷

症狀 一如火傷。大都於耳鼻手脚各部。

療法 不宜驟然加熱。最好先冷浴。然後緩緩加入熱水。至攝氏三十度。摩擦四肢。人工呼吸。注射強心劑。應用橫隔膜感傳電氣法。輕度凍傷可用雪摩擦。

十五、 嚙傷 昆蟲刺傷

蛇嚙 創口毒液吸出。腐蝕燒灼。或周圍切去。束縛嚙創上部。注射一—五%過錳酸鉀。內服醇劑。

蟲刺軟膏 荷性鉀水 Ligammon. caust. 無水愛賽林 Eucerin anhydr 各十克。

十五、 溺水

(甲)四肢蒼白及僵直。氣管內尚未進水。或僅進少許。

療法、除去所進之水。人工呼吸。與奮劑(樟腦咖啡因)。

(乙)皮膚藍紫色。胸腔膨脹。口內有水及污泥、

療法 口內用手指或布巾揩拭乾淨。然後除去氣管內所進之水。牙齒用物撐開。俯臥。抬高下體。迅速行人工呼吸。摩擦四肢及心臟。樟腦。阿德來那林。洛倍林 Lobelin 注射。

十六、 縊勒及窒息

放鬆氣管。(繩索解去)口內拭淨。人工呼吸。心臟摩擦。皮膚刺激。行氣管枝切開術。氫氣吸入。

煤氣氤窒息。見中毒篇

麻黃之研究

德國衛堡醫科大學 丁名全

麻黃這個名字在我國恐怕沒有一個人不知道的。都以爲這藥的作用是涼的。味是苦的。因爲他能發汗。所以把他歸涼藥裏去。也有一般用麻黃的醫生。甚至這點功用還不大知道。不過抄抄舊方子便算。況且沒有研究所因此麻黃的作用。不能十分明瞭。一如千里馬之失去伯樂一樣。

麻黃西名 Ephedra Vulgaris (Gnetaceae) 爲隰草類。生于歐洲南部、黑海南西比利及及我國中部各省。春生苗。狀類木賊草。至夏長至一尺餘。莖有節甚顯。節間有小葉如鱗片。并生小枝。有雌雄兩種。雌者莖頭開黃色單性花。結實如百合瓣而小。皮紅子黑。根皮色黃。

麻黃的化學

麻黃含有二種質體。那氏在一八八三年。曾把這兩種質體。分解出來。

一　Ephedrin 麻黃精

二　Pseuephedrin 副麻黃精

第一第二兩種化物的式子。都是 C_{10} H_{15} No 不過有一種極光線 (Poraliesiertes Licht) 麻黃精是向右的。副麻黃精是向左的。因此兩者性質。便有些分別。我們却不知道兩者的分別在何處。而只知道麻黃精的作用。記者于此有一番研究的工夫。所以作一報告。

自那氏將麻黃分析以後。知者只知道麻黃是可以把眼瞳(Pupille) 放大。其餘也沒有人去研究。及至一九二四年。北京協和醫院中陳君及許米得 (Schmidt) 二氏。把這藥又細細的考察過。他們這次的考察。完全是注重藥理上的。他們的試驗結果、說麻黃精的性質與副腎精 Adrenalin 的性質相類。因此引起了許多人的注意。蓋副腎精在藥物學中乃是一種要品。而麻黃精竟有這種相類的性質。並且另有一種特殊的功能。

▲麻黃精與副腎精之比較

	◉麻黃精	◉副腎精
毒性	可以說完全無毒	毒性大屬毒藥類
作用	副腎精中百分之一	甚大
效用	無毒性故大	有毒性故小
血壓力	較副腎精爲低能持久	較麻黃精爲大不能持久
蛙心	下降	少則上升多則下降
血中糖份	十 Mgr. 可發見血中糖份加多	十分一 Mgr. 可以使糖份發達
腸	能使之動作	不能使之動作
子宮	能使之收縮	不然

氣管　　能使氣管收縮　　　　　　　　同上
血管　　不能使之收縮　　　　　　　　能使之收縮

以上是兩者比較上不同之點。而其最重要者。卽麻黃精之毒徽。故雖極少的副腎精其功効甚大。但副腎精之毒性。遠甚于麻黃精。兩相比較。可說麻黃是完全無毒了。

麻黃精之長處。不盡在此。麻黃精可以隨便煮晒。無論如何。不變其原狀。副腎精則不然。我們不能把牠煮沸。因爲熱了便發生化學作用。並且不能如麻黃精那樣可以久置不壞。（副腎精能受日光。若久置空氣中。則變化其作用。故用時須極小心）大概講來。麻黃精約有下列幾種的好處。

一、毒徽
二、持久
三、無副作用
四、可用內服法。（副腎精必須注射才可）

在這種的情形看來。麻黃精在藥物學上。將來一定可以戰勝副腎精了。

麻黃精之所以比副腎精長處之理由

麻黃精是一種液汁。副腎精却是動物中臟腑之一種分泌。而兩者的性質。却如兄弟一樣。他們性質之所以相同。是完全由於化學公式相像的緣故。兩者的公式如下。

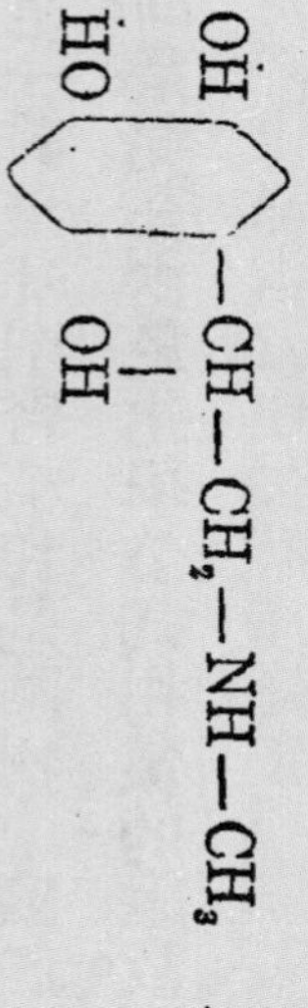

Adrenalin 副腎精

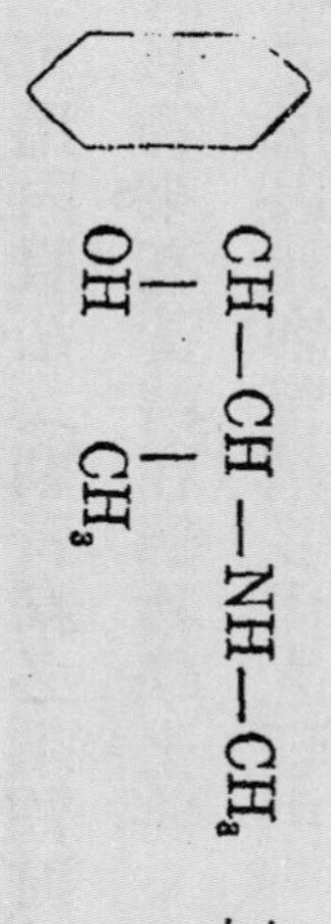

Ephedrin 麻黃精

我們看以上的公式。所分別的。僅在此一點。爲什麼副腎精不能存久。因爲他兩個OH甚易養化。爲什麼副腎精毒性這樣大。因爲這兩個OH是歸在Phenol的圈裏去了。Phenol是有名毒的。麻黃精掛這個無痛無癢的CH_3是沒有多大的關係。

麻黃精有了這幾種長處及性質。所以有代副腎精的責任了。並且在下列各種病症。麻黃精更有特殊的功效。

一、氣管枝喘急 Asthma Bronchiale 此病乃交感或副交感神經失其作用。麻黃精能使交感神經相應。由此病者可以照常呼吸。但這種病時常要復發。注射的方法不甚適當。所以用麻黃精便當得多而且沒有過多及至中毒的危險。

記者于此不得不附注那中國有名的治此類病的古方。就是麻黃、石膏、杏仁、甘草湯。

第一麻黃之所以能除此類病。古方上說得好。麻黃是解肌表以散熱。這句話很對據現在的科學上講來也很通。交感及副交感神經。失了作用以後。皮膚及肺中的液 (Sekret) 受了影響。新陳代謝的作用。(Stoff-wechsel) 就此不通。所以發病。麻黃能使交感神經及副交感作用恢復。

第二、石膏卽名硫酸鈣 Calcium Sulfur. 鈣之在氣喘藥中用之已久。其作用大約與麻黃同。古方中之所言清也。乃是看石膏清水而得有此言也。

第三、杏仁順喉。無人不知。此間也是平民方子。藥理上說是杏仁能使淚液加多。用之可解氣喘。

第四、甘草是甜的。無非用之以和味。麻黃是苦不可言。加甘草以調其味耳。于此可見中國古方中有很多可貴的藥品。只希望有人去研究罷了。

二、阿弟孫病。Morbus Adisoni 此症卽言副腎有病。副腎不能供給多份的副腎精。因此病者便有新陳代謝(物質交換)不通之患。療法只得加人工製的副腎精。以補其不足。然副腎精有以上所述的壞處。故可以麻黃精代之。

三、凡血壓力低者。皆可用麻黃。高者則禁之。

四、麻黃與他物相和。予神經病可代嗎啡。(Morphium) 神經病者。有時刺激性甚大。從前每注射 Skopolamin-Morphinm 大半都很平安。然嗎啡易于成癮。故今代嗎啡用麻黃精。據報告所得成績甚良云云。

與其他各藥品相和後。可以治的症。當然還有。不過現在尚少研究。

對于麻黃之根節。古方中另有用處。正與麻黃莖相反。不識他兩種有沒有麻黃精與副麻黃精兩種。否則藥理學中。又有一個大變更。惜記者沒有全枝麻黃。否則當詳加研究。希望讀者。諸君在有空的時候。細細研究之。此乃祖國之光榮。

醫案

王畿道

（一）

述者素有 Asthma。曾於一月前發作。注射 Calcium Jodatum 自 1%—3%、-5%—6%—8%—10%而停止。未幾於午後惡寒發熱。38.4°C午夜退熱。翌日上午照常。午後復行發熱。四肢疲勞。頭痛腰痠。全身肌肉痠痛。惟食慾仍舊。便通正常。如是者八日。始臥床。聽診上略有氣管枝粘糙音。檢查結果。Widalsche Reaktion 陰性 Plasm Malaria 陰性 Diazoreaktion 陰性尿內 Albumin 陰性。

診斷　Septischer Prozess 腐敗性作用。

經過　臥床之第二日。服 Pyramidon 0.3 則發大汗。然熱候發作未見停止。更注射 Chinin 0.25 第一次注射後。熱候退降半度。第二次注射。則發肌炎。注射部腫脹疼痛。灼熱潮紅。體溫反見上升。越四日。用 Electragol 2c.c. 靜脈注射。半小時後四肢筋肉痙攣。惡寒。約二時而熱候升至 39°c。復經三時分利退熱。第二日下午。熱候 37.6°c 更注射同藥 1.5c.c.後。反應不著。熱度退至平溫。更越一日。全身症候完全消失。而始離牀。

（二）

既往症及現症。陸某青浦人。年十三。小學生也。本年十一月二十四日入院。據云前年臘月間。身體失和。自覺每日先怯寒。繼發熱。面出冷汗，如是二十餘日之後。卽復常溫。腹中癥結。反覆醫治。卒未奏效。入院之時。卽見精神不振。飲食不佳。夜間有時盜汗。更有頭暈。面色蒼黃。結膜略呈貧血狀。口唇乾燥。下唇內面有朵粒大白色顆粒十餘個。指甲有縱溝。脉搏頻數。每分鐘110左右。體溫時高時低，脾臟當深吸氣時可以觸知。并有壓痛。兩顎下淋巴腺腫脹。心尖第一音不純。更有Galopp-Rythmus 肺動脉及大動脉第二音亢進。大便每日一二次。稀薄。瞳孔散大。膝蓋腱反射及 Achilles 腱反射減弱。手指及腓腸肌有蟻走之感。始以營養障礙，投以 Orypan 數日。而蟻感除。飲食振。惟心音變常及面色蒼黃。仍然如舊。

檢查　十一月廿五日。檢查血液。不見瘧疾原蟲。廿九日。檢查小便。無 Indican及 蛋白質。十二月六日。檢查大便。發見許多蛔蟲卵及十二指腸蟲卵。至此方知其病原。

診斷　蛔蟲病及十二指腸蟲病。

(三)

僑女。二十四歲。本年八月有寒熱發作。不久卽愈。嗣後每隔五六日。發熱一次。心悸亢進。漸呈貧血。四肢乏力。腹痛。食慾不振。呼吸促迫。頭昏。耳鳴。遂於十月初來院就治。

檢查　體溫 34.5—38.5°c 間。皮膚黃白色。粘膜貧血。心尖部。肺動脉及大動脉部。均有收縮期與開張期雜音。打診上不呈著明變化。腹壁隆起，有輕度腹水。脾臟增大。下腹部有壓痛。尿量減少。但無蛋白質存在及其他病理狀況。血液檢查，赤血球三百萬。白血球九千。血色素20%大淋巴細胞增多。赤血球形狀不正。且有浮腫之血球。赤血球內有半月狀體。即 Malaria tropica 之原蟲。

診斷　惡性瘧疾

（四）

張姓十六歲之男性。十四年正月起。心悸亢進。四肢疲勞。五月中發生全身疥瘡。而起顏面下肢浮腫。咳嗽、呼吸促迫。因之入院。

檢查　患者顏面眼瞼浮腫。腹部下肢著明浮腫。皮膚呈淡黃色。粘膜結膜高度貧血。全身搔痒。尤以指間爲然。胸廓呈氣腫狀。呼吸促迫。肺部打診音短促。聽診上則有細微水泡音。呼吸音減弱。心臟濁音向左擴張。心尖部肺動脈口以及大動脈部均有收縮期雜音。頸靜脈怒張。搏動强盛。腹部輕度膨隆。脾臟略腫。腰間痠痛。頭昏耳鳴。食慾正常。大便乾固。尿量減少。含有多量蛋白質及圓柱。血液檢查赤血球二百五十萬。白血球增多。Eosin 嗜好細胞12%淋巴細胞增多。赤血球則有不正形及大小不等。入院後六日起下痢。每日十餘囘。腹痛頻仍。尤以迴盲部最著。大便性狀稀薄。黃色。檢查之則有許多十二指腸蟲卵。各卵形態有二或四乃至六分割球。

診斷　本病者患慢性 Nephrose 及十二指腸蟲病。

療法　初投以强心劑利尿劑。如 Digitalis 劑、[illegible]otropin Diuretin 等。對於疥瘡則用 Mitigal. 塗擦。迨糞便內有十二指腸蟲卵發現後。則與以驅蟲劑。如 Santonin 及下劑。經過二週。患者全治退院。

醫學書局出版

幸福之花

每部五角

丁惠康編・此書首論青年之恐慌時代・凡關於性育教育・與性的衛生之智識・皆詳焉・次論結婚時代之攝生[illegible]結婚之之性情・選擇・體質配合・疾病避忌・血統利害[illegible]於婚後保攝・又三致意焉・又次論姙娠時代之生理與[illegible]・凡胚胎變化・娠姙之衛生・不姙之原因・月經之生理・分娩之處置・小兒之養育等・莫不大備・後附快樂與人生・醫學與人生・醫藥與家庭等論文數首・其精警透闢處・如當頭捧喝・能喚醒癡迷・如暮鼓晨鐘・能發人猛省・強體格・健精神・幸福自臻・

身之肥瘦法

每部六角

丁福保徐雲合譯・分為三編・第一編為肥法共四十一章・第二編為瘦法・共十五章・第三編為結論・共十二章・末附肥瘦法之問答數十則・說理精當・治法奇妙・試驗於實地・確能使肥者瘦・瘦者肥・非空言可比・吾國男女・蠢然如豕者有之・骨立如柴者有之・非惟大損美觀・抑且易致疾病・・甚非所以珍衛身體之道也・欲得瘦肥合度者・盡讀此書・

子之有無法

每部三角

丁福保譯・首論無子之罪・果在男抑女・次論石男石女・次論極簡單之得子法・次論半月同居半月異居法・次論治愈婦人科病而得子法・次論人工姙娠法・次論陰萎不足憂・次論流產豫防法・次論無子法・其附錄論男女之種種不同及月經・論男人之無子為精蟲・女人之無子為子宮病・論花柳病與無子相關之理・甚為詳盡而透澈

實驗却病法

每部三角

此書乃德人山都氏原本・其練習法共十九式・為正式之運動・其效果有四端・能使全身筋肉・及各臟腑・同時發達一也・能堅忍耐勞・二也・能增加抵抗病毒之力・三也・子女有壯健活潑之遺傳性・四也・凡習此術者・一月小效兩月大效・能使全體內外發達極速・以達却病之目的・

美容法

每部四角

是書雖定名為美容法其實凡皮膚上普通症候・巳包羅無遺・凡所述洗顏・入浴・塗顏・面皰・痤瘡・皮乾・胼胝・雞眼・疣贅・酒渣・多毛・脫髮・母斑・雀斑・汗斑・赤鼻・皸裂凍傷・苔蘚等・種種治法・既詳且備・而又詳於藥方製法・更為難能可貴・研究美容術者・洵必要必閱之編也・

幸福之敵

每部四角

丁惠康編・此書不啻為普通人說法・內容凡關於肺癆病・花柳病・胃腸病・之種種學說・如各病之原因症候・最新療法・無不燦然大備・而花柳病篇中・附有新六零六之用量性狀禁忌之學說・尤為特色・至於用筆之淺顯明白・學理之精警透闢・尚其餘事・故無病者讀之，可以知所預防・有病者讀之・既不致為庸醫所誤・且可知正當治療之法・而獲早日痊可之效・誠人人必讀之書也・

國民拒毒運動兩年來之回顧

鍾可托
黃惠嘉

中華國民拒毒會舉行全國拒毒運動週以期喚醒國人申茲烟禁會中幹事鍾黃二君復草此文以廣宣傳毒物貽害於今爲盛澄清有日企竚彌殷也　編輯者附言

▲鴉片流禍之痛史　鴉片之於今日已成爲我國社會政治民生各項問題之癥結。關心國事者。莫不疾首痛心。咸思亟圖解決之道。茲篇之作。蓋欲與讀者略行報告年來毒禍瀰漫之實況。與中華國民拒毒會提倡拒毒運動進行之經過也。至於欲了解我國鴉片之問題。非先明鴉片入華之歷史不可。在道光戰役以前。人多知之。然烟禁廢弛。逕至天津條約訂立方作掩耳盜鈴之計。改名洋藥。征收關稅。當時朝野有識之士。以鴉片弱國病民。非起而撲滅不可。乃紛紛組設戒烟會。以圖補救。一九零六年中英禁烟條約以外交前輩唐公少川之努力而成立。以後滿清政府。履行十年禁絕條約。實施禁令。律例森嚴。種烟售烟吸烟重者且處死刑。貴州廣西雲南等省人民。因禁烟而失業。以至衣食無著者。不可勝計。幸當局始終如一。絕不徇情。故至一千九百十七年。全國肅清。經各國專員調查翔實。爲世界所公認。是年政府且不惜費四千萬元向滬上土商購買存土。一律焚燬。以杜流弊。而示決心。殊爲禁烟史上最光榮之事實。

▲鴉片復興之因果　一九一七年中英禁烟條約滿期。我國鴉片肅清。大功告成。既如上述。不幸年來。毒氛驟張。變本加厲。推原究竟。原因至爲繁複。殊爲關心本項問題者所應研究之事實也。歐戰期間。當時傷兵數目。每達百萬。醫生對於此輩呼號震天之受傷兵士。其先決問題。乃求使之安眠止痛。鴉片嗎啡等項毒品。乃成應時佳劑。需求之量既宏。出產之額自增。印度波斯土耳其等國。乃大種烟苗。瑞士日本法國英國等。乃競設嗎啡海羅因製造廠。營鴉片毒品之商人。利市三倍。不圖歐戰驟停。所業遂敗。當時最受影響者。無過於此輩之鴉片毒品之商人矣。

蓋歐戰告終。傷兵漸少。鴉片毒品之銷路自絕。此輩商人。驚惶失措之餘。乃亟思補救之道。羣將鴉片毒物私行輸入我國。是時國內適受袁氏稱帝之影響。各省獨立。中央威信掃地。政令不行。擁兵之輩。正苦籌餉乏術。乃視諸毒品之貿易。爲絕大利源。於是乃勾結中外土商。包庇販賣。保護私運。抽收烟稅等項方法。層出不窮。甚而至於軍隊所至。强迫人民種烟。以收烟捐。抗不遵命者。且妄事殺戮。此風一長。國內大小軍閥土匪。乃爭相效尤。而一般顛連無告之人民。乃入於水深火熱之境。無從超拔矣。

▲毒害瀰漫之情形　鴉片毒害在我國今日已昭然若揭。其流禍之結果最顯而易見者。約爲下列數端。

(一)饑饉遍地　我國自古以農立國。糧食充裕。物產豐盈。降至今日。竟饑饉遍地。餓殍盈野。雲南貴州四川甘肅。白米均貴至四十元一擔。非平民所可得嘗。他如湘贛閩皖豫陝諸省。亦均岌岌可危。饑饉之象。日甚一日。據上海銀行界之統計。上半年我國購進暹米。流出現金六千餘萬。情勢之嚴重可以概見。

據本會及華洋義賑會暨關心民食之專家詳細調查。年來饑饉唯一原因。乃各省種烟太多所致。

(二)戰亂不輟　年來戰亂不輟。人民流離轉徙。生業喪盡。兵隊所至。閭里成墟。少壯流爲盜匪。老弱塡於溝壑。其痛苦多爲吾人所目擊與身受者。邇來國人之望和平。如大旱之望雲霓。紛紛尋求消弭戰爭之方法。殊不知鴉片一日不禁。絕戰爭將永無已時。因一般軍閥有鴉片捐稅。爲購買軍械豢養士卒之費用。若福建。湖北。四川。雲南。貴州。河南。安徽等省。尤彰明較著者云。

(三)實業凋敝　烟土出產之量日多。糧食及其他正當物品出產日減。人力物力地力。均遭重大之消耗。每年損失之金錢更多。估計目下外洋入口嗎啡。每年不下二十七噸。以市價計之。値二千四百萬元之鉅。鴉片之銷耗。年逾萬噸。更在十萬萬元以上。其間流出外洋者。佔大部份。人民對毒物之負擔日重。而生計日益窮蹙。物價日增。盜匪橫行。正當實業。日形凋敝。國家貧弱。焉得不日甚一日耶。

(四)道德墮落　鴉片害人。一言難盡。故非絕無良心者。必不肯作此項之營業。邇來惑於厚利而營此業者。日多一日。甚至當代名流。政府大員。亦多不以爲恥。辱身降志。加入私販私賣之林。以圖利益之均沾。此風一長。世道人心。日益墮落。賄賂公行。廉恥喪盡。政治內幕。益爲黑暗。不圖數千年文明之邦。禮義之國。竟墮落至此。長此以往。不圖補救。將何以自存耶。

▲國際禁烟大會之召集　前年國際聯盟召集之國際禁烟大會。與我國拒毒運動有密切之關係。茲謹與讀者稍述及之。國際聯盟之旨趣凡二。一爲促進各國政治上之親善。一爲改善各國民衆之生活。鴉片毒物之流禍。自歐戰後。潛滋日長。不但在我國已也。美國加拿大英德法等國。所受毒害。亦彰明較

著。爲有心人所疾首痛心。據美國醫學會之調查。該國染有嗎啡癮者不下十五萬人。加拿大情形尤劣。歐陸英倫均不相上下。良以戰後人心不古。風俗日偸。都市之間。歌舞達旦。交際中人咸恃毒物爲興奮持續之劑。奢靡之風日長。而毒物之銷路亦隨之孟晉也。國際聯盟根據各國社會領袖之請求。乃有國際禁烟大會之召集。以討論禁絕之。此其緣起也。

是會以一九二四年冬十一月舉行於瑞士日內瓦。計分兩次集會。第一次爲鴉片吸食國會議。被邀列席者有英法荷蘭葡萄牙印度日本緬甸及我國。第二次爲用鴉片製造藥品國會議。被邀列席者除以上八國外。有美國芬蘭等三十餘國。

國際禁烟大會之召集。固爲維護世界之人道起見。其用意未嘗不佳。但自其內幕言之。則產烟各國主張不一。咸各別具心腸。欲以國際政治之手腕。以圖延長禁絕出產之年限。蓋出產鴉片製造毒品之各國政府。多恃此等進款爲大宗收入。受其毒害者。則以亞洲屬地之土人及我國內外之同胞佔其多數，欲其放棄自身利益。爲受害之弱小民族謀解放者。殊絕無其事。抑尤有進者。我國年來。烟禁廢弛。各省種烟。以致烟苗遍地。毒品滿市。吸食之風。遍於全國。當局者尤佔多數。凡斯事實。均爲各國所洞悉無遺野心之國。且欲利用此等事實以圖卸責於我國。以我國產烟之多。致世界各國一致禁絕之議。無從著手。國際議席之間。不但將發生若干無謂之爭執。抑且造成各國干涉之危局。亦未可知。有心之士。鑒於國際情勢之危急。歐洲輿論之態度。深覺我國國民對於此次會議。非有明瞭清切之表示。以爲外交上之聲援。則由此會議而引起之糾紛。將益陷我國烟禁前途於不可救藥之境。國民拒毒運動。乃於此等情狀之下。應時而生矣。

▲國民拒毒運動之發軔　民國十三年秋國際禁烟大會將次召集之消息傳來。我國國內江浙之戰方酣。奉直之爭又作。政府中人。皇皇然朝不保夕。更有何心設法應付。上海各界領袖鑒於此舉與我國前途關係之切。乃屢次商議進行應付之方。適中華教育改進社中華醫學會中華全國基督教協進會等團體均在各該年會間通過推行拒毒之議案。乃由以上三團體之同志。約同上海總商會江蘇省教育會中華基督教青年會全國協會等團體發起組織中華國民拒毒會。贊成加入者有中國紅十字會中華民國醫藥學會上海各路商界總聯合會中華婦女節制協會環球中國學生會上海律師公會上海日報公會等三十團體。乃於八月五日假上海總商會開成立大會。推馬相伯爲名譽會長。徐謙爲會長。郭秉文胡宣明等爲董事。當卽發出通電全國各界。定於九月二十八日爲全國拒毒運動日。一致舉行拒毒運動。旋據報告。全國各省區。一致響應。是日舉行大規模之遊行演講者。計有九百餘城鎭。其後各地同志紛紛組設分會。報告成立者達二百六十五處。此爲拒毒運動發軔之情形。

▲各省響應之情形　國民拒毒運動發軔在江浙奉直戰雲瀰漫之中。而各省人民贊助之熱烈。並未稍受其阻遏。尤以對北京政府及國際禁烟大會之表示。更足見民衆對鴉片毒物之禍害。有萬衆一心之概也。中華國民拒毒會爲國民對外之表示起見。曾編成請願書二種。一致政府。請求嚴禁鴉片之種植販運吸食。一致國際禁烟大會。請求各國訂立公約。限制鴉片之出產。毒物之製造。至科學及醫藥用度。此二種請願書。分佈各省。先後得四千二百六十四團體代表四百六十六萬三千九百七十九人簽

名贊成。全國各大小報章雜誌。均有記載。於是社會輿論。始有切實之主張。各省農民久受軍閥之壓迫。經此激刺。起而作實力之抵抗者。若福建雲南前仆後繼。不一而足。其結果雖人民終歸失敗。然風聲所播。民氣日張。輿論勢力駸駸在武力壓迫之下。略佔地位。亦足少令人歡慰者也。

▲國際禁烟大會之應付　我國政府。素來不注意國際上之各項外交集會。一遇任何聚會。除隨便派遣一二駐外使領。代表出席外。絕無其他準備。對於前年之國際禁烟大會亦然。我國國內滇蜀黔甘閩皖豫等省種烟至盛。吾人自身既無詳確之調查。野心之國。已搜羅充分之證據。以爲交涉之張本。情勢危急。可以想見。中華國民拒毒會爲代表國人對外表示起見。乃公推蔡元培伍連德顧子仁三君爲國民代表赴歐出席。蔡伍二君。均因事未能到會。最後僅顧君一人出席。一方面與我國政府全權代表施肇基朱兆莘王廣圻三公使通力合作。源源以國內運動實況報告施使等。以壯其志。一方面從事會外之宣傳。備得歐洲輿論之同情。各國關心我國情形之人士。若朱爾典爵士等。久稱我國國民對於禁烟之輿論早死。至是亦恍然大悟。知我國國民禁烟之輿論。不但未死。抑且活潑强健。能作光明之主張也。顧君在日內瓦之活動。不但使施朱王諸代表。深知國人對於禁烟問題之眞意。雖備受各國之責難。尤能慷慨陳辭。據理力爭。使英法諸代表無從措答。實現列强干涉之局。其有造於我國國際地位者。誠非淺鮮。第二屆大會中。顧君竟破例得以人民代表之資格被邀列席大會發言。且於大會中提出我國四百餘萬人簽名之請願書。作長篇之演說。代達我國人禁烟誠意。會後顧君更代表本會前往歐美各國宣傳。足跡所至。輿論爭傳。世界對我國國民拒毒運動。咸表無量之同情與贊助也。

我國國內輿論。少注重於任何國際事件。此次因中華國民拒毒會對內之宣傳。國民代表顧子仁君在外之努力。各報莫不儘量刊載各項消息。各地人民輒開大會發表通電。以示主張。在日內瓦會場中之施朱王三公使。因之獲精神上無上之興奮與鼓勵。故所主張。咸能以民意爲依歸。誠我國外交史上空前之好現象也。

▲藥品製造問題　用鴉片製造藥品。歐西實業最發達諸國。率皆有之。而尤以德國及瑞士爲最。大會對於此項問題。主要之建議有四。(甲)現在各國製造此項藥品。既無限制。而歐戰以後。嗎啡等藥存貨至多。以致此項毒品充斥於世界。大會提議擬限制製造。以醫藥及科學之用度爲準。其辦法先著手調查各國之醫藥及科學需用若干。以定種植鴉片之限制。(乙)製造此種藥品。必須受政府嚴重之督察。以杜濫製之弊。(丙)現在各國私運嗎啡之案甚多。考其原因。因各國對於此種藥品之進出口。從未加以限制之故耳。茲大會既一方限制製造之量數。一方又有政府嚴重之督察。則每年所出藥品之數量。當然瞭如指掌。今再加以一種之取締。其辦法則由出口之國家亦給以進口之護照。照上詳載出進口之地點數量名稱裝運之手續種種。若必須經過第三國時。則由該國驗明貨與照符。然後給以放行執照。以免中途私卸之弊。如此則每年種植之數既有根據可尋。而私運亦可杜絕。(丁)由國際聯盟組織中央管理處。調查各國對於以上三項辦法實行之情形。以上四項。大會已完全正式通過。對於限制製造藥品問題。成效極佳。

我國代表在大會中。備受各國責難。應付不易。其因有五。(一)我國無切實調查統計。以爲事實之佐證。

卽有亦係數年前之舊統計不適於用。(二)國內種吸販運毫無顧忌。不能諱飾。(三)鴉片問題與有關係之國家雖不止中國一國。然各地吸食之人。則以華人爲最多。以致大會席上。各國公然宣佈謂各該國之屬地內如禁絕鴉片時則華工不能履其境。中國代表實逼處此。至爲痛心。(四)我國政府代表團無專門人才。如醫士海關統計員等爲隨從。(五)各國代表禁烟責任完全卸歸我國。

▲我國退出大會之理由　我國政府代表鑒於大會形勢之不佳。且有下列四項不利我國之處。簽字公約實無價値。中華國民拒毒會亦同是主張。乃報告政府退出大會。(一)大會對於根本禁烟辦法。如限制原料出產。烟民註册。及減少鴉片進出口等等。均爲採用。雖在公約上立有數案。然均非根本辦法。卽使簽字。亦無何種價値。(二)大會主張採用專賣政策。以解決鴉片問題。我國對於雅片向主禁絕。現各國所採用者。率皆專賣政策。查專賣政策。雖可限制雅片之蔓延。而不能使之斷絕。適與我國之主張相反。所以未能簽字。(三)國際聯盟會召集萬國禁烟大會時。將會議分爲兩部。一部分討論鴉片種植與吸食問題。一部分討論鴉片製造藥品問題。其最足令人注意者。卽討論第一部問題時。祇葡荷法英印緬日七國。中國本未在內。後因要求。始獲加入。而以上七國對於鴉片完全有經濟之關係。每年鴉片之收入爲數正在不少。所以希望其禁絕鴉片實非易事。此次國際聯盟將鴉片種植與吸食問題。列入七國之內。勢在使世界輿論不能參加於此項問題。其影響禁絕實非淺鮮。中國代表見此情形。遂與美代表攜手力爭。仍舊爲公開之國際問題。不能祇限於七國之內。爭而無效。(四)各國旣無誠意禁絕鴉片。大會席上爭相委過於中國。甚至謂中國之鴉片一日不除。則他國之鴉片亦無法禁止。英代表並提

議請中國先行試禁五年。俟期滿後。由國際聯盟委派委員至華調查成績。如果有效。他國允許十五年內將各境內鴉片禁絕。此種主張中國代表絕難承認。因禁烟有無效果。非但中國應負其責。即他國亦難辭其咎。何以獨將中國提出作鴉片之罪魁。總此五者。所以吾之退出大會也。

▲五年拒毒運動計劃之內容　中華國民拒毒會以國內外同志之主張。情勢之需求。乃以臨時之國體。成永久之組織。從事長期之奮鬥。以五年爲初期。務使國內烟禁得相當成績。庶可傾注全力。應付一九二九年之下屆國際禁烟大會。事先經會中領袖作長時間之研究。幷經第一屆年會到會四十公團諸代表之修正。乃製成一五年進行之方案。內分禁種鴉片。禁運禁賣鴉片及毒物。調查統計國內外毒況等四組委員會。延請專家分頭進行。辦理各該組一切會務。而其進行之步驟。復分下列四種。(一)鼓吹輿論。隨地調查毒禍實況。隨時公佈。使關係之人。知所警惕。並藉是而造成濃厚之空氣。使人日習聞烟害之猖獗。而知羣起共圖制止之道。一方面喚起南洋各埠華僑反對殖民地鴉片公賣。以求世人公道之裁判。(二)回復禁律。一方面要求政府及各省區官廳實施禁律。取締種植販賣吸食。有不遵行者。不問其勢力之大。不問其地位之高。均予以輿論之制裁。使無從立足。舉凡欲在社會上政治上活動者。均能與鴉片之種運賣吸不染爲前提。(三)提倡拒毒教育。一方面辦理普遍之拒毒教育事業時。鴉片毒害及拒毒之方法。編入小學公民教科書及社會普通讀物。使後起國民早種芟除毒物之決心。現代民衆有深切之見解。羣起而作法律之後盾。(四)辦理戒烟事業。提倡各地醫院及慈善機關附設戒烟局。使患癮之人在相當限期之內。可以全數肅清。一方面更進而要求各國限制毒物之出產至醫藥及

科學限度。取締私運入口毒品及租界賣烟。去年九月間。第一屆年會期間。以上海四十公團代表之公意。釐定此項計畫。後國民拒毒運動。實奠一堅磨不拔之基。事後經派幹事前往各省宣傳。徵求各界意見。亦備得贊助。尤以教育醫藥界之同情。爲有足多。而我國國民拒毒運動。至是實由預備及宣傳時期。而入於實行奮鬥時期矣。

▲最近國內毒況之概觀　最近國內鴉片毒物流禍之實況。當爲讀者所亟欲明瞭。惟以各地戰亂輒作。頗難得詳密確切之報告。無已其將記者最近旅行中觀察所得。與本會從各方所得可靠之報告。撮述大要。附誌於此。諒爲讀者所許可也。鴉片之種植。以雲貴川閩陝甘等省爲最盛。國民軍入甘後。首即著手查禁。成績如何、尚無確報。四川滇閩則軍隊所至。强植如故。蓋以上各省連年戰爭。一般大小軍閥土匪領袖。莫不視爲利源。美其名爲供給軍餉。實則大部分投諸私囊。軍隊所需。仍再取諸人民也。豫皖熱河。烟苗亦盛。東三省間亦有烟苗。尤以西比利亞邊界爲多。貴州以交通之阻隔。除鴉片外。別無他項土產。可以運入鄰省。陝西則連年戰爭。交通困難、眞相至屬難得。惟據報告鴉片遍地。無法收拾。以上各省。因種烟太多。近有糧食缺乏之現象。尤以黔滇川甘陝爲甚。餓死之人。不計其數。閩皖豫亦均有荒象。人民經此等痛苦。多有澈底之覺悟、不願種烟。尤以閩省爲最著。該省人民有切實拒種烟苗之團結者。已有龍岩同安等多處。將起作實力之抵抗。預料不久。定有嚴重之事件發生。

據本會之調查。過去一年間。各省產烟之量大減。原因有二。一爲雨水不足。收成不佳。一爲政爭輒起。有若干處之軍人。未能作有系統之强迫種植。非出自取締之效果也。而素未種烟之蘇省。去年江北十二縣。竟發現烟苗。幸後官廳卽予以取締焉。

鴉片出產之量。據北京英人韓濟京所設之萬國拒土會統計。謂每年有萬五千噸之鉅。實際無從調查。卽該會亦未能言其統計之根據。本會現正舉行科學方法之調查。望將來可得相當結果。至於每年烟稅之收入。據觀察所得之估計。福建四川陝西均約一千五百萬元。安徽貴州約五百萬元。若合各省計之。數目更可驚人。

全國各省中禁烟成績最著者。當推西北特別區山西等兩省。惟經此次大戰。以上兩省是否尚能厲行烟禁。殊爲吾人所關心。至於完全未種烟苗者。則有山東浙江等省。廣東亦已無烟苗之跡矣。

鴉片與毒物之販運與吸食。則普遍全國。到處均有保護之人。尤以上海漢口宜昌青島廈門鄭州蕪湖安慶南通等爲薈萃之區。轉運販賣。均有大規模組織。甚有數處烟土轉運。均假艦隊以避海關耳目。至於長江一帶。則公然由輪船轉運。到處有武裝者接收。殊可怪也。

近年來嗎啡海羅因高根等類毒品之輸入數亦至鉅。據伍連德博士之統計。每年不下二十七噸。此等巨量之毒品。均來自英日法德瑞等國。以我國無此類製造廠也。目下此等毒物亦已流佈全國。我國無法取締。滿魯直晉受害最深。或因地接邊境。輸入較便。濟南一城。年銷快上快者五百萬元之鉅。山西全省。銷售金丹年達一萬萬元以上。去年上海天津青島海關。搜獲外洋輸入毒品達一萬零八百四十六兩。今年上半年搜獲者已在去年全數之上。據知內幕情形者所言。入口未曾搜獲者至少在十倍以上。傳聞廈門商人。且有出資在外洋設廠專造嗎啡海羅因以爲運銷者。其計劃之周。規模之遠。殊屬可驚。

▲南洋華僑受毒之情形　更有一事爲吾人所應注意者。卽列強施於我國僑胞之鴉片政策也。南洋羣島華僑聚居之地。除斐律賓外。各地居留政府。莫不專對華僑實行鴉片專賣法。屬地不許白種人吸食鴉片。犯者處以十年之監禁。華僑則不受此律之所繩。英屬耶戶島除成丁之華僑外。藏有烟土者以犯律論。北波羅洲鴉片專賣局僅售與成丁之華僑。沙羅越非華僑不得吸烟。此等特殊法律施行後。收效大宏。據一九零七至一九零八年之調查。英屬馬來羣島吸鴉片之華僑百分之八七・七。在本國固未吸食鴉片者。又據該地醫院之統計。吸食鴉片之華僑在居留地始染烟癮者。佔百分之八十以上。其他各處之調查。結果大致亦皆相同。至於烟稅之收入。更足駭人聽聞。據一九二四年之調查。海峽殖民地收入達一四・七三〇・七二四元。馬來聯邦收入達八・八四〇・一六八元。英屬馬來羣島達二九・四七二・〇七四元。澳門達三・九五〇・〇〇〇元。荷屬爪哇收入達三七・五〇〇・〇〇〇荷幣。若以鴉片之收入與全部政費收入比較之。則法屬印度支那佔百分之二七・三。馬剌甲佔百分之二八・三。香港佔百分之二二・四。海峽殖民地佔百分之四二・九。澳門佔百分之六十以上。當地華僑之情形。更不必重費筆墨矣。

▲進行之方策與前途之希望　本會鑒於以上情形。本二年來之經驗。益覺非經營長時期之拒毒運動。不能去此深入民衆生活之鴉片毒害。美國禁酒歷三十餘年之運動。始告成功。以我國幅員之大。烟禍之深。更非有長期奮鬥之決心不可。本會五年運動計劃。現正從事推行。以應付一九二九年之下屆國際禁烟大會爲目標。關於對外者。現已釐定計劃。從事研究治外法權與鴉片毒物流禍之關係。調查

租界賣烟、洋商私運毒物入口等項情形。據實宣佈、以求世界輿論公道之制裁。一方面對於久受列强鴉片政策毒害之南洋華僑、將設法聯絡使之自動禁烟。更進而作反對鴉片公賣政策之舉動。使各國無所藉口。以期使世界鴉片毒物之出產與用途。均能以醫藥及科學界限爲標準、對於國內者現正從事調查毒禍實況。推行大規模之拒毒教育。以報章教科書及各項出版品各地方團體爲作戰利器。以期造成濃厚之拒毒空氣。使賣烟運烟之奸人。在社會無所立足。吸烟之人、爲社會所屛棄。一方面更將鼓勵農民團結實力、以抵抗强迫種烟之政治。而挽回法律之尊嚴。至於消極方面、則以提倡戒烟事業爲救濟。以預防青年吸烟爲前提、現與本會合作者。有滬上四十重要之公團。以宗教論之。有佛耶天主理門各宗。以地方論之。有各省同鄉會。他若醫學慈善商工教育外交學術各界、莫不一致加入。通力合作。各省地方團體。社會領袖。對於本會事業。咸備加推許。厚予贊助。故凡有舉動。胥得全國之響應。以本年十月三日至九日。本會提倡全國拒毒運動週。各地響應之熱烈。亦至堪令人滿意。所望全國同志。對此問題。當具澈底之覺悟。下犧牲之決心。存得勝之信仰、持作戰之精神。以與鴉片奮鬥到底。廓清黑化勢力。回復光明。則內戰饑饉及一切社會經濟之問題。亦可隨之而解決矣。

國民必讀

醫學綱要

丁福保譯 一冊一元二角

第一類序錄爲各種醫學書序學者讀此可以識醫學各科之大略及歷代之變遷識門徑中之門徑階梯中之階梯也序錄之後曰肺癆病新學說曰產後之攝生曰胎生學大意曰產科學大意曰育兒法大意皆普通智識中之最要者也其次曰傳染病學大意曰內科學大意曰外科學大意曰皮膚病學大意曰婦人科學大意曰黴菌學大意曰內科學之救急法凡卒倒疼痛諸血胃血腸血等急治之法悉備曰中毒之急救法凡鴉片中毒菌中毒石炭酸中毒砒及昆蟲之螫傷瘋犬之咬傷等急治之法悉備曰異物之取出法凡外物之入於呼吸器消化器以及五官器者其取出之法悉備曰火傷及凍傷曰止血法曰失氣及假死皆救急法中之不可不知者曰創傷學頭部之創傷耳之創傷顏面之創傷舌之創傷眼之創傷頸部之創傷食道之創傷胸部及臟腑之創傷救急之治法悉備以上各節在一二月內已可卒讀普通醫學智識可以得其大凡矣

中國醫學史

陳也愚編 一冊一元六角

醫史爲醫學進化之轍跡善學者循轍跡而登於堂奧故醫學史爲不可不讀之書丹徒陳君也愚有鑒及此特發弘願以平日研究所得上自太古下及民國之醫學著成「中國醫學史」十二章第一章太古之醫學第二章周秦之醫學第三章兩漢之醫學第四章兩晉至隋之醫學第五章唐之醫學第六章宋之醫學第七章金元之醫學第八章明之醫學第九章清之醫學第十章民國之醫學每章述醫政醫學家疾病史與學派之變遷醫學家之著作等最爲詳悉第十一章爲中國醫事年表第十二章爲歷代太醫院職官表全書引徵繁博考核精詳爲中國空前未有之大著作

上海梅白格路一百廿一號

醫學書局出版

顯微鏡使用時之注意

丁惠康

顯微鏡爲貴重之器械。使用之時。除詳悉其方法外。并須有嚴密之注意。庶能檢視常得佳果。而無修理之勞。

使用顯微鏡之際。先用柔軟之革及淸潔之木綿布。(或木綿紙)揩拭透鏡及其他一切之部分。然後着手於檢查。使用完了之後。亦須嚴行揩拭。然後藏于箱中。不然。有損傷透鏡或其他之器械。終至永久不堪使用。

使用顯微鏡之際。擇相當之地位。頗爲緊要。卽以無塵埃及光線佳良之所爲最妙。滿天黑雲或降雨雪之際、則視野暗黑。不能明視物影。太陽之直接光線。其光過强、有傷檢查者之眼。務須避之。又用燈火之時。黃色之光線過强。檢鏡上不甚適當、若遇不得已之時。必須採用是種之光線。則太陽之直接光線、宜用白布遮掩窗戶。燈火之光線。須令其先通過靑色玻璃。或用他之裝置均可。然總以不用燈火爲佳、最適當之光線。爲滿天靑空、稍有白雲、倣若太陽之直接光線、已遮一層之白布者。是爲最佳之光線、但此種之光線、實不易得、僅有白雲之時亦佳。但由白雲而來之光線。祇適于暫時之觀察、倘係長時間之檢查。檢查者之眼。因之疲勞。其他之情狀下。回轉反射鏡。採取適當之光線可也。

檢查蠶種之際。爲時頗久。此時當擇北方之窗。於離窗二三尺之處。築一不能動搖之臺。置顯微鏡于其上而檢查之。最爲適當。如東南方之窗下。均係直接之光線。最爲不宜。使用高度之顯微鏡時。應于距窗數尺之處懸一白色板。使光線自此反射而入顯微鏡。是爲最便利之方法。普通若用此種之裝置。不論如何之情狀下。均無流弊。

顯微鏡既置于適當之所。然後着手檢查。檢查之時。先將標本置于載物臺 Objekttisch 上。插入接眼鏡 Ocular 于鏡筒之上端。其次插接物鏡 Objektiv 于鏡筒之下端。若不然。先將接物鏡插入鏡筒。則有塵芥等飛入內部。有妨視野。右之裝置既終。然後插入鏡筒而接物鏡之尖端乃與覆玻璃之表面相接着。將眼附近于接眼鏡而視察之。若視野中之物體。不甚明瞭。則囘轉適微螺旋。Mikrometerschraube 以定適當之位置。

初用顯微鏡之人。最初之視察。若不明瞭。反將鏡筒下降。誤適當之位置。終至接物鏡與載物玻璃相衝。甚至有衝破標本者。故此點務須注意。然使用顯微鏡一次後。其透鏡之焦點距離。業已知之。此後之檢查。豫定接物鏡之位置。不難也。

使用顯微鏡之際。若鏡筒 Tubus 之上下不易轉過。則用清潔之綿布。揩拭鏡筒之表面及鏡鞘之內面。附以一滴之器械油。則內部頗滑。而昇降自由。不然。必須用數多之力。稍有不愼。有衝破標本之虞。是亦不可不注意者也。

又臨時標本檢查之際。將可檢物埋藏於載物玻璃中。須用液體。此種之液體。若失之過多。則一部分洩

出之液體。附着于接物鏡。而視野因之朦朧。當此之時。宜用吸水紙吸除過多之液體

初用顯微鏡之人。附着于覆玻璃表面之塵埃。往往誤爲物體。然稍有實驗之經驗者。彼此之判別甚易。卽此時囘轉適微螺旋而檢查之便可。適微螺旋若向右進而向左退。則囘轉于左而現出者係覆玻璃表面之附着物。囘轉于右而現出者便爲物像。又檢者之睫毛。現于視野之中。往往妨害檢查。不可不注意。又有透明之小體。倣若自內方向外方而流動者。是爲眼中角膜前面之淚液。蓋淚液自眼之外方向內部而流動。在顯微鏡中。却呈反對之現象也。

用顯微鏡之時。左右之兩眼。當交換視之。然初用顯微鏡之際。視察時大抵專用左眼或右眼。用之稍久。自克兩眼交代。如是則眼之疲勞較少。以一眼視察之時。他一眼不可閉。不然則閉之一眼。反疲勞而有痛感。惟初開兩眼而行顯微鏡之檢查。視野以外之物體。往往與視野中之物影相混。不甚適當。然實驗數次。便成一種習慣。雖開兩眼。决無上述之弊。用轉寫器之時。以一眼窺顯微鏡。用他之一眼而描畫。

視野之中。往往見暈翳斑點或塵埃等。然其附着于何等之部分。不明者有之。當此之時。檢查者先檢查自己之眼。果有異狀與否。其次檢查顯微鏡上之透鏡。若均無異狀。則旋轉接眼鏡。吾人所見之斑點。若與接眼鏡同時旋轉。便爲附着之物。若絕不移動。復檢查鏡筒全體。此時之斑點。若隨鏡筒而囘轉。便知該斑點之附着于接物鏡。倘仍不移動。吾人所見之斑點。非附着于載物玻璃。卽混在于可檢物體中。時或因光線之屈折。呈斑點之觀。不可不注意。

據上之數項而行顯微鏡之檢查。必能達圓滿之目的。而顯微鏡之壽命亦長矣。

◀一名健康真詮▶

手此一書

勝讀萬卷

生命之花要目

上篇 人壽夭折之由來

△柔弱之教育
△放逸之淫樂
△腦力使用之過度
△疾病 殘酷之死 自殺
△不潔之空氣
△飲食之過度
△摧害人壽之氣質及情慾
△死之恐怖不活潑與怠慢
△誇大之想像力
△自然的接觸的病毒
△年齡與早老

下篇 長壽之原理

△合理的身體教育
△活潑的青年 避軟弱
△慎伉儷以外之肉慾
△幸福夫婦之關係
△睡眠 運動
△新鮮之空氣 溫度
△田園生活 旅行
△清潔 食品 節制
△精神之平和 性格之真
△快適之感覺及刺激
△疾病之豫防及治療
△變死之救助
△老年者之衛生
△精神與身體之修養
詳細目錄不及備載

此編為二十世紀新內經選刊之一。丁福保先生著茲由丁惠康君重編增加材料不少如自然的及接觸的病毒一章內容有「砒素，鉛，水銀，銅，安母尼亞，燐，植物等之中毒現象，與急救之方。傳染病之種類，起原，預防。梅毒，肺癆，癩病，天花，痲疹，猩紅熱，傷寒，霍亂，赤痢，鼠疫，肺炎，流行感冒，白喉，瘧疾，恐水病，溫疹與疥癬等之種種病理現象與治法等」全書內容之豐富於此可見一般。至於學說之新穎，取材之精警，文字之淺顯明白，猶其餘事。允為家庭中之寶筏。人人必讀之要書。全書用上等道林紙精印。皮質金字。都數十萬言。二百餘頁。精裝一厚册。每部特價大洋一元，掛號郵費一角。

青年進步衛生叢錄

醫學書局出版

進德叢書

連史精印

各書一律七折

偉人修養錄

人當少年時代。心志未定。知識未充。雖有長者之訓誨。苦無良書之誘導。以養成其高尚偉大之志。往往蕩檢踰閑。漸入於小人之域。江陰徐蘊宣君慨焉惜之。乃〇譯此編。以餉吾青年、書凡三編。曰立志編。曰處世編。曰健康編。各編語語切要。足爲成大事立大業者之模範。而學生又當奉爲圭臬者也。

每部三角

西洋古格言

吾國先哲之格言夥矣。而泰西之格言無聞焉。江陰徐蘊宣君。譯西洋古格言。共分三十五章。漢文列於上。西文列於下。薈萃各國之精理名言於一編。誠洋洋乎大觀也。徵研究泰西之道德及古今之風俗者。不可不讀此書。而學西文者。又可以此爲自修參攷之資。

每部五角

少年進德錄

丁君福保編纂。共二十七章。各章皆薈萃前人之至理名言而成。其精警透闢處。如當頭棒喝。能喚醒癡迷。如暮鼓晨鐘。能發人猛省。凡吾國少年、急宜購置座隅。爲朝夕省察之資也。

每部六角

少年之模範

勸善之書。汗牛充棟。類皆言不雅訓。爲通人學者所不樂觀。丁君福保特選錄二十四史中之嘉言懿行。足爲少年進德修業之模範。書凡十二章。而其中所載之嘉言懿行。悉爲吾人立身行己所不可少之指南針。學者苟能一日三復。身體而力行之。鮮有不成爲完全之人格者。

每部三角

女誡註釋

後漢班昭撰。無錫裘梅侶女士註釋。設辭淺顯明白。如白香山詩。老嫗都解。教女者宜取則焉。

每部二角

溫氏母訓

每部二角

明溫璜述其母陸氏之訓也。著錄於四庫全書。於立身行己之要。相夫教子之大。簡賅切至。字字從閱歷中來。能耐人尋思。發人猛省。末附趙撝謙之吉德三十條。凶德四十條。今吾國女界之知識。漸入昌明。捨凶趨吉。先從兒童始。欲兒童之果能去凶入吉也。先從母始。

讀書錄錄

每部四角

明薛文清博綜文典。究極要領。嘗纂橫渠之爲學。精思不舍。晝夜驗之於心。體之於身。有得則筆之於紙。日積月累。成讀書錄一書。其言近。其指遠。誠療饑之菽粟。救病之藥石也。無錫丁福保君擇其中淺近而切於日用者。錄之成帙。名曰讀書錄錄。簡易明白。學者當家置一編。爲克己省察之資。其裨益非淺鮮也。

聽訓齋語

每部三角

淸張文端公英撰。此書多教子孫之言。諄諄以立品讀書養身擇友爲務。並及讀書寫字作文保守田產諸法。足以爲子孫立德之基。其言溫厚和平。中正切實。不爲高遠難行之論。不離日用常行之內。洵可爲激烈諸少年之藥石。

新道德叢談

此書爲丁福保君最近之作。羅列東西洋各國之新道德學說。參以著者意見。悉心編纂而成。凡十一章。私德公德。靡不分條詳載。爲近今研究新道德中之最完善本。

每部四角

少年進德彙編

無錫丁福保編纂。共分四冊。凡公德私德及最新之衛生法。按編詳載。足爲少年進德之金針。出版以來。行銷遍海內。可見此編之力最宏大矣。現照印本出售。每部實價四角

感冒之危害及其療治

Rupert Blue 原著　呂成

溯原人之生涯。起居曠野之中。得充分之日光。吸純粹之空氣。故其體健而病亦少。後世不然。蔑視自然律。而以關閉之生涯自足。其敝也卒召慢性風寒之侵擾。蔓延人間。爲害殊烈。馴致已受文化之人。無不以一帕自隨。此足爲違反自然律之表識也。常人每輕視感冒。不知斯症乃劇烈之傳染症。有一種微菌爲之厲階。斯物在人口鼻喉管之間。祟人致病。惟在健全時期。不足爲患。及其受外邪。攖內傷。或飲食過度。睡眠不足。疲勞已甚。其體內抵抗力漸少。斯時是種微菌。乃乘機攻入。加害於人矣。

感冒之初起。先害氣管黏膜。毀其細胞。時且排洩刺戟性之毒質。由血管流毒全身。致人精力衰弱。形神萎頓。然尚有體內機能。發生液汁以自防。故眼鼻間多洟涕淚。使病毒所殺之細胞。排洩於外。同時又釀成消毒質。使病毒退避。其在尋常症候。遇此即有轉機。否則流毒寖多。克服無日。生命其殆矣。

蓋感冒之傷人。惟機能抵抗力薄者。得之尤易。其病菌則分數種。有直接者。有間接者。試入稠密之室。溫度較高。室中人雜坐談笑。咳嗽噴嚏。斯時感冒微菌。散佈徧室。有直接傳染之患。然有時電話之傳音器。公衆之飲杯。或手巾。皆能爲傳染之媒介。無論直接或間接。如有罹此疾者。則全家不免於傳染。且也微生物滋生繁盛之區。必在未受日光之空氣中。故不通氣之居室。最易惹起此症。欲去其害。則需多量清潔之空氣。爲滌除之利器。乃世人不知。反謂感冒症由清潔空氣所致。欲拒諸戶外。豈非怪事乎。盍觀起居戶外之人、日與清潔之空氣爲緣。感冒一症。犯者僅少。則謂感冒症爲「戶內傳染症」。豈過言哉。常人每視感冒爲微疾。無足介意。此大誤也。據北美之調查。人民因頭部感冒爲害滋巨。就經濟方面言。例如美民每歲罹是疾者五百萬人。每人平均曠工一日。每日代價一圓。則五百萬人每歲所耗之數。不下五百萬圓。而個人醫藥等費。猶不在內。況感冒不特損人貲財。更能促人壽命。健者當此。精力爲減。弱者犯之。遂留軀體上之禍根。因其流毒血液中。惹舊症之復發。如腎臟症其一也。他若結核症。亦有因感冒而起者。吾人習見之頭部感冒症。有時實係鼻痧。兒童罹此症時。宜弗令入學。既免加劇。亦毋染人。最近醫界謂凡患感冒之人。病起鼻間者。宜施隔離法。若痲疹腥紅然。所用之帕及涕唾。須用消毒藥水蒸洗。而最要者。病者調養時。須飽餐清潔之空氣。苟一不慎。則由感冒轉成之病症。最普通者曰聾。有因耳中釀成膿毒。發炎焮腫。致耳部小骨。漸相黏附而致聾者。有因耳中鼓膜。漸增厚度。或由鼻竅與耳官相連之管。忽而壅塞。甚有因司聽神經纖維受傷而成聾者。且感冒則口鼻喉間之黏膜。常延及鼻竅與內耳之間。而面部及兩顴之骨竅。位於鼻管後者。實爲司聽官之傳音盤。能助反響。然易受分泌液之障礙。而成劇烈之耳疾。病象至此。則非方藥所能奏效。而非乞靈於刀圭不可矣。

感冒又能煽起咽喉發炎之症。頗礙吞嚥。若喉頭腫脹。則傷聲管。歌曲家演說家因是而失其所長者。比比皆是。若害及氣管枝。則妨呼吸。幼孩與老者遘此。尤屬可危。更有某種肺炎症。亦由感冒所致。則直與生命爲仇矣。患此者幸勿以爲尋常風寒。而漫不加慎也。

夫流行性感冒之微生物。其殺人之力。視他項急性傳染症之微生物。有過之無不及。嘗有名醫取此種微生物細加研究。並施以隔離手續。證其相同之點。則在易於附著人身。難於脫離。於吾人生活方面。爲累殊甚。時而傷風流行各地。若時疫然。莫非斯物之爲虐也。更有醫家證明一種圓形微菌。性易傳染。常盤據鼻管中。繁殖甚速。實爲感冒之緣起。顧感冒之來。亦由內體之自召。嘗見多數人民。一遇氣候之變遷。卽受感冒。此由其人心臟荏弱。黏膜中常充血液。故有此疾。近世鼻科醫師、診視頭部傷風。亦漸注意心臟之健否。心臟荏弱。必須靜養心力。多休息。少勞動。則疾自愈。亦有病源不在心臟者。則亦宜講相當之療治法、但療治斯疾、今尚在預備時期。未敢云發達也。

防禦感冒。莫如善養體魄。潔淨健全。有抵抗病菌之能力。又作事有節。運動適度。睡眠充足。飲食有節。然後能保不病。口鼻喉三者。須時時診驗。於齒尤當注意。溫暖之衣。弗在室中常服。下裳則惟寒冬一換。出戶須覆以厚衣。至沐浴之法。冷水固宜。然體力心臟。未臻健全。則溫浴可也。於臥室中。無論冬夏早晚。均須洞開窗牖。晨起宜在窗前行深長之呼吸。使氣入肺。再竭力呼出之。次數不須多。十二次足矣。此健體之要訣也。

防免傳染之法、則談話時口沫衝人者。勿近。咳嚏不知掩口者。勿近。凡用污之手帕抹巾毛巾。須入鍋煮沸。以殺微菌、又冬日室內空氣。弗使過乾。過乾則使氣管內膜發燥。減少細胞之抵抗力。顧每在城市間之暖室中。覺空氣過乾。逾於沙漠。而室中人猶處之晏然。不知體力已弱。於此也。故居室若裝火爐。其旁須備清水一盆。防空氣之過燥。美國北加羅林納省衞生部。爲防免流行性感冒及肺炎症、有布告云。一廳室中熱度弗過高。空氣須流通。節飲食。禦寒冷。常通大便。晨起須以海綿浴身。胸喉肩臂諸部。逐加洗擦。又多飲清水。凡患咳嗽涕唾者。弗與之近。須多吸新鮮空氣。日夜不輟。如是行之。則身體健全。有抵抗疾病之能力矣。」

要之與感冒爲敵者。以空氣爲最。惜吾人寢室中。未能有充分之空氣。睡眠時因炭氣不能發洩。致體熱過高。既礙睡眠。亦損健康。欲去斯患。必須室內清氣流通。排除不傳熱之穢氣。則吾人體熱。遂得受「熱度點」之整理。運行無阻。振起全身禦病之功能。次之浴室亦爲盡人所必需。然若佈置不潔。溫度失宜。亦爲致疾之媒介。又室中公用器皿。頗於衛生有礙。例如盥器。甲用以洗齒。乙卽用以浣手。巾布等物。盡人用之。亦大非宜。緣疾病之傳播。大抵以同室者衆器物共用。爲其導線。此誠文明社會所不免。惟能深諳微菌傳播之理。施以適當自衛之術。庶不因感冒而受種種之損害也。

家庭與衛生

衛生教育會

身修而后家齊。家齊而后國治。古有明訓。蓋衛生之要道也。前既述個人衛生之要。請更進言家庭衛生之要。攷家庭衛生要項有五。曰居室。曰飲食。曰起居。曰救急。曰侍疾。分論於下。

(甲)居室。　居室之衛生。首在擇地。如氣候溫和。風景清佳。空氣潔淨。地勢高爽。風俗敦厚。交通便利。六者不可缺一。氣候溫和。則傷風肺病諸患免。風景清佳。則娛目快心。精神暢適而百病除。空氣潔淨。則肺得其養。血液以清。體質因之日以健。地勢高爽。則無濕氣而瘧疾絕。風俗敦厚。則易於爲善。而酒色之病以減。交通便利。則文明之幸福得以享受。而衛生之規則亦易於實行也。近來歐美人士多喜郊居。卽此意也。地位既定。當求構造之適宜。茲略舉數事。以備留意衛生者採擇焉。

(一)多設窗牖。既足透光。又善通氣。

(二)鞏固地基。杜塞孔隙。以免鼠類蚤蝨穴居其中。致傳鼠疫。

(三)設衛生廁所。用鐵紗以拒蠅蟲。而霍亂、傷寒、痢疾、勾蟲之傳染可免。

(四)設浴室以便家人沐浴。

(五)張鐵紗於門戶以拒蚊蠅。

(六)置痰罐於室中以防肺癆。

以上六事、爲家庭所不可少者。餘如椅桌務求適體。蚊帳務求通風。齋舍務求清潔。溝渠務求疏通。庭中隙地不可有積水。免生蚊蚋。一切穢物放置桶中用蓋蓋之。按時移去臭蟲蚤蝨。既屬可憎。又善傳病。務當掃除淨盡。

(乙)飲食。　飲食衛生所當注意者約有五端。茲略述之。

(一)清潔。　常見廚房臨近廁所。惡臭不可嚮邇。牆壁汚黑。塵埃累積。蒼蠅逼人。鼠類日出。不但汚濁可憎、抑亦疾病之媒介也。改良之方在多用清水。勤加洗濯。抹布及庖人衣服以白色者爲佳。免藏納汚垢而不知也、門戶窗牖皆張鐵紗。以拒蒼蠅、一切食物盡收橱中。無使暴露。以免沾染汚濁。聘用廚丁。先取其潔。次取其巧。

(二)新鮮。　一切食品新鮮則甘美而養生。腐敗則臭惡而傷胃。故每日所購食物。務求其鮮潔者用之。肉必求其檢驗無害者。魚則取其入水猶活者。果蔬則取其燁然鮮明者。購來即煑。煑熟即食。

(三)適體質。　中國富民多食肉、貧民所食不過稀飯鹹菜。是皆各偏於一端、不得飲食之道。故罕有得高等之健康體質者也。大抵每日所食。穀居十之五六。菜居二三。水菓魚肉各居十之一、如是雖不中不遠矣。烟酒異味有害於體。不可進也。

(四)適時宜。　孔子不時不食。可謂知飲食衛生之道者。所謂適時宜者。約有四端。

(子)物之成熟各有定時。不可奪時而食也。

(丑)胃之動靜亦有定時、不可違時而食也、

(寅)飲食太速有礙腸胃。不可促時而食也。

(卯)物久則敗且生毒質。不可逾時而食也。

(五)分食　公共杯盤每能傳染疾病。歐美早有分食之風。吾人當效法也。其法甚多。各用己意可耳。小兒抵抗疾病之力弱。更當令其自食。家人有患傳染病者。以另用杯盤爲要。

(丙)起居　起居者。包括操作、游嬉、休息、三者而言之也。最要者勞逸合度。用力用心。不可偏廢。文人當略事體操。(有花園則以栽花種樹代之)世家閨秀、亦宜稍任井臼之事、以壯筋力。夫終日伏案與夫時時縫紉者。而以勞力之事爲恥。則其體必弱。城市中人所以弱於農夫野老者。以此耳。大抵貧者過勞。富者過逸。過勞則飲食無時。睡眠不足。往往因勞成疾。壽數以減。過逸者則終日無事。鬱悶無聊。究之恣縱淫慾。失德敗名。害生命而背衛生。未有甚於閑逸者也。故曰勞逸貴乎合度。蓋勞逸合度。家庭衛生之要素也。嬉游之事。爲父兄者多鄙視之。豈知嬉游乃出於人之至情。而不可廢者。故孔子言志。獨取曾晳。文王築囿以娛其民。孟子引好遊以陳王政。良有以也。故家中無高尚之游嬉。則男子將於罪惡中求娛樂。婦女亦寂寂無生人趣矣。是以西人家庭。常有同樂之舉。或奏琴、或歌舞、或田獵、或登山、或游泳、相與笑語。共敘幽情。吾國人可效法也。

(丁)救急　危急之事。家家有之。常因昧於急救之故。以致臨危徬徨。不知所措。待醫者既至。不及救矣。若於常時。略加研究。豈致有臨渴掘井之患哉。救急之法。專書甚多。可購閱也。本篇不能細述。略舉數端。

以爲提綱挈要可耳。

(一)止血流　身體偶有損傷流血甚驟當一面催醫一面止血。重者用潔布數重按傷處。而後以手帕短桿纏結絞之。若血色淸紅流出甚踴卽知血由心出。當壓傷痕之上。(近心一端)若血黑紅其流甚滯必是迴血。可壓傷點之下。(遠心一端)

(二)避血毒。吾人周身皮膚無處非細菌叢集之所。而所以不受其害者。賴有皮膚爲之保障耳。倘皮膚破裂則細菌乘勢入體。是故傷無大小。務以藥水洗之。而後裹以潔布爲宜。有赤足者誤踐鐵釘或破磁之類。雖已受傷。又跣足行走於污穢之上。若無所事也。實最危險。

(三)誤食毒物。毒物入腹若能從速嘔出。猶可免害。迨其入血則惟有待死而已。中毒者之欲嘔。猶執熱者之欲濯也。出於良知。不待勸勉。然近人所用引嘔之方。大都未妥。倒懸灌糞。此大不必。取鹽或芥末化水飲之足矣。

(四)發暈。人發暈時面色淸白。不省人事。此無他。血離頭腦。心弱氣急故也。救法有四。

(子)當令暈者臥斜板上。首低足高使心血向上倒流。

(丑)緩衣紐。啓窗牖。四周毋圍多人。庶病者得暢吸戶外之淸氣。

(寅)磨擦四肢。由下而上。以助血流易於歸心。

(卯)用亞摩尼亞近鼻令臭。以增心力。醒後可用熱咖啡飲之。勿令速起。

(五)小兒驚風。每由消化不良芥末調水飲之有效

(六)救急用品。　孟子曰。工欲善其事。必先利其器。救急亦然。邇來各藥房出售救急藥箱。內貯家庭必需藥品數種。可購用也。語云。識淺危深。此語自是不謬。以上所言。不過臨時救急之方。切不可因一知半解。遂儼然以醫者自命。致誤事機。一有危急。一面催醫。一面自救。庶免貽誤性命也。

(戊)侍疾。　侍疾範圍。不出三端。一、求病者之速愈。二、使病者少受痛楚。三、防疾病之傳染。

(一)求速愈。　(子)人若於微病時。立請良醫。專心休養。大抵不出三日可愈。若病勢已危。方欲求治。則鮮有能愈者。故欲病之速愈。不可不從早求治。此其一也。　(丑)西國有所謂家庭醫生者。凡家人有病。皆請其醫。因家人身格體質。皆為醫者所深知。且交接既久。感情亦深。故所得之效果尤為美滿。中國則不然。一醫未往。一醫又來。前藥未服。後藥又至。此大不妥。縱使醫者藥劑皆是也。然所服亦未免太多。夫飯且不可過飽。況藥乎。若醫者藥劑皆非也。則將不勝其害矣。然則欲病速愈。豈可不擇一良醫而終用之乎。此其二也。英國最著名內科醫生歐氏。嘗言治病之道。七分在養。三分在藥。與中國俗語正同。華人習慣。家有病人。汲汲焉惟關窗閉戶。是急致令室中空氣臭惡。常人且不堪其鬱悶。而況病者乎。是故家人有病。便當潔其床褥。淨其椅桌。通空氣。透日光。侍病者尤不可戚戚現憂容。免令病人苦中加憂也。所進食物。取精美者。以引起其興。為看護者。皆當注意於此。此其三也。

(二)減痛苦。　若病者年老。難望其愈。或久罹痼疾。醫者束手。亦當善事之。使少受痛苦也。病者往往因身不舒。易怒難悅。家人當曲承其意。切不可視若常人。與之計較。久病者日夜臥床。酸痛難堪。

鬱悶不思食。頗生自憐之意。故床褥欲其溫軟。飲食欲其新鮮。

(三)防傳染。　熱病十九能傳於人。不明防避者。往往全家相繼而亡。誠可畏也。預防傳染病要件有二。

(甲)消毒。徵菌多來自病者之身。病人排洩物如溲便痰涎之類。皆徵菌聚集之所。如耳目口鼻皮膚肛門。咸能發出徵菌。由口鼻出者。傷風、肺炎、喉痧、癆瘵、紅熱、諸症。是由肛門出者。霍亂、傷寒、痢疾、鈎蟲諸症。是由皮膚出者。天花、瘟疫、疥瘡、痲瘋、梅毒、諸症。是由眼出者。眼科諸症。是故病者所排出一切之物。當立卽浸之消毒水中。或雜破布木屑而燒之亦可。病人所用衣裳、杯盤、碗箸、必經滾水洗滌。侍者與病人相接近。當用肥皂淨手。既已復用火酒擦之。然後乃可取食或授食於他人。不然必將因此傳病於人。

(乙)隔離。語云疫癘猛於虎。虎且不可以近。况染疫癘之病人乎。故患傳染病者。務令隔室而居。除父母妻子醫士外。他人不得擅近。小兒尤然。近來肺疫盛行。幾徧中國。此不知隔離消毒之故也。若於肺疫初發時用斯二者。以絕傳染。譬如星火初燃。杯水可滅。其不致釀成燎原之大患。可斷言也。

夫一國之人。貧富不同。賢愚迥異。今本篇所論家庭衛生。識者恐笑其膚淺。愚者或苦其艱深。富者或鄙其卑陋。貧者或以爲煩難。欠當之處。所不敢諱。願讀者善取擇焉。

女性之將來

節譯 Dr. W. A. N. Dorland 的著作

石君

(一)愛倫凱氏 Ellen Key 說得好。『十九世紀。可說是兒童的世紀。』現在這二十世紀。可稱爲『婦女的世紀』了。你看現在各種的動機。凡從婦女啓發的件件都是要緊。而且包含哲理的意味。婦女教育的發展。都是按期進行的。現在似乎達到異境。順着那潮流猛進。眞是『氣焰逼人』『勢不可犯』了。記者深信從女權提倡到現在。婦女一直向着一條發展的路上走去。終究必能恢復他們的地位。記者盼望自己的信仰。可以實現。於正誼正如人類各方的發展一般。因爲『上帝既稱上帝。正誼必稱正誼。而且正誼的勝利。正是時代所不可少的呢。』

現在女權昌明的時代。婦女的才能問題。自然要引起多數人的注意。但有人看才能這件東西。單是男子的專有品。(如鬍鬚和膂力一般)不是婦女的專有品。這話當然是錯的。照裴駱克博士 Dr. Baruch 所說的『才能不是男子的特有性。因爲女子對於文化運動。和建設家庭的方面。都能表示他們的才能。女子要是離了自己最優美的女性。便是失去爲文化而效勞的能力。換一句話說。女子的特性。要是給男子特性吸了去。便不能成就什麼重大的事業了。你看歷史裏面偉大的發明。雖則都是男子的成績。但這不是男子智性上差別的緣故。因爲兩性各有自己的特性。也各有自己的優點。』現在且再援引裴博士的幾段話。寫在下面。

『男女兩性的差別。是有生物學上的理由。做他背景的。我們都知道女子是趨向於母道的。所以在這一點。女子卻勝過男子。歷代以來。女子沒有不努力去建設文化的。但是在別的方面。女子卻及不到男子。譬如男子對於創作發明這一類的工作。往往「精巧絕倫」女子就覺「望塵莫及」你若翻開百科全書一讀。便知女子人才稀少。沒有可稱述的地方了。』

『再看歷史裏的事蹟。女子似乎沒有做到有才能的事業。也沒有什麼重要的發明。對於專有的職業。也沒有什麼。「冠冕羣倫」可給男子做標率的。譬如庖廚是女子的事。世上最著稱的庖丁。卻是男子不是女子。服裝是女子所注意的。各地最高級的化妝家製衣匠。也被男子佔了優勝。……雖則如此。女子對於文學一方面。卻時常有「聲譽超卓」的成績。因爲人生美感方面的裝飾品。天然要讓女子佔優勝。女子的性情。富有美感性。教人生可以美麗起來。但是對於人類全體的幸福。卻不能像男子這樣有作爲。……女子在另一方面。也有許多勝於男子的地方。譬如釋放黑奴的鼓吹。有約翰白朗氏 John Brown 用了他男性的方法。不能做成的。卻被施多護氏 Harriet Beecher Stowe 用了他女性的高尚的感化力。居然得了成功。當克利米 Crimean War 戰役的時候。傷亡的兵丁很多。醫生想出許多的法則。卻沒有大的功效。後來出了一位女士。喚做南丁格 Florence Nightingale 用了他美麗的女性高尚的靈感。發起紅十字會。竟有非常的功效。像這種人類幸福的動機。都是女性心智的產生物。要是給男子做了。倒不見得有什麽功效。這就是女性腦髓勝於男性腦髓的地方。女性的腦髓。從沒有和男性的腦髓混合起來。而且環境的勢力。也沒有拿男性的腦髓去賜給女子。可知男女兩性是不同的。各有各的長處。也各有各的缺點。聖經說得好。『上帝按自己的形像造人。造出來就像上帝的形像。並且造男造女。』這就可證明男女兩性在受造的時候。就已分別有來了。

裴駱克博士又說。『個人心裏想道。女子在文藝科學上。不能及到男子的緣故。是爲了他沒有得到好的機會。但是男子卻不是這樣。他們靠自己的才能造就機會。自然要勝過女子了。你看世上偉大的發明家。美術家。大半是從最底下的環境裏奮鬬出來的。他們同艱難和微賤去宣戰。終究可以達到他們的目的。你想世上有沒有像男子這樣的女子。從艱難的環境裏。跳到極高上的地位呢。(可知女子不能做成出羣的創作家和發明家的緣故。並不是爲了沒有得到男子的機會。也不是爲了沒有添上男子的堅忍心)我們都知道女子是很有堅忍心的。爲了有這種性情。和他爲母的本能。所以就不怕艱難。啓發文化的進步。這便是女子最大的成績了。』這樣看來。女子的機會。不能說是沒有男子的堅忍心。他們也有幾分。爲什麽女子在科學上和作爲上。卻及不到男子呢。這就不得不歸本於生物學上的原因了。上面已經說過。『男女兩性的差別。是有生物學上的理由做他背景的。』這句話可做這段意思的結束。

上面所引證的幾段話。大半是裴駱克博士對於女性才能的意見。我且特地的把他寫出來。做個考鏡。

(二)從進化的觀念看起來。女子的逐漸覺悟。纔從前世紀起頭。在這百年當中。女子趕跑了許多進化行程。就從『男子的封建制度』裏解放出來。把一切壓迫和黑暗都破除了。—這眞是一件可喜的事啊。現在我們回想女子被男子壓迫的緣故。並非爲了男子的智力勝過女子。乃是爲了男性的體力發展。勝過女子的緣故。不但如此。男子又揭櫫一條與體力相稱的法律說『强權造成公理』。在較早的歷史時期。適用這個法律去摧殘體力較弱的分子。並不想到較弱分子的智力或有大可發展的可能性。所以歷代以來。女子方面，受了這種男性體力的支配。都看他是征服的怯懦的。祇可作家庭的裝飾品。絕對沒有發表言論的權利。因此男子看女子是人類的被動物。只替男子產生戰士和種族的建設者罷了。女子處於這種境遇之下。怎能敎他意志、智力、性能、逐漸的發展呢。所以拿歷來沒有受過壓迫的男性智力和那百年來纔始活動的女性智力相比。那裏還比得上呢。反過來說男子與女子易地而處。受了女子的壓制。你想男性的才智。那有不退到『撒赫拉』Sahara 的地步呢。那裏還比得上易地而處的自由女子呢。

(三)進一步說男子的特性。像資稟剛强。軀體偉大等。與個人智力的發展。沒有直接的關係。不過影響及於他的事業罷了。女子的特性亦然。與他轉移腦髓勝利 Efficiency 無關。卻能影響他自己的事業。這樣可見智力不爲男女而有所改變。只是男性的和女性的質地。把他略略的形容出來。敎他屬於男的。或是屬於女的。但是男性的和女性的質地。總不能決定一個人心智上的豐滿和缺乏呢

我們若說男性腦力勝於女性腦力的緣故。單是爲了性的 Sex 這話未免武斷。曼諾扶斯 Manouvrier (法國著名人類學家)說。『幾年以前。世人以爲男子的腦要比女子大。不料從實際上講。把身體比起

來。女子的腦倒要比男子重。因爲女子的腦比男子的腦所得重量的比例。是九十比一百。女子的身體。比男子的身體所得重量的比例是八十三比一百。不但如此。女子身上的有機體(指很活動的而言)和男子比起來。他的比例是七十比一百。所以從男女身體上比較女子的腦量倒要勝過男子。但是有人說腦量的優勝。未必就是智力的優勝。女子的智力到底不及男子。這是沒有可信的理由。但是男子確有勝於女子的天然利益。敎他容易佔得優勝。並非由於智力。究竟女子的智力沒有比男子弱些。……

……』

曼氏又說。『從體魄上說來。男子的體格比女子强壯。女子的體質(指他的組織)卻比男子强壯。因此兩性之間。就要規定勞作的界限。自從歷史的初期。男子就成奮鬬的動物。女子就管理家事。換一句話說。女子須要建設家庭。男子不過保護這家庭罷了。女子用他的心思烹調蔬菜。男子用他的心思製造打獵的器械。男子所擔任的用力雖多。時間卻很短促。女子所擔任的。似乎有些瑣屑。卻爲了人類的生存。盡了大部分的效勞。』

在歷史的初期。女子的犧牲心。很可嘉許。他們只顧用堅忍心。擔任沈寂的家事。敎男子有用腦的機會使種族的進化。更加擴張。照上文曼氏的言論。我們便得了下面的一段眞理。說『眞正偉大的人物。不是在他面部上宣布出來的。』

上面已經說過。男子體魄上的優勝。似乎有較大的範圍。可去發展心智。因此大家的意思。就發生一種偏見。說男子的智性。要比女子强些。這種偏見。從起初種了謬根。所以歷代以來。都把圍牆築在女子周閫。教他與人生、與世界、越離越遠。一直到文化進步的時候。方纔振起高深思想家的心神。覺悟這全部見解之謬誤。從此在閫牆裏面的女子。也就逐漸覺悟過來了。

(四)斐駱克博士的意見。文化祇是女性的產生物。這話未免太過。女子有他優美的感性。和他爲母的本能。固然是建設文化的有力分子。卻不是完全的建設者。男子的智力。和他的出產物。都與文化建設有關係的。建設家庭。培養孩童。雖都與一國的文化有關。但是單靠女子。卻不能算是完備。因爲在建設家庭。和培養孩子的時候。總要靠男子的智力、經濟力、去征服天然的勢力的。而且在生殖方面也要靠男子雄健的遺傳性。傳給後起的國民的。這兩種男性勢力。都與家庭發展有關。所以也是文化發展的一種主動力。

男女性的分殊。是生理上的緣故。是身體上的特性。不是心智上的區別。但是有人說。女子在人生的奮鬬上。似乎不及男子。就是因爲體力不及男子啊。這話也有可駁的地方。因爲我們承認世上偉大的思想家。著作家。他的身體不一定是强健的。並且有衰弱非凡的。像亞力山大普魄氏 Alexander Pope 尤是一個好例。所以論到智力和天才。(無論是男的女的)我們不該把强弱問題參入其內。

結末一句話。男女兩性。各能表顯自己的才能。兩性的成績。從今而後。必有同等的光彩。

衛生脞錄

丁錫康

笑之衛生　歐西學者保魯立却等氏。經數載之研究。知快樂之感情最有益于人身。而合于衛生之道。而笑更爲緊要。吾人愼毋以其細事而忽之。人當歡笑之時。對于消化系最爲有益。其神經之至消化器具者。受極大之刺激。如涎腺之分泌旺盛。口涎流出者較常時爲多。澱粉質乃易于消化。而胃臟受激刺，鼓動較平常爲强且速。胃分泌亦加甚。心臟流入多量之血液。膵臟分泌增多。脂肪消化亦易。此笑之裨益于消化者也。昔聞人言。如飲食時。能縷述笑史。盡情快樂。則飯量增加。消化旺盛。揆諸生理。其信然歟，腦部經長久之思考後。如能得歡笑若干時。能使血行加速。腦力因之大增。精神活潑。其餘對于心肺亦有大益。活筋絡。舒營衛。猶其餘事也。嗚呼。吳質長愁。烏能養病。崔駰不樂。竟夭天年。古人且然。況吾輩乎，故每日如能大笑數次。其有益于衛生。決非淺鮮也。

結核病與孕婦之關係　頗爲緊要。或謂結核患者得孕後。本病之豫後反見佳良。或謂患者第一次妊娠。尚可支持。至第二次第三次繼續得孕。其結核症所受之影響。甚爲危殆。論者紛紜。莫衷一是。惟欲明此二者之關係。須考核以下三點。

(一)結核症因妊娠所受之影響。大都患者妊娠時期受害尚淺。產後數月間。結核症常有暴發之危險患者如常住結核療養院。依法診治。結核即不易復發。

(一)姙娠因結核所受之影響則甚淺鮮。結核患者所產小兒在腹內死亡者占百分之十。其餘產後幸活者亦較常人爲瘦小。故無難產之危險。惟以後如繼續受孕。難產實所不免。故患者第一次產兒後。在二年間結核病灶未痊愈之時。不宜再有姙娠。以免危險。

(二)結核病與小兒之關係。則頗緊要。患者所產小兒。雖一時幸活。其不滿十二月而死亡者。實占百分之七十。蓋小兒之結核症由母體遺傳者固有之。其最要之因乃在初生後數月間。產兒與結核患者直接接觸而傳染。故小兒宜雇乳母撫養。不宜常與母體接觸也。

生殖器衛生之要點及疾病之預防 凡青年男女至春機發動時。應具生殖器構造功用衛生等之智識。男孩至十六歲女孩至十八歲。吾人必須警告之以生殖器疾病之危險。父母教師醫士朋友等。均有規勸之責任者也。茲以緊要智識數則。列之如下。

(一)生殖器乃天然之生產機關。非爲快樂而設。

(二)睪丸有兩種功用。卽生產及供給吾人以體力與精神是也。

(三)夜間偶有之遺精。乃天然之生理作用。不必恐懼。

(四)吾人慾念可加以限止及管理。

(五)節制慾念。頗合于衛生自强之道。

生殖器如不節制。任意濫用。吾人之志願破壞。智識減少。筋肉無力。百病叢生。可懼孰甚。惟個人衛生及終日勞働。可減少色慾。（附個人衞生法）懶惰、刺激之食品、多食、雜念不正當之友伴、及酒類。均能促進慾念。而爲生殖器疾病之根源。身體與心念之清淨。運動。戶外生活。均爲預防上必要之事也。

勞工之衞生　吾人欲增進勞工之幸福。而預防職業上之疾病。有要點凡五。列之如下．

（一）調查　調查非特爲科學上之研究。經濟社會二問題。亦須注意者也。每一工業中心點。須設一診病所。俾其地之職業病。可得研究而預防之。

（二）法律　大都人類自覺之改革。不如極有力法律之强迫改革爲有效。故法律之成立及實行。頗爲重要。

（三）工廠之檢查　此法一行。工廠內之職業病。卽可查得而加以預防。作工之鐘點。及婦孺勞工之情形。亦可洞悉而改良之。

（四）處罰　法律之實行。必須有一定之處罰條例。加諸廠主及勞工者。俾法律得收效果。

（五）敎育　既有法律之建設。工廠之檢查。人民必須有守法服從之智識。故敎育爲刻不容緩之根本辦法。

（工作之時間）　工作時間。不能有一定之規定。視各種工業而異。大約一日分爲八時。工作八時。休養八時。睡眠。而每星期必須有一日之休息。如人勞力太多。則其體育上。智育上。德育上。均將受損。故凡工廠等休息時日之增多。乃增進吾人衞生之好現象也。

（孩童之勞働）　德國法律。凡十二歲以下之兒童。不准作工。十二歲至十四歲者。每日僅作工六小時。十六歲以內者。每日不能過十小時。朝晨至早不能過五點半。晚間至晚不能過八點半。此等法律之規定。其關係于國家。非淺鮮也。凡工業之有刺激性塵埃及毒氣者。十八歲以內之兒童。決不能任其工作。而酒館戲館及深夜之工作。均須法律禁止。因此等事均易引誘慾念。敗壞道德也。

（婦女之勞働）　婦女于產期以前之數星期及以後之一月內。不應工作。月經期一二日內。亦不合于勞力。

（靜坐之職業）　靜坐亦易致病。凡彎曲其背者。胸間心肺均被壓迫。其生理作用。非常減少。血脈不和。呼吸淺緩。大便祕結。肛門痔瘡相繼而起。卽肺病亦易傳染也。

飲水之利益　清水爲最普通之飲料。常人不甚注意。不知于身體有莫大之利益在焉。大凡吾人飲水。其弊在少飲而不在多飲。平常飲料以冷開水爲最佳。朝晨晚間各飲開水數大杯。其功能潤濕胃腸。使已消化之食物。易于活動。而爲腸壁所吸收。以滋補全身。患大便祕結者。亦能通泄。減却頭痛筋力疲倦。及因便祕而起之症候。又身體內水分既多。每天自腎臟皮膚等排泄外出之尿汗之量。當大增。身體毒質亦隨之完全排出。體內毒質既減。吾人卽不易感染疾病。得臻于康健之境。現時歐美各國。對于各種疾病。（如傷寒肺炎等）　多飲清水。爲一種佳良之治療法。因其能驅除身體內之毒質也。

飽食之危害　吾人身體所需之食物。其量不同。氣候職業工作年齡均有關係也。然自人類開化發明烹飪術後。食物之種類大增。吾人所食者。大都較身體所需者爲多。其結果則消化器具特殊發達。胃腸膨脹。肝臟溢血。心臟多脂肪。而身體內各種敗壞變化。亦因之以起。如是至數年或十數年後。肥胖病、痛風、腎石、肝石等症。接踵而來。或患胃臟溢血。大便祕結。舌苔厚濁、終則頭痛疲倦。智識遲鈍、精力不繼。此種現象。大都均自貪食而起。吾人盍不稍事節食。以保衛吾等有用之身心乎。

受濕、受寒、與疾病之關係　吾人受濕氣或風寒後。身體對于疾病之抵抗力大減損何故。因吾人藉以抵抗疾病者乃全身血液內之白血球、而此白血球于人身之正當溫度吞滅細菌最爲有力。如溫度一低。其功用亦減少。當人體皮膚受寒之時、身體外面之血液亦寒、白血球經過此等低溫血液。抵抗力因之大弱。而同時外來之細菌、乃得肆其猖獗。各種疾患。乘時而發。大凡人體一小部份如手足等類。不慎而受寒濕。其影響乃及于全身、如鼻傷風肺炎急性僂痲質斯等。其起原或因受細微之風寒。常爲吾人所不覺。至後變成重症。或致不救、其關係不亦大乎、受寒之時。若作劇烈之筋肉運動。則疾病不易傳染。因身體之溫度得以增高。白血球之抵抗力不致減少也。

各種食物對于疾病之關係　語云病從口入。可見大多數疾病侵入人體之路徑、以口腔爲最緊要。吾人所食之物品、偶一不慎、即含細菌寄生或蟲毒質。小則爲害尚微大則傾刻之間、遽隕其生。如遇凶險之霍亂及食物中毒等症是也。茲以普通之食物。及其對于疾病之關係。約略述之。牛乳之得自患結核之牛者。常含結核細菌。小兒飲之。易染癆症。有時牛之乳囊患病。牛乳常含膿細菌、故飲牛乳之先。須蒸熱之至攝氏六十五度。凡半小時、以殺細菌。牛乳又易含白喉傷寒痢疾霍亂等微生蟲。是等常爲危險疾病之原因。其他各種飲料、亦含上述之細菌。故清水茶湯。亦須蒸沸而後飲。不可疏忽也。肉類有時含旋毛蟲或結核細菌等。所以未燒熟之肉。不宜入口。蔬菜之葉、常有寄生蟲之卵、緊粘上面。故燒烹前須以清水洗淨。并用力擦葉使虫子脱落。腐敗之魚類中含細菌。食之易病。蕈之毒者含木斯克林質。分不慎食之。卽死。去糠之白米易致軟脚病。因米之滋補質料。大都在糠內也

說蛋 世界各國人民。多喜食蛋者。以蛋含充分之滋養料故也。大都吾等所食者如鴨蛋鵝蛋。已屬少數。魚卵有時亦爲人所嗜。惟多以鹽醃之。野蠻人民。則有以蛇卵壁虎卵爲食者。普通則多食雞卵、其大小雖微有不同。以其所含之滋養料言之。則蛋白含水百分之八十六、蛋白質百分之十二。脂肪千分之二。蛋黃含水百分之四十九。蛋白質百分之十五。脂肪百分之三十三。灰質百分之一。蛋大都不含糖質。此則吾人所宜知者也。蛋最初生時。內已含有細菌、而蛋黃所含之細菌。較蛋白爲多。因蛋白微有殺菌性質故也。此等細菌均穿蛋殼自外而入。如蛋殼陰濕而汚穢則細菌易于穿入。故夏天所生之蛋。較諸秋冬之蛋含細菌爲多而易腐敗也。然蛋實爲最佳之食品。因蛋不常傳染疾病。吾人未聞有食蛋而得病也。吾人如持蛋向明光照看。蛋質爲半透明體。凡蛋之壞者。其內含有暗點。一照卽可知之。其食法可各隨己意而定之。

衛生局開幕後辦事報告書

衛生局開幕以來辦事情形報告書。按衛生局於十五年八月二十四日正式開幕。內部組織。分設第一第二第三三科。第一科卽將以前之南市市公所清道處、及滬北工巡捐局之巡務科合併而成。舊有辦事人員。除三分之一實際上不能辦事者辭退外。餘則另委相當職司。現第一科長爲范麟書君。第一科滬北區主任爲尤哲文君。對於職掌管理清道事宜。均頗能負責整頓。近來各街道之清潔。較前已大爲進步。希望再經營二三月之久。可使小街及里衖均達到清潔之程度。當本局未成立時。南北市之清道夫均爲短工制。工資每月八九元。此制弊病孔多。故整頓清道。首先改組者。爲清道夫之短工制。易爲長工制。每月工資一律加增至十元五角。將原有之清道夫裁減五分之一。所節省之工資。卽以挹注作爲增加之額。現南北市之清道夫總數。約四百餘名。各分派一定地段。責任打掃在其指定地所內。由各該夫役負其責任。因此不能互相推諉。且又便於查考各人之勤惰。當改組滬北區清道夫時。舊有之管理中。曾有虛報名額情事。思改組後難以舞弊。特運動無知之清道夫罷工。要挾本局。因被裁之清道夫均係老弱。而留用之清道夫均以增加工資。毫無罷工理由。故置之不理。蓋將不良之管理員撤差。清道夫隨卽復工。查南北市清道夫費每年支出十一萬餘元。幾占衛生局全年經費百分之七十。所以不得不首先整頓。以求清道之名符其實。南市之清道分八區。每區有一管理員。月薪平均三十元。專司督率及稽查清道夫事宜。閘北則分六區。每區亦有一管理員。月薪亦平均三十元。職務亦南北從同。昔日滬北區對於修理添垃圾車輛及用具等。均無存根可稽。其弊甚多。自本局接手後。劃一南北市。添置修理垃圾車輛及用具等辦法。並規定領用清道用器手續。經三月之整頓。得粗具辦事系統。尚不能謂十分圓滿也。第一科每月收住戶請求書三四十起。均關於清潔方面事務。悉由科酌量情形。卽予辦理。十分之九。結果甚爲滿意。以上乃第一科承辦之事件。摘要報告者也。至第二科係將淞滬警察廳衞生科歸併。掌管生死統計、醫師醫士登記、出口肉類之檢查等事宜。舊有人員。除第二科長卽前警廳衞生科長。因辦事不力。業經免職外。餘均繼續派在第二第三兩科辦事。按生死統計。爲公共衞生事業極重要者。無精確之生死統計。雖經營公共衞生事業多年。亦不能斷定究竟人民之平均壽命。有無增加。人民之健康程度。有無加高。所以生死統計之價値。早爲歐美各國所承認。但在我國尚未有注意及此者。卽淞滬區域內。亦從未實行生死之登記。自本年夏季起。淞滬警察廳界內染疫死亡者爲數甚夥。曾令各區署呈送調查死亡報告。以初次實行。辦法未能周詳。遺漏當不在少。本局以生死統計。最爲重要。現在先着手者。卽死亡之調查。南北市轄境內之會館山莊善堂棺材舖等。均由本局委託。凡遇有購買或領取棺材者。卽當問明死者姓名、住址、年齡、大概因何病症而死。經某某醫生診治等情。塡入本局發給之表格。每星期由局派一警往各處收取。其成績日有進步。又令南北市清道夫遇有垃圾箱內。如有遺棄之死亡嬰兒時。須將其男女性別、大約足有幾月等情。報告各所管理員。轉報本局。現照上述兩類辦法忖度之。僅能得全死亡數百分之二三十而已。至於精密之調查。須俟本年四月終、衛生醫士畢業後在南北市分所服務。按戶調查衛生狀況。時方有希望。此外如淞滬肉類火腿之出口。本由警廳衛生科檢驗、曾轉託交涉署代聘獸醫易文治專司檢查簽字。因彼所簽之字。爲斐列濱公共衛生部所承認。故凡有火腿運往斐列濱者。必須其簽字後方可作憑。雖警廳衛生科科長。不須於執照上連署簽字。然無十分關係、該獸醫之任期訂爲一年。其合同應至十六年六月滿期。警廳並不給與薪水。惟將徵收之肉類出口檢驗費。半歸該獸醫。自衛生局成立。嚴廳長之注意。將檢驗肉類事宜。全部移交本局第二科。照章繼續辦理。淞滬區內肉商。如欲醎製火腿運銷出口。須自設新式之屠宰場製造火腿廠棧房等。由本局及斐列濱獸醫易文治察看合格者。方予批准。以後宰豬時。復由獸醫前往。檢查鮮肉之美惡。迨製成火腿。運銷出口。再須經由斐列濱獸醫簽字執照種種手續。現淞滬區內經營肉類火腿出口者。僅美屬出口腿業公司。爲前警廳衛生科批准、日後如有肉商有同樣之設備、經本局及斐列濱獸醫易文治察看合格。亦可准其運銷火腿出口。今在實際上觀察之。獸醫易文治、並不可謂純粹依照規則檢查。因在合同有效期內。彼具有絕對的權力准許中國火腿運銷小呂宋之故。本局暫難積極整頓。將來合同須妥爲釐訂、不能依舊含糊。目今肉類出口之檢驗費。每月可收若干。殊無一定把握。自衛生局接辦後。九月份收銀八百三十四兩零九分。十月份收銀六百九十五兩。十一月份收銀一千四百五十五兩一錢。十二月截至十號止。收銀一千餘兩。此項檢驗費。每月底由衛生局繳交督辦公署財政處。此外屬於第二科者。尙有醫師醫士之登記。自籌備以來。大致均已就緒。儘本月內將各醫師醫士之履歷證書照片等。釐理一過、以備交開業試驗委員審查。聽由委員會負責辦理。就中醫師方面手續簡易因有免試資格者占百分之九十。且醫師程度較醫士爲高。對於登記之事極端表同情。亟欲此事之實行。甚爲可喜。至於醫士之登記。原爲良醫作保障。但因醫士程度優劣懸殊。現在表面上明白反對本局醫師士之考試與登記者尙無。惟有出於情理外之要求。卽欲改組衛生委員會。添入中醫五人。爲登記之交換條件。豈知醫士考試與登記爲一事。改組衛生委員會爲另一事。且後者衛生局無權力處置。前以醫士因不能了解章程。以爲衛生局用西醫考中醫、大起恐慌。後經本局屢次申明、關於中醫之考試問題。由中醫學術團體推舉十位代表組織之。開業試驗委員會主其事。此種辦法。可謂斟酌情形。極臻公允。如再有無理反對。惟有置之不理。依法進行。現團體已經推出委員者爲中醫學會。業已由局函聘。一俟其他三團體一一推出後。卽可定期開會審查各醫士之資格。若待至本月內三團體尙未將委員推出者。是顯明自行放棄重權利之表示、本局當延聘有聲望之醫士。以補開業委員之缺額。實行審查各醫生之履歷證書等。作口試之準備。所有醫師醫士之登記執照。均已付印。預備在十六年一月內可以發給。以上乃就第二科承辦之事體摘要報告者也。其第三科係由前南市市公所之衛生處及試驗所改組而成。舊有人員。除將不適用者辭退外。餘仍量材加委留用。第三科科長爲楊粟滄君。科員吳利國。試驗所助理員夏泰芬、俞在明。滅除蚊蠅辦事員錢萃柯。均能負責辦事。第三科經營之事業。爲施種牛痘。除有九處診所排日往種外。更通函與淞滬區內公私立各中小學校接洽。由局派醫生攜帶痘苗藥品等前往。代爲全體學生種痘。已種之學校。爲萬竹男女小學校等。現方接洽中者尙有數校。俟得復函。卽行約期前往施種。本局所用之痘苗。均向北京中央防疫處購買。取價特別從廉。按北京一打痘苗之價。只合上海工部局一支痘苗之價。且北京防疫處痘苗。均由專門人員製造。故極可靠。本局預計第一年度內。接種十萬人之牛痘。則其成績自足超過公共租界衛生所經營十餘年成績。查淞滬區內人口不過一百餘萬。若第一年接種十萬人。第二年十五萬人。第三年、第四年亦復如此。則四五年後。淞滬區內居民大半已經種痘。天花之流行可以減至極少限度。或竟滅蹟。未可知也。若一年種十萬人牛痘。需痘苗兩萬打。照目下之廉價核算。不須六千元之譜。因經費有限。特稟准北京中央防疫處。若將來用至兩萬打時。僅由本局貼費兩千元。不足之數。則由中央防疫處補償。亦無非爲提倡公共衛生起見。蓋兩千元。尚不足兩萬打痘苗之成本。計上月中旬起。至月底止。約施種千餘人。預計本月、當超過數倍。因學校團體較多也。滅除蚊蠅之工作。在冬季暫停。所雇夫役。均已辭退。俟明春續行着手時。再爲雇用。試驗所自衛生局接手後。因器械藥品。均甚欠缺。即着手添置裝配。經三月之久。始行就緒。自上月起。即施行檢驗自來水、牛奶、井水、陳酒、燒酒、並代醫師檢查血液、痰吐等。悉按照美國德國之標準方法。求其結果眞確。普通檢查均不收費。此外前在市公所衛生處任事之張愼初君。已由本局派往北京協和學校細菌部。學習細菌化驗之事。預期一年。回滬。在學習期內。仍領原薪。在京之學膳宿費。及來往北京之旅費。均由北京羅化駐華醫社擔任。其機會誠屬難得。不知張君果能忍苦勤讀。不負衛生局推薦否。再本局招考之衛生警士。已於十月十二日開課。附屬於龍華淞滬警察教練所內。今在學之學生。共六十五名。每星期由本局胡楊范王吳五職員。擔任衛生各項教科十六小時。其餘十六小時。則由教練所擔任。預定明年四月畢業。

學生目前之待遇。除給以制服外。另每月津貼九元。將來之待遇。須視各生之成績如何而定。本局對於衞生學警之敎育頗爲注意。因日後彼輩之責任極關重要故也。以上乃就第三科承辦之事件摘要報告者也。綜上所述。不過取犖犖諸端。拉雜言之。其辦事困難情形。亦可概見。尙祈社會諸公、加以掖助。則衞生事業可得計日成功。倘有不甚明了之處。還請隨時詢問。俾可一一剖陳。尤深企禱、專布。祇希台察。並候明致。十二月十二日。

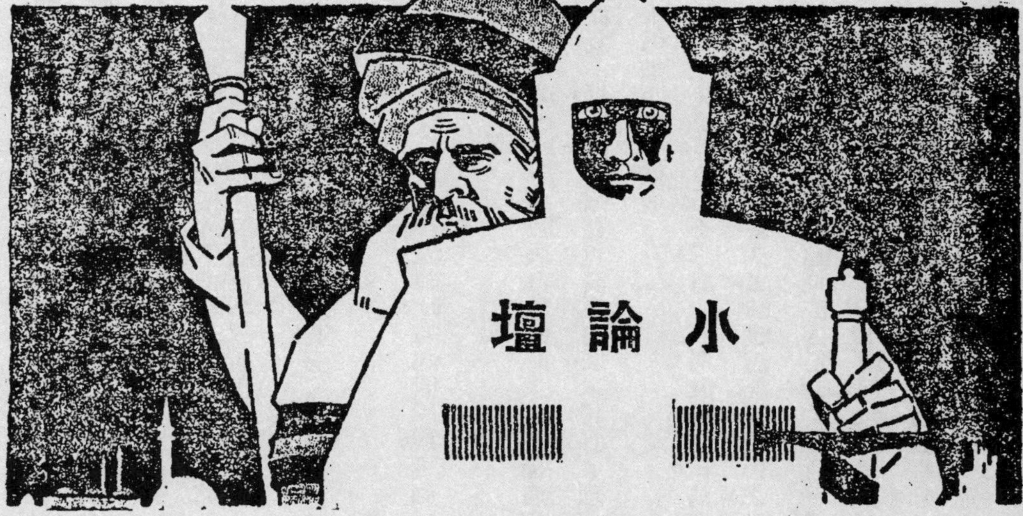

◉青年之兩危險時期

漸•

余歷觀失敗之青年。而知其所以失敗之原因蓋有兩危險時期。必歷此兩時期而均不失敗乃眞可謂能自立之青年矣。

其一、爲初入社會任事之時期。彼未受教育之青年無論矣。卽已受高等教育者。在學校時固未嘗不志趣純潔高自期許。而一入社會往往爲惡空氣所變化。而漸染不良之習慣。甚有一敗塗地。不可收拾者。若夫慾望太奢。辦事不負責任。致爲社會所厭棄者。又時有所聞。此則第一時期之危險也。

其二、爲辦事稍稍得志而經濟發展之時期。旣不爲惡空氣所變化。而不染不良之習慣。又能遇事確負責任。而漸得社會之信用。則其經濟方面。必可較常人爲充裕。或竟以營業之勝利。儼然爲資本家矣。此時苟稍一不愼。則不免流入奢侈之一途。烟酒嫖賭。以及投機事業。在在與之爲緣。久而久之。如入九里霧中。而不能自拔。卽幸而覺悟。急自囘頭。而此後所受之痛苦。必遠過於一時之快樂。此則第二時期之危險也。

吾揭此兩危險時期。以告青年者。蓋吾所見失敗之青年。均不離此兩原因。知其所以失敗。則愼之又愼。不交劣性之友。不染嗜好。不作非分之妄想。其卽所以免此危險之道乎。

◉心理與疾病之關係

晚•成•

人之身體精神。本不可分而爲二。如心情調和時。百脈亦暢適。悲愁憂鬱。則食不

小論壇

下咽。恐則面白。怒則面赤。懼則四肢厥冷。喜則精神活潑。此皆吾人所常經驗而知者。玆列舉外人所云心理與疾病之說如左。

該德氏曰。由予所實驗。憤怒惡意憂鬱等心情。足造成身體組織中有害分子。若愉快樂天等心情。則生富於滋養之化合物。可刺戟細胞而發生勢力。

姆爾氣令氏曰。凡罹初期癌腫之肝臟病者。其病原皆因憂悶哀痛而起。

李加德生氏曰。若人精神激動時。易起糖尿病。可知精神作用。疾病之原也。

狄克氏曾著精神病論。歷舉由恐怖而生之各種病症。若狂亂。白痴。黃疸。白髮。中風等病。玆再誌事實二。以證實心理與疾病有密切關係、斯說之不謬也。

晉樂廣嘗有親客。久闊不來。廣趨前問其故。答曰。前在坐蒙賜酒。方欲飲、見杯中有蛇。意甚惡之。既飲而疾。廣乃告之。杯蛇弓影也。客聞之。豁然意解。沈疴頓愈。此亦因心理作用而致疾病之明證也。晚成屢聞迷信之徒問吉卜凶。卜者曰。汝某月凶必病。求卜者至某月果病、乃嘆曰。卜者靈。卜者靈。噫。卜者誠靈耶。非也。己自靈之。蓋篤信其言。胸中存某月必病觀念。愍然憂之。疾病之機。卽伏

二

於此。欲其不病也難矣。故迷信之徒。卜者之言易驗。而他人則否。以其心理作用耳。

要知吾人身體。一隨心理作用之所向也。萬病之基。一歸於精神狀態。所謂萬病一元說者。正謂萬病一歸於精神作用也。世人熟記之。

◉病胃新談

延揚

胃爲人身之消化部。胃強則體強。胃弱則體弱。故近來醫學上之研究。對於胃部諸病。貢獻漸多。如西醫克路特發柏。新著一文。論慢性胃液缺乏之原因。與馬爾提烏斯主張有所不同。其故。馬氏以慢性胃液缺乏。爲生理構造之變則。彼則認單純之胃液缺乏。與由胃膜萎縮而成之胃液缺乏。完全立於反對地位。其意以爲慢性胃液缺乏之原因。共分兩種。

(一)胃之表面。屢受直接激刺。此激刺由食物中含有毒素。如酒精及他種毒物。與夫常食敗胃諸物。或食時咀嚼不足之類是。

(二)毒物方面之血液影響。卽我人在傳染病所得。如傷寒痢疾及癆瘵諸症是。

要之胃病頗不易治。故對於胃炎胃癌。其原因最難明瞭。而臨診時必須取助於顯微鏡及愛克斯光之觀察。較爲可恃也。

看護病人應注意之事實

選

余因祖母有疾。隨入醫院。當看護之任。於看護當注意之事項。略有所得。玆撮要述之。

(一)宜善言寬慰　凡病人心理之愉悅與怫鬱。恆影響於其身體。如自知病易就愈。則精神常甯靜。而治療可早日奏功。如以為病不易痊。則精神受刺激。而藥餌且或難為力。余祖母初入醫院時。聞醫生言病勢甚輕。旬日之內。當有起色。頗自慰藉。頓覺較在家時減少許多痛苦。既而醫言偶有不驗。則口乾舌燥。徹夜不眠。斯時余百方解釋。告以稍緩須臾。醫言必驗。且造為種種證據。以堅其信。又與談賞心悅性之事。使之胸襟豁然。余祖母之危而復安。醫、藥而外。余之善言寬慰。實大有補助也。

(二)宜謝絕探病　病者以精神安甯為要。而探病者來。則絮絮強為語言。實足擾亂病者之精神。甚或以不入耳之言。來相勸勉。此次余祖母病中。某戚眷聞來探視。謂「伯母年七十餘。人生七十古來稀。有何不足。如余家某人。年甫四十餘。去年病而逝。實不及伯母萬一。」云云。不知病者最多忌諱。如此寬慰。不啻促使傷感。故余決計謝絕探病者。即不得已。亦不使久稽病室也。

(三)宜隨時詳記病狀以便報告醫生　病症每一日而數數變。若不詳細記錄。則醫生無所據以為診斷之資。余自隨祖母入醫院後。於祖母日常狀況。如飲食之種類。及其分量之多寡。便溺之次數。及其色澤。睡眠之時間。體熱之增減。隨時用小冊記錄、呈之醫士。庶可有精確之診斷。按醫院雖有看護婦。然彼之視察。每日間祇有一定之次數。固非自加注意不可也。

(四)宜確守醫生囑咐　例如某物可食。某物不宜食。某藥之服。當在食前。某藥之服。當在食後。自服某藥至服某藥。其間當距若干分鐘。窗戶宜半開。衣褥宜潔淨。尋常之人。無醫學之常識。厭其煩瑣而陽奉陰違者。往往有之。不知療病之法。苟處處注意。自然事半功倍。切不可以為煩冗。而於醫生之言。稍有違背也。

以上所述。固甚淺近。但使實心奉行。則看護之職已盡矣。

色綵與修飾

絜廬

聲色兩物。影響於人們的心理很大。譬如耳聞美妙和諧的音樂。目瞧絢爛幽雅的色彩。心中必起了一種愉快的情緒。現在暫不論最易動人的音樂。請言與修飾有密切關係的色彩吧。人們沒有不具審美觀念的。也沒有不喜歡裝飾的。無論居室和服裝的修飾。都很有研究的價值。古人說。甚麼明窗淨几啦。瓊樓玉宇啦。碧瓦朱瓷啦。頹垣敗壁啦。陋室蝸廬啦。以修飾的奢華和儉樸去定種種的名稱。委實很不確當咧。鄙人以為居室的修飾。必須合於科學的原理。在色彩上。關繫很大。不在於居室的大小。是即所謂『室雅何須大。花香不在多』了。所以居室的布置與修飾。必須疏密有間。色綵高雅呢。況且色綵在居室的修飾上。不但可以增進美感。而且可以補助衛生。何以呢。因為色綵在人們心理上。能發生極大的影響。所以西人發明了一種『色綵治病法』。大概說粗暴善怒的人。應示以幽倩的綠色。憂鬱善感的人。應示以姣豔的妃色。卑陋齷齪的人。宜治以潔白的色綵。怯懦無膽的人。宜治以鮮紅的色綵。吾人瞻禮素王。見其丈六金身。就發生了莊嚴的感想。也是色綵和人們心理有很大的影響。一個很好的例子了。居室的修飾。牆壁最宜的綠色。因為綠色不會傷目。而且有涵養目光的功能。紅色有強烈的返光。最不相宜。若紫碧橙紺青絳藍等色。都應配合妥善。方有美觀可言。即就女子修飾而論。對於色綵的調合。也大有研究的價值。只曉得摹倣他人的。難免失於『俗豔』二字。須知修飾與色綵很有關繫。也是一個科學上的問題。不是隨隨便便就可算合於修飾的目的呢。

◉嬰孩適當之食物

心

衣食住三者。食尤重要。蓋無食則不能生存。是以食物問題。雖上古時代。已極重視。世界文化日進。而食物亦愈改良。討論飲食之著作。層出不窮。要皆各抒所見。汗牛充棟。門類不一。今茲所述。為「適當之食物」而言耳。

嬰孩應如何撫育。以至成人。許之通儒。與科學家。論調不一。各執其是。有人謂蔬菜之屬。有益於人體。而肉食則有害。而他人（在歐洲者尤多）則謂肉食最好。蓋上古之人。嘗茹毛飲血。號稱強壯。由此觀之。人生除無知無識之孩提時代。受人撫育外。無日不求適當食物。有充分滋養。而使身體強健。蓋不如是。不足以生存也。反而觀之嬰孩。雖消化嫩弱。然較之成人。則易得適當食物。此物維何。即天然之母乳是也。惟身體強健之母。其乳質始佳。倘身體有疾病。或別種問題。乏乳哺兒。明知母乳最為適當。而亦無法補救。然人乳之各種原質。可由化驗而得其準確之成分。即可依據其成分。而製一種代替之品焉。

市上代乳之品。種類甚多。首推乳粉為最宜。然而牌子雜出。各稱其妙。試觀報上之廣告。有謂脂肪太多者。有謂脂肪不足者。各執一詞。令人不知所從。而難辨虛實。實則此問題。極易解決。蓋育嬰之品。既以康健之母乳為最佳。而乳之原質成分。又可化驗而得。則代乳粉之成分。能與母乳最相近者。當為最佳。可斷言也。按各種乳粉之說明書例皆詳載乳粉用水冲調後所得之成分。試將其成分與用乳一比較之。何種最相近。卽知何種爲最佳。

今以脂肪或乳油之準確成分而言。康健之母乳。含有百分之三。然則乳粉中所含脂肪成分不及百分之三者。非滋養不充足之明證乎。

抑猶有進者。考諸乳粉製法。係將牛奶中水份提出。製成粉類。是以用時必須以水調和。而所用水量。必須有度。譬如製造者謂和水六成。可得相當之脂肪成分。（百分之三以上。）如用者祗和水四成。則其調成之粉。當然脂肪太多。此則咎在調粉之人。而不能責製造之不良。反而言之。如果用準確之水量。而調成之粉。所含之脂肪。仍不至百分之三。則其粉與康健之母乳比較。實爲脂肪不足之明證。此中眞相。不難立見矣。撫育嬰孩。極爲重要。有強健之父母。卽有強健之子女。苟能撫育得宜。則將來長大。亦必強健。蓋今日之嬰孩。卽他日之國民。是以凡欲強國。必先強民。強民之道。須注重育嬰。而育嬰之道。尤須擇適當之食物以哺之。

◉睡眠之原理

鍾・鳳・

我人皆知天明而起。昏晚而睡。然何故而能入睡。及何故而需要睡眠。此殆無人能作合理圓滿之答辭。自來心理學家生理學家。對於此點。亦復聚訟紛紜。莫衷一是。茲列舉各家主張於左。

一、神經疲勞說。 由日間活動之結果。體內酸性廢物。逐漸增多。刺戟神經。神經遂入疲勞狀態。而致睡眠。睡眠卽所以恢復疲勞也。此說係潑蘭亞(Preyer)所主張。

二、興奮停止說。 我人之精神活動。全恃體內知覺機能之興奮。興奮停止之時。卽爲睡眠。此說係希勃兒 (Heubel) 所主張。

三、本能說。 睡眠並非因何種化學作用而起之消極狀態。乃屬於人類自衛本能之一。若飢渴飲食然。此說係克蘭潑特(Claparede) 所主張。

四、貧血說。 霍凡爾 (Howell) 對於睡眠問題。加以長時期之研究。倡貧血說。謂睡眠由腦貧血而起。並觀察睡眠時與醒時血液變換之狀態。以證明之。

美國蓋次博士(Dr. Arthur I. Gates)認爲最後二說在學理上較有根據。蓋睡眠之起。固爲一種本能。而入睡之原因。則由於腦貧血之故。腦中血液愈少。則睡眠愈酣。反之血液愈多。則精神淸醒。斷難入夢。故臨睡之前。不可思慮。並宜實行濯足。使血液流至下部。而免失眠之患焉。

◉書齋的布置

許・晚・成。

流覽書册。終日盤桓。不離書室。書室之裝飾尚矣。

室中宜懸圖書。不獨可以壯觀。並足以助人興趣。蓋名畫爲美術家手跡所存。卽美術家精神所寄。諦審其佳妙。到心領神會處。不啻宗教之信仰與崇拜也。

物之顏色。能發生刺激神經與鎭靜神經之關係。各色之中。以青色爲最能慰愉神經。而青色中更以草木之青色爲最佳。法國文人。每以青色花木之盆留之書桌上。執筆既勞。閱書既疲。輒對花木作暫時之欣賞。而頭腦乃有非常清新之感。意大利某小說家。其室嘗設青赤二色。凡作小說構思時。則入赤室。欲安靜神經作片刻之休息時。則入青室。可知青色於恢復疲勞。極有關係矣。花木既有愉快神經之作用。書齋中置盆花數盆。憑几流覽。悅目賞心。秀色黏襟。此屋內之園圃也。

窗畔小缸貯水。養金魚數尾。浮沉旋繞於中。非必池沼。然後可觀。閒蚪時。觀魚之樂。卽樂魚之樂。既足怡情。兼堪清目。冬月以氈鋪几。非必增煖。但使着手不冷。卽覺和柔適意。蘇子由詩。細氈淨几讀文史。漢舊儀志云。冬月加綈錦於几。謂之綈几。則鋪氈便可謂之氈几矣。

◎病者之自療

良

吾人疾病。大抵憂慮而成、疾飲。食過多而患病。治療之法。固須延請醫生。乞靈藥石。但鄙人管見。以爲病欲霍然。全憑病者之自療。若徒恃醫師之診治。恐見效不易。而反致遲誤也。蓋防病之法。端賴衛生。療病之方。厥維振作精神。以與病魔奮鬭。則吾人身軀自能發生一種疾病之反抗力。縱不能立退二豎。要亦可爲醫藥之助力。病勢卽能由重就輕。痊愈可待矣。然則病者若何而自療乎。爰將經驗所得。書與諸君研究之。

前年予患肺疾。醫生謂病將至第二時期。不速治療。勢殊危殆。於是家人親友。聞言惴惴。莫不爲予憂慮。然予心頗鎭定。不爲危言所恐慑。蓋病既在身。憂又奚益。旋有友人王君。告予兼行空氣自療法。兩三月後。必見良效。予依言屏除一切藥石勿服。每日晨晚。振作精神。至空曠之處。實行深呼吸。並作柔體運動。練習跑步等工作。甚至唱歌遊戲。絲竹琴棋。視性之所恣。適意行樂。然每種多至十五分鐘。不正當之娛樂（如嫖賭等事）仍嚴約勿犯。久之。身體漸覺健康。精神亦復愉快。非惟不知有病。且養成每日運動之習慣。迄今醫藥無緣。所謂第二時期之肺病。乃亦不藥而愈。消歸烏有矣。此無他。精神抵抗疾病。卽病者自療之功效也。

是故病無輕重。徒恃醫藥。而病者不知精神抵抗。必難奏效。蓋藥祇醫病。不能醫心。必須心抱樂觀。去絕煩慮。然後精神藥力。並驅病魔。庶可速愈。語云。「憂慮能傷身。」健康者尙以爲戒。況疾病之人耶。

◉晚餐後的家庭娛樂

碧光

在這寒冷的冬天。晚餐之後。大家都因寒冷而想早些入睡了。可是多睡是有碍衛生的。况且又在進食之後。所以在這寒冷的冬天的晚餐之後。家庭中的娛樂是切不可少的。

本來一個家庭中。要充滿了快樂的空氣。這才是家庭的幸福。我國的舊家庭中。都存着眼淚和鼻涕的灰色氣象。現在大家都要想改革家庭。新家庭中。當然滿充着喜氣。但有一般舊式的大家庭。因了或種關係。不能改革爲新式的小家庭。那麼這種眼淚鼻涕的灰色氣象。當然要革除。而易以快樂的氣象的。因此。我們所講的家庭娛樂。不但僅僅適宜於冬天。換句話講。就是四季無不適宜的。

家庭娛樂爲什麼要在晚餐之後呢。因爲日間大家都忙着工作。無暇來講娛樂。晚餐之後。正是大家沒事而休息着。以恢復日間疲乏了的精神。來借此時間以娛樂。則疲乏了的精神容易恢復。并且也不因太暇而思想走入岐途。所以每天晚餐後之娛樂是切不可少的。

娛樂的方法如何。須知家庭的娛樂。只能限於家庭之內。故不能以家庭以外的娛樂搬入家中。家庭中的娛樂。在晚餐之後最相宜者。莫如講笑話。講故事。或者將在外所見所聞而足以供娛樂資料者。都可以在晚餐之後講談。惟常常如此講談。有時不免要資料窮的。勉強搜索。不是搜索到的無興味。便是搜索得太苦而反覺不快活。所以除了講談之外。還可以作其他的種種小娛樂。如唱歌。猜謎。以及其他有益而生趣的火柴游戲之類。蓋每晚有這樣的娛樂。則容易入睡。不但增了家庭中的娛樂。可以使人康健。使人格外辦事有神。每晚舉行家庭娛樂的家庭。現在雖然很多。但不舉行的亦屬不少。我希望沒有家庭娛樂的家庭。不妨照我言來試一試。

編輯者言

醫學是沒有國界的；德國柯赫氏發明的結核桿菌，可以同樣的使中國人患癆病；南阿美利加洲的矢毒 Curare 可以同樣的使歐羅巴洲人窒息而死；愛力希氏 Ehrlich 發明的六〇六，也可以同樣的醫治阿非利加洲人的梅毒。所以我們研究醫學，我們應用醫學，不應該有中外之觀念。我們只應該問：這是不是最好的，這是不是最精確的；卻不應該去問：這是不是本國的，或是不是外國的，而因此生了一種歧視，

醫學的研究著不得愛國主義的色彩，也著不得「古是再好的」「現代是再好的」的偏見；然而抱著這種偏見的人，卻不在少數。本刊的編輯，便是要闢除以上的偏見；同時並告訴他們：醫學是屬於人類全體的，是屬於世界進化的；醫學猶之汪洋大海，是千百長江大川匯注的所在；無論那一條小河，一個小沼，都是間接或直接的可以發生關係。本刊也是這樣；無論是德日的發明，和英美的學說，或是我國的論理，莫不兼收并蓄，力事溝通。這也許就是本刊和他種刊物特異之點；但是這個工作，眞是一個偉大而艱難的工作。希望讀者諸君，多多的賜教！

本刊將給讀者「以醫學世界裏偉大的精密的經驗所完成的作品。」

內務部批准立案中西醫學研究會出版

中西醫學報

The International Medical Journal

April 1927　Vol. IX No. 4.

九卷四號　十六年四月

The Medical Press Ltd.
121 Myburgh Road, Shanghai

中華郵政特准掛號認爲新聞紙類

凡有不能以人乳哺兒而用代替品者則其最要之點須視所用之代替品是否與人乳最相似而嬰孩食之得益匪淺

勒吐精代乳粉所含之各種原質皆爲人乳中所有者而且成分準確故與人乳無異

乳糖

按此種要質人乳中含有百分之六・六〇而**勒吐精代乳粉**用水調勻後亦有百分之六・三八至若牛奶祇有百分之四・七五而普通代乳粉用水冲調後亦僅百分之五・八七甚或不到此數

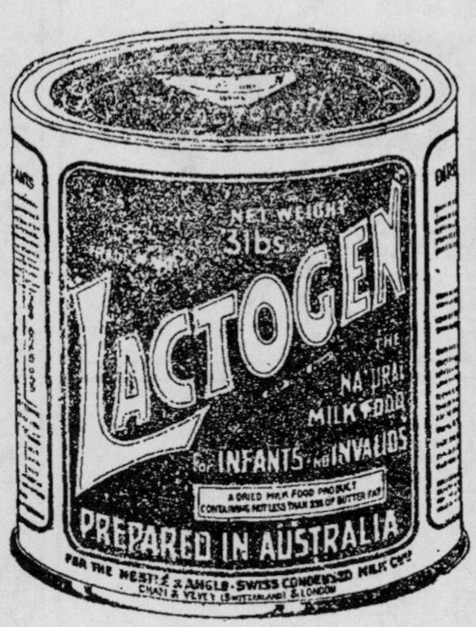

勒吐精代乳粉係用純潔之牛奶製煉而成且用科學方法增加乳糖之成分使之與母乳相似故以乳糖之成分而論當推**勒吐精代乳粉與母乳最爲相似也**

藥性主病便覽

The Therapeutic Index of a few Chinese drugs

佚名

余研究科學之餘。嘗以攷察中藥爲樂。吾友巢君根壽。知之甚審。示予以中醫雜誌。得見藥性主病便覽一篇。悉係王一仁君所舊藏。據稱原稿乃明人鈔本。今已蠹蝕殘缺。余愛其簡明易曉。亟爲謄錄。惜乎原著未分筆畫之先後。查閱爲艱。丙寅冬日。歲闌之暇。督率兒輩依藥名首字筆畫之多寡。重爲編訂。以便檢覽。計表中所列藥名共一百六十有六。倘無蠹魚寄生。或不止此數。願學者勿抱殘守缺爲足。欲知其詳者。還宜博覽諸家本草焉。俞鳳賓識。

◉二畫

人參　補氣　生津　止渴　健脾　安胃　止嘔

丁香　快寒　反胃　嘔吐　腰痛　吐水　冷痛

◉三畫

三稜　止痛　散血　癥瘕　痞堆　氣閉　宿積

川芎　發表　清陽　去風　頭痛　開鬱　缺

藥性主病便覽 二

山藥 補中 助胃 安魂 腰痛 下乳
山梔子 涼心 瀉火 利便 通淋 退腫 咯血 火眼
大黃 瀉積 去瘀 燥屎 開胃
大薊 止血 吐血 咯血 腸風 便毒 腫痛
大棗 壯神 補中 益氣 健脾 壯脈 助胃 止瀉
大腹皮 下氣 寬皮 健脾 和胃 腫滿 安胎

◎四畫

巴豆 瀉小腸 脹滿 積聚 洗腸 逐痰 通祕結
水蛭 蓄血 排瘀 通絡血 發狂
水鼈 生肌 退腫 腰痛 消毒 乳癰 破結
丹皮 涼血 去瘀 動嘔 胃弱忌
五味 生津 止渴 滋腎 乾嗽 收肺氣 壯陽
五加皮 退腫 風寒 濕痺 心痛 堅骨 缺
五靈脂 血氣痛 通利 陰血 昏迷 炒止血 心痛
天門冬 虛煩 潤肺 止痰 定喘 縮腎 勞熱 止渴
天花粉 消渴 退熱 黃疸 熱痛 去酒毒

●五畫

甘草 炙和胃 生化痰 活腸 和藥 梢利淋 止痛

半夏 下痰涎 健脾胃 胸滿 吐水 逐積 缺

北柴 退內熱 涼血 虛煩 潮熱 勞神 缺

生地 破血 吐衄 便血 涼血 降心火 血風痛

生薑 發表 散寒 煖中 和胃 吐水 缺

石羔 清肺 涼胃 下氣 頭痛 止渴 化痰 缺

石蓮子 清心 降火 勞神 潮熱 利淋 噤口 不貪

石榴皮 澁腸 根皮殺蟲 止久瀉 兼治衄血 筋瘋

白朮 健脾胃 止汗 吐瀉 進食 消穀 閉悶忌

白芍 瀉肝火 補氣 止虛痛 强脾 補胃

白芷 止頭痛 梢散血 頭暈 止腦痛 去風 長肌

白薇 淋瀉 强言 理煩 和子宮

白蔻 反胃 冷氣 食積 開胃 燥脾 缺

白礬 泄痢 殺蟲 頭風 瘡癢 翳膜 利便

白茯苓 補心 開胃 利水 止渴

白冠花 明目 止血 咯血 白帶 崩漏 去風熱

◉六畫

肉桂 歛汗 厚腸 止冷瀉 桂心養心 桂枝行血表汗

肉蔻 補胃 進食 霍亂 心膨 冷積 久痢

貝母 歛嗽 清痰 潤肺 治瘡 乾膿 目盲 喉閉

竹瀝 清熱 乾嘔 痰甚 胸痛 止吐 涼胃 止渴 失聲

瓜蒂 吐痰 去毒 浮腫 黃疸 咳逆 心痛

地骨 涼血 退內熱 掌心火 退腫 止汗 勞熱 骨蒸

老酒 煖血氣 調中 快寒邪 散血氣

全蝎 搜風 驚風 抽搐 煩熱 消風 四肢不遂

地榆 止血 缺 痢紅 崩漏 失血 腸風

伏龍肝 清血 崩漏 咯血 胎前 煩熱

百草霜 涼血 清熱 崩漏 利紅 腸風 失血

◉七畫

杜仲 補血 益血 强筋骨 滋腎 腰痛 固孕 安胎

杏仁 氣急 發表 寬嗽 化痰 活腸 潤肺

吳萸　溫經　血閉　寒嗽　冷氣　溫汗血　白帶
良姜　心痛　快寒　冷氣痛　止嘔　積食　閉痛
砂硝　通瀉　利毒　解熱　逐積　下痰　利腫　血閉　燥尿
赤芍　破血　疎風　止痛　解熱　遍身痛　閉滯
赤小豆　吐痰　排膿　消渴　水腫　解毒
赤石脂　止瀉　固腸　歛嗽　崩漏　白帶　乾膿　缺
赤茯苓　利水　破氣　苓皮退腫　化痰　理嗽　止瀉　通淋
防已　去風　退熱　寒濕　膀胱熱　癬毒
防風　疎風　退熱　身痛　明目　頭風　腦痛
沒藥　涼血　止痛　金瘡　退腫　赤眼　心腹痛　生肌
沉香　降氣　散風　消積　壯陽　止心腹痛
車前子　分水穀　治瀉　通淋　養肺　耳聾　明目　利便
玄胡索　理氣　心腹痛　行血　順氣　閉滯　痔痛

◎八畫

知母　降腎火　止渴　去煩　滋陰　虛嗽　內熱
阿膠　益肺　歛嗽　吐膿　崩漏　咯血　痢血

羌活　祛風　退熱　明目　牙痛　活積　遍身痛

青及　快塞　開鬱　去積　燥脾　脅痛　潮熱　缺

青蒿　勞熱　涼瘡　生肌　久瘧　瀉痢　骨蒸　潮熱

青木香　痢紅　後重　腹痛　喉風　退熱　消腫　化痰　蛇毒

金銀花　鎮心　退熱　去風毒　定驚　安魂

金星草　癰瘡　背癤　痢毒　澁腸　止瀉　解毒

枇杷葉　止嘔　化痰　降氣　潤肺　清嗽　止渴　疎風

●九畫

砂仁　止吐　安胃　進食　安胎　止血　腹痛

苧根　補血　安胎　崩漏　便血　退熱　止渴

茅根　治淋　通血　煩熱　金瘡　吐衄　燒灰止崩血

胡椒　散寒　心腸痛　消食　燥胃　止吐　冷積

厚朴　寬中　燥脾胃　進食　止吐　逐水　祛滯

柏葉　止血　清氣　化痰紅　咯血　下喘　氣急

香薷　下氣　發表　消暑　清肌　霍亂　止渴

枳實　逐積　開鬱　快氣　寬脹　滯氣　血積　開經

査肉　消食　化痰　開脹　逐積　去毒　消油膩　解蔘
扁豆　腸毒　分水穀　吐瀉　轉筋　痢血　清暑　助脾
神麯　消食　化寒　燥脾　進食　醒脾　缺
食鹽　殺蟲　治癢　退熱　赤眼　紅腫　絞腸痛
香附子　發表　疏風　退熱　寬氣　消食　安胎
南香木　腎固　止瀉　和胃　冷氣　止嘔　散寒氣

◉十畫

柴胡　理脅痛　升氣又表　逐積　瀉肝胆火　退燒
草菓　燥脾胃　進食　逐寒　止吐酸　陰濕　截寒瘧
麥芽　消食　化氣　開鬱　消脹　進食　宿積
茯神　甯心　益智　安神　定驚　夢遺　恐惚
桔梗　寬胸　快膈　消痰　咽痛　清肺　心煩　潮熱
桂枝　解肌　壯心陽　通血閉　風痺
乾姜　燥濕　却寒　煖中　和胃　吐瀉　消水氣
桃仁　潤大腸　逐血　通經　退熱　咽痛　齒痛　風寒
茴香　疝氣　煖胃　快寒　霍亂　腹痛　止痛

秦皮　崩下　白帶　驚癇　去風　退熱　赤眼　翳膜

秦艽　治風　骨熱　寒邪　痲痺　利便　骨筋痛　逐水

烏藥　去風　順氣　退疸　頭痛　降氣　腹痛

烏梅　止渴　生津　勞熱　止血　清嗽　痢血

粟殼　濇嗽　久嗽　澁腸　蜜炒澁血　澁痢

益智　補腎　安神　除嘔　遺溺　白帶　白濁

茵陳　退疸　消腫　利淋　風寒　濕熱

桑寄生　去風　頭痛　身痛　益血　伸筋　安胎　筋骨痛

破故紙　安胎　固腎　冷氣　腰痛　勞傷　缺

烏賊骨　陰瘡　紅痢　目翳　崩漏　白帶

馬兜鈴　下氣　退肺熱　喘嗽　嗽痰　痔瘡　消毒　缺

骨碎補　去風　骨節痛　崩中　失言　腸風　止血

◎十一畫

陳皮　發汗　開鬱　化痰　止吐　寬嗽　和中

黃連　瀉心火　赤眼　熱痛　疳瀉　厚腸　解毒　利血

黃芩　瀉肺火　清心　涼血　利淋　退疸　止血　安胎

黄柏　滋陰降火　利膀胱　退疸　去熱　缺
黄耆　補三焦　排膿　補中　益氣　止汗　潮熱
商陸　水腫　利便　通淋
菖蒲　治風　能言　開心竅　明目　耳聾　骨節痛
硃砂　清心　退熱　鎭驚　定志　安神　止渴　點熱眼
莪朮　破氣　行血　癥瘕　血悶　心脾痛　氣痛
梹榔　下氣　裏急後重　閉痛　脚氣　消水氣　缺
細茶　降氣　止渴　頭痛　洗瘡　眼熱　散風
細辛　去風　牙痛　冷嗽　利乳　頭痛　缺
鹿茸　補腎　興陽　添精　補髓　生腎水　煖子宮
麻黄　發汗　疏風　怯寒　開腠理　根止血
麻子仁　潤腸　閉結　下乳　退熱　止渴　涼血
麥門冬　養顏　止渴　煩熱　安魂　痰嗽　潮熱　淸心
淡竹葉　煩燥　虛煩　不眠　止渴　清熱　治嗽　喘急
畢澄茄　快寒　消食　化氣　煖腎　進食　冷氣痛
款冬花　清肺脾　定喘　化痰

◉十二畫

葱白　升表　鼻塞　通關　脚氣　治嗽　治頭痛

犀角　涼心　清熱　驅風　明目　狂言　安肝　去風熱

童便　涼心　退熱　血悶　中風　發狂　失血　吐衄

訶子　生津　澀嗽　轉聲　澀腸　止瀉　缺

駒藤　伸筋　天吊　骨節痛　筋急　疼痛　風熱濕

紫苑　勞神　久嗽　化痰　膿血　喘急　疎風　散氣

紫蘇　發表　落氣　治嗽　寬中　散寒　退腫

紫石英　安神　定志　補氣　止渴　煖子宮　陽氣不足

寒水石　止渴　清肌　退熱　火燙　熱甚

黑牽牛　利水　膨脹　水氣　臌滿　濕熱　腰痛

黑附子　回陽　返本　中寒　虛極　霍亂　四肢厥冷

◉十三畫

蒼朮　燥濕　調脾　快胃　寬中　發汗　開鬱

當歸　腦生血　身活血　尾破血　行血　遍身虛痛　壯肝氣

滑石　活腸　去積　利便　泄便　泄氣　清暑　化痰　止渴

葛根　解表　止渴　疎風　退熱　清酒　缺

粳米　溫中　充胃　養腸　長肌　煩渴　吐逆

遠志　通心　安神　化痰　開氣

遠志肉　定心　安神　夢遺　鎭驚　恍惚　缺

◎十四畫

蒲荷　淸陽　明目　涼心　頭痛　發表　通關　止痢　咯血

蒲黃　生破血　行經　炒止崩漏　諸般失血　心腹痛

蓯蓉　補精　生精　氣冷　補腎　鎭髓　暖子宮

葶藶　降氣　下痰　利水　淸肺　喘急　退腫

酸醋　血暈薰鼻　破瘀　黃疸　癥瘕　陰瘡

◎十五畫

熟地　滋腎　鎭髓　養血　虛痛　眩暈

䖟蟲　破瘀　血痺　不破氣　胎孕忌

蘇木　破血　通經　血逆　昏悶　心脾痛　氣痛　閉滯癥瘕

槐花　腸風　便毒　涼血　生肌　瘡毒　崩咯血

蔓荊　治風　退熱　赤眼　翳膜　腦痛　煩渴　眩暈

樗白皮　白帶　痢紅　兒疳　殺疥　葉洗諸毒　缺

酸棗仁　安神　補腎　虛煩　不眠　寧心　清熱　缺

◉十六畫

獨活　去風　遍身腫　散諸腫　去諸風　去寒濕

澤瀉　分水穀　理瀉　收陰汗　利淋　退腫　下元氣

澤蘭　行血　補損　排膿　退痛　血暈　糾悶

龜甲　產難　開骨　兒頭瘡　瘧疾　陰蝕　滋陰

◉十七畫

殭蠶　驚風　抽搐　毒瘡　退熱

薏苡仁　去風　筋急　濕痺痛　咯衄血　脚氣

◉十八畫

蟬衣　清風　殺蟲　退熱　驚風　涼血　止渴　風痒

藁本　清陽　風寒　項痛　散血　生肌　血風　遍身痛

◉二十畫

藿香　止嘔　安胃　祛寒　和中　進食　缺

◉二十三畫

蘿蔔　寬膨　消食　化氣　利積　逐熱　退腫

續斷　消痰　金瘡　剉悶　腰痛　崩漏　止血　安胎

鱉甲　崩瘧　癥瘕　骨蒸　勞熱　心煩　潮熱

Pathologische Anatomie

新撰病理學講義

一部三册　定價四元

丁福保譯

凡人類所以得病之原因論病原與病狀所以相關之理由論病原所以殺人之緣故內科外科無不具備間及解剖病屍以明某臟某腑所以受病之實據此外寄生蟲及細菌之形態性質亦詳載靡遺理論精博文詞淺顯吾國素靈以來諸醫籍罕有其比真醫界中從來未見之奇書也

病理學一夕談　一册三角

共分九章第一章疾病之意義第二章發生疾病之原因第三章病竈與症狀第四章天然療法與人工療法第五章死亡與對於死亡之科學的觀念第六章局部與全身病第七章病變之種類第八章漢醫學之病理思想第九章關於人體之迷信學說精邃文義淺顯讀者無不瞭解

新脈學一夕談　發熱之原理　一册四角

新脈學一夕談分上下兩篇上篇論脈之根原下篇論脈之應用發熱之原理分十三章一體溫發生之理由二體溫之放散三身體之溫度四體溫之調節五熱病之名義六熱病之原因七熱病之經過八熱病之種類九熱病之症候及診斷十熱病之轉歸十一熱病之治法十二常下體溫十三檢溫法西人論脈論熱之學於此二書可見一斑

醫學書局發行

對於玻片標本平鋪血液，濃滴及微菌之一個新染色法

醫學博士　朱仰高

余自涉獵血清微菌學之化驗。已歷有年。每感書籍所載。對於染色諸法。雖有種種。惟嫌手續繁苛。而不易速成。或非尋常醫院之試驗室。及醫生所可應用者。卽如著名之 Giemsa 氏驗血法。歷時亦甚久長。而色素配製又不甚易。且陳舊卽不適用。又如 Manson 氏血液寄生蟲之檢驗法。時間之久長。姑不具論。而血球則不能同時充分發現。又如英人 Leishman 氏等諸法。利弊所在。爲熟練諸君所共鑒。罔不待多贅也。

茲爲便利起見。勢不得不另設一直疾簡便之法。以俾學者得於簡單試驗室中。亦可應用之。茲不揣檮昧。願以一得所及。供獻於諸君之前。共同觀摩。至於採納施行。是否有當。倘祈是正。

是法之成功。乃一適宜而合于願望之迅速染色法。關於血液之寄生蟲。血球之區別。及檢定餘及細菌等染色後。同時皆可立現。且在數分鐘間。卽可完結染色之手續。

色素成分

第一溶液　中化性青色(Methylenblau pur)二〇·〇
　　　　　硼砂 (Borax)　七〇·〇
　　　　　蒸溜水(Aq. dest.)　一〇〇〇·〇 }用此液染色時尚須一比二五冲淡之

製配　首先將硼砂加適量之蒸溜水中煑沸。次將色素漸漸留心放入而搖之。

第二溶液　洋眞紅(Eosin)　一·〇
　　　　　蒸溜水(Aq. dest.)　一〇〇〇·〇

製配　僅將其冷溶之。

本色素溶液之使用頗爲耐久。愈老愈佳。第一溶液乃依據 Romanowsky 原理。故經過久時間。反有益於着色。如有沉澱色質，則須用濾紙濾過。無損害。第二溶液則雖久置亦可無變動之虞。

平鋪血液之染色法

一、其已於空氣中乾燥之血片。再浸入 Methylalkohol *附註一。中以爲定形。

二、用水冲洗。

三、將第一溶液滴上。立刻倒去。

四、將第二溶液滴上。亦即倒去。

五、即刻用水冲洗。

六、濾紙吸乾。

七、杉油顯微鏡下檢查。

血液寄生蟲之染色、用老色素溶液所表現者。

成形體。深藍

核。光明紅色

色素。深褐色

白血球用老色素溶液之染色。

淋巴球。 核。紫色

成形體。深藍色

白血球。 核。紫色

成形體。 a 酸性者。光明紅色粗粒

b 鹹性者。深藍顆粒

c 中性者。細紅顆粒 *附註二

附註。 一、Methylalkohol須時時更換新鮮

附註 二、本染色法。如將新配成之色素溶液用之。則見寄生蟲核與成形體相同。僅核略深。且如白血球核亦現藍色。（故須配成久置者爲佳）

「濃滴」染色法

在空氣中乾燥之血點。首先浸入清水、至再無血色素溶出。乃放空氣中待乾。其染色手續如平舖血片。惟不需定形。

微菌之平鋪玻片染色法

對此法之染着。僅用第一溶液。滴於已定形之標本上。歷幾秒鐘後。用清水冲洗。待空氣中乾燥。卽可供顯微鏡下之觀察。

女子生殖器結核及其療法

Tuberculose des Uterus und der Ovarien

德國柏林大學醫科　屠開元

溯源

生殖器結核古來之學者目爲一種罕有之疾患。故關于此疾患之研究。亦極淺尠。然時至今日。組織的及顯微鏡的細菌學非常進步。臨床上之理學的觀察。亦甚發達。此病發生率因之增加。乃爲一顯著之事實。況今日之一般結核性疾患又極普及。生殖器結核亦隨之而增加也。

西歷一千八百四十三年。夸倫開氏行動物之接種試驗。方知結核爲一種之傳染性疾患。一千八百六十五年。皮爾滿氏由同一之方法證明夸倫開氏之學說。一千八百七十七年。孔哈乙廨及撒魯孟存氏相率而將結核病竈之一部分接種於「天竺鼠」。據此而斷定結核爲一種之慢性傳染病。

此傳染病之本態。侵入門及其發病體之傳播徑路。欲一一論述之。必須確定其侵蝕之方法部位及發生率。（臟器的結核若夫女子生殖器結核則尤甚）診斷之根據。當以固有之組織的所見及發病體而確定之。

關於本症之二要件如下。一就組織的方面而論。有爲依洛血氏病理解剖的試驗之成績。一就病原體而論。有結核病之特異病原結核菌。Tuberkelbacillus 此菌乃古弗 R. Koch 博士之報告。（於千八百八十二年三月二十二日伯林生理學教室內發見）爲結核病之一大原因。

生殖器結核之發生率

（一）男女之關係　據雷夸氏之調查羅肺癆而死之男子。其及于生殖器之結核發生率。在百分之二與百分之三之間。

據放氏之功績觀之。羅肺癆而起續發性生殖器結核者。發生率係百分之一。近今一般之結核。均非常增進。而生殖器結核之數。亦隨之而增加。不觀夫味氏之成蹟乎。其數爲百分之八・五。奴斯篤爾氏之剖檢例。其數達百分之四。

據阿彭哈伊謨氏之統計。生殖器之發生率。在男子係百分之一三・五。女子爲百分之六九・五。泌尿生殖器結核男子百分之五九・五。女子百分之二一・七。

（二）生殖器之結核占位部　生殖器結核所占之部位。以喇叭管爲最多。各種之條件下。結核均侵害之。全例中百分之十六。可目爲該管之結核。何則。蓋喇叭管壁對于結核細菌之占居。爲最適當之培養地也。

就喇叭管而論。不獨結核菌爲然。對於他之傳染病菌。亦有是種之關係。蓋彼之迂廻之形狀。實適於分泌物之滯積。又剪綵末端之結着及血液分布之狀態等。均與以主要之動機也。

結核菌侵害之部分。除上述外。犯子宮體部。子宮膣部。次之管頸部幾絕不被其侵蝕。偶有一二被其侵

蝕者。亦屬罕見之事。（穆司氏剖檢爲四十六例之子宮結核僅有四例於子宮頸部發見結核性潰瘍）

據美爾來芝氏之調查生殖器結核之百七十二例中有百五十七例之輸卵管結核。

今將穆司氏以下數氏之實例數示之於左。

研究者	穆司氏	斯珮氏	巴氏	斯古爾芝氏	芒哀兒氏	斯篤爾氏
實例數	四七	一一九	一三	一四	六七	七
喇叭管	三四	一〇三	一〇	一一	五七	七
卵巢	七	一五	四	—	一四	二
子宮	—	一〇	七	—	四七	三
膣外隆部	三	九	—	—	四	〇
頸管	—	—	—	—	一一	〇

（三）原發性及續發性結核之關係　福來里氏診視之十五例中。原發性結核約百分之六。穆司氏診視之四十六例中。係百分之一九・五。斯珮氏診視之百十九例中。係百分之二十四・五。巴氏八十四例之解剖。其中之三十五例。係女子。此全例中之二十九例係原發性。五十五例係續發性。其原發性中之十六人係男子。十三人係女子。然此十三人中。有五人屬孤發性。五人屬併發性泌尿生殖器結核。其他之三人係孤發性泌尿器結核。

據屋羅氏之報告百五十五例中。屬原發性結核者。約百分之一八。其他之原發性子宮膣部結核。海篤氏百分之五・四。亨氏百分之四。味氏百分之四。泰爾篤氏百分之七・七。著者之例。百分之五・四。

結核性素因

局部及一時的素因　前不云乎。結核爲一種之慢性傳染病。因固有之黴菌而起。其病原菌之多寡毒素之强弱與夫各個人之體質。(該組織之局部性及一時的素因)傳染上均有莫大之關係。彼誘起全身或局部的衰弱之影響。卽既往外傷。炎症。組織弛緩。鬱血及與此相關聯之障礙。(各細胞之化學作用若有障礙則失其抵抗力及防禦力)不特能助成病原菌之播殖。且可爲細菌之保護。令其日事繁殖也。

克爾尼及杜蒲洛苦氏迻致結核菌之純培養於膣內或子宮角口。該部之粘膜。不論其爲健康與否。(有損傷者)均得陽性成績。

迻致結核菌於子宮角內之結果。數多學者之報告。凡全屬同一。縱使無損傷。(有損傷之時固無論矣)倘有病菌之侵入。亦生結核病竈。而鄰接腹膜後部之淋巴腺。均起結核性變化。(愛姆閣洛威芝氏)

一般之素因　體質遺傳及胎盤傳染。(曲奈氏及闊續尼爾氏)

特別素因

(一)營養不良症　不全增生狀態。發育異常。(據數多學者之報告不全增生之八十例中有二十四個係生殖器結核)

(二)既往之淋毒性或梅毒性傳染。

(三)適於傳染病菌之侵蝕之產褥狀態。

女子生殖器結核之素因的分類(霍爾林開氏)如左。

(一)有絕無素因而傳染者。(接種結核)

(二)基于後天性素因之傳染。(局部及全身之虛弱)

(三)遺傳性素因。(肺癆質)

原因

生殖器之結核性疾患。時或為全身粟粒結核之局部現象而顯者。此時之局部症狀。非常輕微。須顧視全身之症候。然亦有局部的變化。非常著明。而全身症狀不甚顯著者。故分病症為原發性與續發性之二種。然此二者之間。無顯明之界限者亦有之。原發性結核。以生殖器為最初之罹病地。即謂該病症之限于生殖器也。反是而如續發性結核。生殖器以外之臟器。為最初之罹病地漸次侵蝕(下行性)生殖器。至其絕對的區別。現今不無異議。何則。蓋續發性結核之本義。今日尚未斷定也。通稱之續發性結核中。據今日病理解剖上之學說觀之。彼轉移性血液性淋巴性傳染。雖得目為腫瘍發生學上之續發性傳染。然如桿菌隨食物而達消化器內。(例如腸結核)或因咯痰之攝取而發病者。果可目為續發性結核與否。尚屬疑問。

若以轉移性血液性及淋巴性傳染為續發性。則因攝取細菌而起之腸管結核。不得稱之謂續發性傳染。此種結核。以目為原發性續發結核為最適當。

傳染之原因大別之如左。

(一)原發性傳染。

(二)續發性傳染。

(三)原發性續發傳染。

(甲)原發性傳染大都因接觸傳染或接種(外發性傳染)而起。

(一)性交。

(二)分娩時或分娩後之傳染。

(三)婦人科見診手術的行爲及手淫。

(乙)續發性傳染

(一)附近臟器之結核性浸潤。

(二)介血管(血液性傳染。轉移性傳染血栓性傳染)而自他之原發性病竈起侵蝕。

(三)結核性排出物及分泌物。

(丙)原發性續發傳染

第一　基于性交者生殖器中之外陰部及膣部受其影響最多。其次犯子宮粘膜及子宮附屬器。子宮膣部及頸管可免其侵蝕。克爾尼氏注入結核菌于「天竺鼠」之膣內。以試驗對于結核之反應。果得陽性成績。

斯派諸氏將結核患者之精液注入于「天竺鼠」之腹膜內而試驗之。前後共八回。有二回之陰性成績。其餘均陽性成績。除上述外。肺結核患者之睪丸及副睪丸內。時有結核菌之存在。又精液之中結核菌之有無。屬于疑問者有之。徵諸數多之實驗。世間之男子。雖不直接患生殖器結核。倘他之臟器（例如肺臟）有結核性疾病。女子與之相交接。亦能誘起女性生殖器結核。洵為一顯著之事實。捫獮氏曾診得一婦人交接後之數週。子宮附屬器起腫脹疼痛。且確有結核性結節。由觸診而證明之。

庫爾篤亞尼氏之報告。肺癆患者之生殖器。臨床上雖得目為健康。然取該患者之精液應用于被試驗動物。果得陽性成績。

結核患者之精液中所含之桿菌。若極微少。則女子與之交接後。果感染與否。尚屬疑問（阿羅斯篤氏）亞台爾篤氏曰。因交接而起結核性傳染者。事實上往往有之。

腹膜及輸卵管同時患結核之際。則結核症必自腹膜而移植（續發性）於生殖器。可斷言也。若反是而輸卵管先罹結核。則此結核亦波及於腹膜。了無疑義。又有不侵子宮體及輸尿管。專侵膣及子宮膣部者。予嘗目擊之。此時目之為轉移性。不甚適當。既非轉移性。必基於外部之接種。即定本症之原因為交接。（自家傳染 Auto infection）最為適當。

第二　分娩及產褥之時。易傳染本症。誠以分娩之時。膣壁外陰部及頸管子宮口緣等。大抵有外傷。（一為產褥熱之原因）對于結核菌有與以進入之機會。抑亦明矣。況加以局部的充血。該組織之鬆粗。層傳染尤易。

第三　婦人科的診視例如內診之際。除醫師產婆之手指外。尙有器械及局部洗滌時所用之種種物品。例如海綿。綿布。洗濯水灌注等。往往有輸入本菌之機會。若失不合理的手淫。及不攝生之婦人。於月經時塡充不潔紙片或綿球于膣內、本菌之侵入尤易。

第一、附近子宮之臟器、若有結核。例如腹腔腸管膀胱等之有結核竈。時則以續發性而蒙其侵蝕、自然之理也。

第二、腹膜及輸尿管同時被結核侵害。乃吾人所屢屢目擊者。據此以觀。則結核症之自腹膜下行而達生殖器。可斷定也。詳言之。起於腹腔內血管之病毒。藉血行而輸送于喇叭管。最後令生殖器起病變。或自腸管先起腹腔結核。漸漸侵蝕喇叭管。終輸送于生殖器。

腸管潰瘍若在深部。與腸腔相交通。形成結核性漏斗形。亦起本症。彼結核性直腸潰瘍之穿孔於膣內之實例。霍甫巴威爾氏曾目擊之。其病的侵蝕。先犯頸部之上方。其次及於子宮體、

第三、與結核患者之唾液略痰等相接觸。遂起直接傳染。彼母親罹肺結核之際。兒女大都感染。觀夫數多之實例。自了然矣。然究因何種之方法而感染乎。能釋之者。非常困難、何則。蓋有完全處女膜之人。往往起原發性子宮結核也。

其他一般性結核之局部現象。往往起續發性生殖器結核。其理易明。

其次如原發性續發、傳染亦不可不熟考之。世間之肺結核者。其結核限于一局部。尙未布滿全身之時。起生殖器結核者有之。又結核不侵犯子宮體及輸卵管。越級而侵犯膣及子宮膣部者有之。此種現象。

若目之爲下行性。似不甚適當。自理論上考之。大抵原于器械的働作或一種之接種法。其病菌直接移殖於膣內也。

傳播之徑路

巴伊賓氏據結核之進行狀態。分爲上行性及下行性之二種。起自扁桃腺而犯頸腺者有之。犯氣管枝腺而及扁桃腺者又有之。凡原病竈與罹患部相接觸之時。其侵蝕部分之病勢。若非常凶險。則何處爲原病地。何處爲續發地、區別之非常困難。據試驗的及臨床的經驗觀之。生殖器結核之原因、大抵係外來之直接接觸。例如交接分娩或插置之藥物或接觸之器具等是也。又肺結核患者。以自己之手指插入膣內之時。結核性分泌物或排泄物移殖于該機管甚易。因之而誘起原發性續發結核。往往有之。

生殖器結核、可分爲內發性及外發性之二種。然欲明示區別、須待諸剖檢之結果。而剖檢當愼重行之。不然。則細小之感染部分。雖有熟練之眼。往往有漏過之虞。若具愼重之考慮。而剖檢之際。又非常注意、則全身結核性病竈之發生。率日益增加。(百分之九十七奈氏)徵諸奈氏公布之新事實。彼嘗視覺的退化構成之結核性臟器腺管或硬變性部分。其病的侵蝕之日趨旺盛。蓋可知矣。由是而論原發性結核之問題。與上之所述。有密切之關係。惟患生殖器結核之際。欲知病竈侵蝕之程度範圍及其時期、反於結核病竈之氣管枝淋巴腺起乾酪變性或石灰化變性。其發生部仍不能推知也。故吾人所目爲原發性者。往往於他之臟器。已先有原發竈之潛伏。

要之結核症發生於生殖器時。大抵沿腹膜下行或上行。其中之最普通者。爲下行性所占部位。大都係輸卵管。其排出之分泌物。屢屢侵及子宮粘膜。終罹疾病。

論本症下行性侵蝕之狀。先自罹病之腹膜而及輸卵管。其次侵蝕子宮及生殖器之下部分。若係原發性疾患。則他之臟器無結核性病竈。卽以膣及子宮爲原病竈。漸次下行侵蝕。悉接觸于外部。苟係上行性。不論其進行之結核及於何種之臟器。而子宮決不蒙其侵蝕。然亦有在例外者。略有進行之潰瘍。此時潰瘍之占位部。雖以子宮體爲主。然連及於子宮頸部者亦有之。

子宮膣部。常免本病之侵襲。然亦起結核性膿潰。起腫脹者亦有之。但非常稀少。

洛氏曰。子宮膣部及頸管部之對於結核有免疫性。吾人雖不信此說。然自事實上論之。子宮膣部及頸管部。受病的侵蝕之影響。必較他部爲少。

頸管部及子宮膣部所以有比較的免疫性者。原于子宮膣部上皮細胞之配列健靭及頸部之粘液分泌强盛。對于結核菌之繁殖及發育。均不適當也。

捫獮氏將種種之細菌。就頸管而行人工接種。經十二時間後。其細菌之效力便消失。據捫氏之論述。謂由白血球之作用。以撲滅細菌也。梅啓氏以食細胞 (Phagocyten) 說明之。謂食細胞之對于細菌有防禦的働力。

味氏就女性生殖器而論之曰。凡結核之進路。均藉血行而播殖。雖所見中有一二之例外者。大抵歸之於血管。霍伊骨篤氏亦係此說之傾聽者。又霍伊骨篤氏贊成烏氏之說。并擴充其說。謂關于喇叭管之腹腔部分富有血管、故多受此種之影響。易言之。凡女性生殖器。有易於遭此之傾向。生殖器之對於結核。易於感染之機會頗多。

生殖器結核之一部。實可歸諸血液傳染。職此之故。病根在喇叭管卵巢及子宮。其次卽及於膣壁。爲一般學者所公認。然他之情狀下。其傳染之徑路在腹膜。推其所以致此之原理。係未起病變以前腸腔中便有細菌浸淫其間也。若腹腔內既有結核浸淫。而又有初期之喇叭管結核。則以上之侵蝕的關係自了然矣。但此種之實例、吾人實未曾目擊之、反是而喇叭管結核。其主要之見解。或全不被其侵蝕。或無他種之侵蝕者。亦屬不少。

桿菌之侵入腹腔。或自腸管。或自淋巴腺。或自血行。雖絕無一定。然不論如何侵入。結核菌之對於腹腔。呈同一之作用。倣若異物之落于腹腔內。必自喇叭管而採取。誠以喇叭管之對於此種細菌。實爲適當之培養地也。

外唇及膣之原發性結核。大抵以手指送入。或自口腔內排出之汚穢物。與之同時侵入。以不潔之陰莖行交接時。或男性之生殖器有結核菌而不明之時。與之交接。均有感染之機會。抑亦明甚。子宮之原發性結核亦然。

子宮之原發性結核。因精液內之結核菌侵入子宮內而起。然如某派學者之唱導。應用血液傳染。彼孔哈乙廝氏及珮肯氏所主張之交接的傳染說。因之而失其根據地。彼生殖器患者之精液中。果有結核菌與否。遂屬疑問。由是論之。無生殖器結核之肺病患者。其精液中含有桿菌之問題。雖雅尼氏得陽性之成績。而一般之學者。終不能無異議。况慧師氏烏爾台氏等之看視的試驗。得陰性成績。至於覺爾氏動物試驗之結果。精液中雖得證明細菌。然此不過爲一種客觀的證明。決不能爲本論之主動也。

排烏氏及白休氏研究結核性浸潤起於上行性或下行性之問題。行動物試驗其結果證明女子生殖器與男子生殖器同。結核菌均準一定之方向或一定之解剖的範圍而起浸潤之現象也。詳言之。在男子生殖器、則準精液流出之方向而進行。在女子生殖器。則準分泌物流出之方向而進行。易言之。自喇叭管繖。採下行性方向。沿子宮壁而下降。終至膣上部起浸潤。

據鈕苦氏及倍氏之研究。移植結核原菌于女子生殖器之下部。其結核性變化。遂起于子宮膣壁。有此報告之後。排烏氏遂謂起上行性結果者。原於該試驗時之分泌物滯積。全形排斥之。

據上述之事項觀之。結核之進路、大抵屬下行性。屬上行性者。非常稀少。

介腹膜通喇叭管而犯生殖器者。倣若屬上行性者之介腹腔而進行。苦爾知氏巴氏希百爾氏等謂腹腔上有結核之原發竈。介腹膜而竄入喇叭管。惠丐爾篤朗欠爾開氏等贊揚是說。又如皮爾希爾氏斯篤爾氏亦謂結核菌自腹膜侵入喇叭管、取普通之徑路也。

剖檢之實例

一千八百八十六年。垤駭氏就子宮及膣部之結核性潰瘍而行顯微鏡之檢查。幷報告其結果。

齋伊比氏曾于華沙（Warsaw）地方之乙士（Israel）病院內目擊陰部結核之一例。今報告之如下。

其潰瘍先起於子宮膣部。其次則左側小陰唇蒙其侵蝕。

據以馬努利氏之報告。其疾患先起于子宮膣部、向膣壁而進行、然其像型倣若侵犯膣之自身者。就外陰部而論。于肛門與膣入口之間起潰瘍。製一試驗的切片。鏡檢固有之結核。剖檢上凡肝臟脾臟腎臟腹膜等。均有粟粒性結核。在子宮結核之名稱下。惟頸部被其侵蝕。故通例有體部粘膜病之意義。最先觀察之者。係靈納克氏及列倍爾篤氏。此二氏均謂其起于續發性。普通與輸卵管結核同時發生

穆司氏剖檢婦人之子宮結核。凡百四十六人。其中之四人。子宮頸部起潰瘍。與庫氏在教師握爾海氏之外科教室內。目擊四歲又六月之女子。外陰部有結核、又規雲氏於教師播氏之外科教室內。（與與庫氏同時）有六歲女子之生殖器結核。於鏡檢上證明之。廨斯氏剖檢屍體（死于結核之女子）之際。彼之生殖器上有原發的症狀、他之臟器上有移轉性侵蝕。自臍窩部以迄腹腔內呈病的纖維索狀。由是而知病菌之侵入。歸諸臍窩經輸卵管而播殖於子宮也。美爾來芝氏檢查生殖器結核、凡百七十二人。發見輸卵管結核者、有百五十七人之多。

弗伊篤氏千八百九十三年。報告原發性子宮結核症候、僅有白帶下而已。會陰部有潰瘍。子宮膣部之表面凹凸不平。并呈硬度不甚顯著之腫瘍狀變態、觸診上易於出血。一見而有癌腫或肉腫之疑。他臟器少臨床上變化。呼吸器尤然。試行子宮全摘出時。往往因震盪症而死。剖檢之後。腹腔內臟器上有粟粒結核。胸部臟器、絕無何等之變化。

霍甫巴威爾氏試行某婦人（其主要之症候為白帶下及子宮出血）之子宮全剔出。證明頸管粘膜起瀰蔓性潰瘍。其面具肉芽性。邊緣銳利而不正。硬度甚小頗柔軟。鏡檢上呈固有之巨態細胞及上皮

之缺損、

有結核性腹膜炎與生殖器結核相併發之一患者。斯珮氏用開腹術而除去子宮附屬器術後之三月。卽死。遂就死屍而行剖檢則於子宮內膜及子宮膣部。發見數多之乾酪性物質及局部之結核性小結節。此外當剖檢之際。子宮膣部有潰瘍者。頸管部非常增大內膜之全體腫脹而壞死其面凹凸不平且各部有缺損或乳嘴狀之變性。鏡檢上亦得下相當之結核診斷

子宮結核常爲續發性。并與輸卵管之結核相併發。魯攝氏侵犯之部分。大抵在子宮之上部。（子宮喇叭管端）女子生殖器結核之半數以上介在子宮（瓦潑剌氏）

霍甫巴威爾氏曾遇一患者。不知其病症之發自頸管或子宮體解剖上之見解。子宮底被其侵蝕頗甚、粘膜破壞。體部肥厚。實積因之增加。終以病的浸潤而有增生之現象。

奎萊痲蔭氏報告卵巢結核。凡一百四十九例。卵巢結核之原發性發生部位。竟不能于人體證明之。惟阿芝孔及畜篤靈垤兒氏之動物試驗。能證明之。然某種之條件下。在結核之婦人。卵巢爲生殖器之唯一部位。似無疑義。（斯珮氏庫列蒲氏阿彭哈依謨氏）

子宮頸部之結核非常稀少。僅斯珮氏之例。得證明之。又產褥時之子宮一旦發結核症則不問頸部之有表在性損傷（因分娩而起）與否。常得免其侵蝕。是蓋有特記之價值。然此時之兩側輸卵管及子宮體部。不論其蒙侵蝕與否。子宮頸部。絕不被其侵蝕。但此亦得謂爲該部之有免疫性。（阿羅斯篤氏）

膣部結核。有上行性侵蝕之傾向者甚少。大抵蔓延于膣穹窿部。起潰瘍。

膣部結核。大都爲續發性疾患。且與他臟器之結核相併發。又罹下行性結核之際。因流出之分泌物傳染而發者亦有之。又自直腸有結核性潰瘍破壞。穿孔於膣。構成瘻孔。以致該部起結核者有之。在小兒期內。膣結核之發生甚易。論其症狀、先有膿性分泌。卽構成固有之潰瘍、又痲疹之後、起膣結核者有之。此等症狀之發生。大抵基于接觸傳染或結核性母體之分泌物及老廢物之傳染、（馬司篠美氏）

又膣結核與外陰部之原發性接種結核併發者。亦屬不少。（克夏氏）

度里蓀氏於七年之前。遇一四十一歲之婦人。因瘻孔而受外科的手術、發見膣部結核。遂準膣式而行全摘出也、弗蘭氏報告膣部起花菜狀增殖之結核。論其症候。係出血及白帶下

路度氏曾報告一例。卽有二十五歲之婦人。因結核而子宮腔閉塞。易言之。子宮腔爲乾酪性物質所塡充。子宮體部起硬靭之腫脹、檢其切斷面、不論何部。均有乾酪狀物質、檢鏡上證明結核者有之

孔獨氏報告上行性及下行性子宮結核之數例。

甫拉爾氏報告子宮結核與癌腫幷發之三例。

歇臺氏報告一例。卽死於肺結核及腸結核之婦人。剖檢之子宮體。呈乳嘴狀侵蝕。

以上各家所報告者。其病竈雖異。要而言之。子宮被結核所侵蝕者。決非稀有之事。抑亦明矣。著者所報告之六例。自日本望月寬一氏在八月之中。亦發見六例之多。但此爲偶然之事。亦未可知也。細菌學的或組織的研究之進步後。當不其然。

左之所述。乃著者就各醫生處而得之子宮結核之實例今一一記述之於左。

第一例　患者S.O.年十七歲零十月

父母健全。無結核性素因。患者之幼時健康。經過痲疹及種痘。月經尙未來潮。亦未結婚。體格中等。營養佳良。顏面呈紅色。胸部無自覺的及他覺的變化。既往症中有痔疾。入院前之一月受手術現時該患部無特異之現象。

現症

(一)少量之白帶下。

(二)不定期性子宮出血。

(三)下肢有冷感

(四)一般之神經衰弱症候。

(五)無月經。

外來所見

子宮後轉。硬度頗小。稍柔軟。形小。子宮膣部較大。類似小指尖。能觸知柔軟之濮里布狀Polyp贅生。兩側之卵巢。不能觸診。以子宮鏡檢視之。前後脣(子宮膣部)有粘狀贅生呈灰白色而略帶紅色并呈乳嘴狀。白帶下異常增加。

診斷　子宮肉腫。

余卽命其入院。製組織切片而行顯微鏡的檢查。果發見固有之結核。小細胞集簇腺腔頗肥大。上皮細胞之羣居者。爲結締織所包圍。并有壁在性固有之巨態細胞。故得診爲子宮結核。

手術　腹式開腹術。

行開腹術時之局部見解。

(一)腹膜及腹腔內之臟器。絕無異常之點。

(二)子宮附屬器無特異之變化。

(三)子宮較平時爲小。

(四)子宮膣部有乳嘴狀贅生。

(五)子宮頸管部無肉眼的病變。

(六)近子宮底部接近輸卵管入口之粘膜上表。略呈浸潤之狀態。

轉歸　經過佳良。歷三十五日而全治。卽行退院。

第二例　患者R. S.年二十歲(未婚)

父母俱健全。兄弟二人。亦皆健全。患者幼時頗健康。惟經過痲疹及種痘。十四歲時。月經初來潮。正調。每經時歷五日之久。

既往症　三年前曾罹右側肋膜炎。

現症

(一)一年以來無月經。
(二)一年以來有白帶下。
(三)咳嗽咯痰。體溫上升。
(四)食慾不振。體量減少。

又體格中等。無特異之變調。然顏面蒼白。皮膚乾燥。皮下脂肪組織之發育。不甚佳良。

他覺的症狀　右肺之前下方及後下方。打診上似頗短縮。行聽診之際。呼吸音極微弱。呈濕性水泡音。後側方則加以摩擦音。左肺之呼吸音較銳。然無水泡音。

內診所見

膣部如常。富于皺襞。子宮膣部肥大。其面有潰瘍。含數多之小結節。子宮後屈後轉。略傾於左方。且稍增大。硬度頗小。稍柔軟。以子宮體部固着于後方。後子宮周圍硬靱而過敏。子宮腔約七・五仙迷。其面粗糙。子宮內有多量之乾酪狀分泌物流出。絕不出血。子宮膣部具潰瘍性。起浸潤。表面凹凸不正。間有乳嘴狀結節。

診斷　子宮結核。

將試驗的切片。用 Haematoxylin 及 Eosin 色素染色。行顯微鏡的檢查。則發見上皮細胞及固有之老闊哼斯巨態細胞。

手術　腹壁子宮全剔出術。

開腹所見

(一)無腹水。

(二)腹膜上有結核性播種。

(三)輸卵管及卵巢互相癒着。大抵肥厚。充滿灰白色之乾酪質。

(四)子宮膜內亦充滿灰白色之乾酪質。

(五)子宮稍肥厚。

(六)自頸部以至子宮體部有斜走之潰瘍之徑。

(七)頸部被其侵蝕者較少。

(八)右側之鼠蹊腺腫大如鷄卵。

手術後之經過頗佳良。惟略有咳嗽及咯痰而已。術後十八日卽行退院。

第三例　患者UA年五十二歲又七月

父母已死亡。兄弟四人均健全。經過痲疹及種痘。十六歲月經來潮。爾來之月經正調。來潮時絕無苦痛。

自五十二歲之春。入月經閉止期。十八歲結婚。未舉一子。

既往症　無特發症。

現症

(一)八年之前。左側下腹部。有一拳大之硬腫瘍。爾來日見進行。現時已達於臍窩。

（一）二三年以來。腹部有疼痛及膨感。

（三）少許之白帶下。

（四）一年之前。臍窩膨脹。時有疼痛。

入院時所見

體格中等。略呈貧血狀態。皮下之脂肪組織。發育不甚佳良。心臟無異常之點。肺臟如常。惟呼吸音略微弱而已。下腹部緊張而呈球形。臍窩突出。大如鷄卵。以指壓之。易于整復。復由自己之腹壓而脫出。下腹部有大如人頭之硬靭腫瘍。不呈波動。表面之形不正。加以壓力。絕不感疼痛。具動搖性。上部達于臍窩。下方至度庫拉斯氏 Douglas' 腔中。

若行內診。亦與上述者相同。子宮與腫瘍之間。有索狀之連絡。（在右方）子宮腔約一六仙迷。有粘液性溷濁分泌。

臨床上診斷　子宮筋腫兼喇叭管炎。

手術　腹式子宮全剔出術。

行開腹術時之所見。

（一）血狀性腹水。

（二）腹膜與腫瘍有强度之癒着。頗肥厚。

（三）腫瘍硬而大如人頭。凹凸不正。有漿膜間質結節。

（四）右側喇叭管腫脹。大如鷄卵。含灰白粘性物。

（五）子宮壁覆以小結節灰白物。

術後診斷　子宮筋腫兼結核。

鏡檢所見

圓形細胞頗有浸潤之觀。上皮狀細胞。呈乾酪狀變性。小圓形細胞有浸潤竈，且點綴以巨態細胞。腺管擴張。時有湮沒之所。

患者全治後。卽行退院。

第四例　患者T. H. 年三十二歲又二月

父母健全。兄弟四人。二人於幼小時患腸結核而死。患者之幼時。健康。經過痲疹及種痘。十六歲之二月。月經初來潮。爾時有少許之流血。結婚十六年。尚未生一子。

既往症　十四歲之時。患腸加答兒。二十三歲。患腹膜炎。十七歲之際。有半月餘之流血。

現症

（一）每月有一回代償性衄血。現時隔月一次。

（二）白帶下。

（三）腰部疼痛。此外有一般之神經衰弱症。

外來所見

子宮後轉。子宮體部癒着于右後方。硬度稍大。大小如常。兩側之卵巢。不能觸知。後穹窿部有米粒大之結節。得觸知之。子宮腔七仙迷。不甚闊大。仍有出血。膣之內面粗糙。分泌物略形增加。

行試驗的搔爬時之所見。

腺腔肥大或增生。壁在性巨態細胞。發見甚多。腺細胞之配列不正。

入院時所見

榮養佳良。體格中等。顏面呈紅色。皮膚無異常之點。頸部之腺。絕不腫脹。心臟如常。肺臟之兩側有肺炎。打診上無變化。聽診上惟吸气略見異常而已。

就內診而論。接近子宮之左側。有一念珠狀之强硬顆粒。得觸知之。又子宮之後壁。亦有米粒大之結節。得觸知之。子宮腔六仙迷。排出膿性液狀物甚多。

診斷　結核性內膜炎。兼左側結核性喇叭管炎。

手術　腹式子宮全摘出術。

行開腹術時之所見

(一)無腹水。

(二)腸漿膜及腸間膜上無結節狀發生。

(三)子宮較普通者爲小。

(四)兩側喇叭管稍肥厚。

（五）左側之喇叭管及同側之卵巢與廣靭帶起炎性癒着。
（六）右側之鼠蹊部其腺腫脹如豆大一部分起乾酪變性。
（七）剔出之子宮其子宮膣部及頸部不被侵蝕惟子宮體部之上方起潰瘍。

鏡檢所見

將切片行重複染色法於顯微鏡下檢視之有巨態細胞之現出圓形細胞之集簇及腺管周圍之炎性浸潤腺腔時有湮沒之所。

病治後卽退院。

第五例　患者S. H. 年二十四歲又五月

父五十三歲罹脚气症而死母尙健在兄弟七人中有五人夭死二人健全患者气體素虛經過痲疹種痘及天然痘十三歲八月月經初來潮爾來正調每回之繼續自三至七日此時絕無障碍十九歲十月結婚未舉一兒。

既往症中無顯著之疾患。

現症

（一）不姙。
（二）二三年來腰部及下腹部時有疼痛及冷感。
（三）三年以來患白帶。

(四)一般之神經衰弱症。

入院時之所見

榮養及體格中等顏面呈紅色。診視胸部絕無何等之變化。

內診所見

子宮呈強度之前屈。其硬度及體積均大于平時。有一鵝卵大之腫瘍。通前膣穹窿部。得觸知之。此腫瘍跨右側之膣穹窿部。子宮腔七仙迷。無出血症。分泌物亦不增加。

臨床診斷　子宮前屈症兼內膜炎及右側喇叭管炎。

搔爬片之鏡檢的所見

顯結核固有之特徵。

手術　腹式子宮及附屬器全摘出。

行開腹術時之所見

(一)子宮較鵝卵稍小。

(二)腹膜周圍癒着頗顯著。

(三)兩側之喇叭管頗肥厚且互相癒着。

(四)兩側之卵巢大如鵝卵。起囊腫狀變性與喇叭管同固着。

(五)子宮粘膜肥大。稍被其侵蝕

鏡檢所見

有小細胞之浸潤及老闊哼斯細胞之存在腺腔間稍闊大外筋層絕無何等之變化。

第六例　患者S. G. 年二十歲

父母健全兄弟四人皆健全患者幼時頗健康經過痲疹及種痘十二歲之十一月。月經初來潮規則甚正。經來之時略有腰痛而已十八歲之十月。結婚尙未姙娠。

既往症　無特記之價値者。

現症

(一)持續性子宮出血。

白帶下(二)

(三)不姙。

外診

心臟及肺臟如常亦無腹膜炎等之主徵。

內診

子宮前屈。體積及硬度。觸診上無過大之變化。子宮體固定于後方。子宮附屬器不能觸知。分泌物增加。

行搔爬術後。將爬片行顯微鏡之檢查。則發見固有之巨態細胞。

手術　腹式子宮全摘出術。

行開腹術時之所見

(一)子宮之體積如常。

(二)兩側子宮附屬器呈結節狀癒着。

(三)右側卵巢與盲腸癒合。

(四)子宮體之上方有粘膜之浸潤。

鏡檢所見

與第五例同。惟自侵蝕之狀態考之。屬于初期。

病治後退院。

總括上之所述。與著者之實例相對照而論斷。爲便利計。乃將石川氏摘錄各醫家之報告列表於左。

第一表

著者	年齡	結核遺傳	月經	結婚	分娩	既往症	現症	局部所見及狀態	附屬器所見	鏡檢所見	細菌所見	療法	轉歸
木氏	十一歲	無	未	未	未	痔瘻	帶下衰弱	—	—	—	帶下中有結核菌	撒布沃度仿謨	腹膜炎
木氏	二十二歲	無	閉止	既	未	出血三週間持續	帶下瘙痒交接時痛	子宮肥大子宮口粘膜剝脫	—	—	頸管分泌物中亦有菌	同	一月半
辻	二十六歲	有	正	未	未	無	帶下	膣壁潰瘍全部糜爛子宮大稍硬	—	—	—	搔爬燒灼	不治退院
楠氏	二十七歲	無	不正	既	未	肋膜炎	帶下下腹痛	膣部缺損子宮小硬	左側卵巢炎	陰性	—	—	—

木氏	二十四歲	無	正	既	未	肋膜炎	帶下下腹痛	膣部肥大粗糙乳嘴狀	右側卵巢炎	決定	陽性	膣上切斷術	良
木氏	二十五歲	無	正	未	未	肋膜炎	帶下下腹痛	膣部肥大肉芽狀腫脹	陽性	陽性	陽性	切除搔爬	良
田氏	二十三歲	無	正	既	—	肋膜炎	腹滿下痢	—	陽性	陽性	—	—	死
横氏	十八歲	無	順	既	二回流產	無	帶下	與周圍臟器癒着	—	陰性	動物試驗	對症的	不治退院

第二表

氏	年齡	結核遺傳	月經	結婚	分娩	既往症	現症	局部所見及狀態	附屬器所見	鏡檢所見	細菌所見	療法	轉歸
第一例	十九歲	無	未潮	—	—	痔患	白帶下不定期子宮出血無月經下肢冷感	處女子宮膣部乳嘴狀贅生	如常	陽性	陰性	子宮全剔出	全治退院
第二例	二十一歲	無	正	—	—	三年前右側肋膜炎	一年來無月經白帶下強咳嗽咯痰體量減少	子宮膣部肥大小結節潰瘍乾酪性分泌	喇叭管肥厚	同	同	子宮及附屬器全摘出	經過佳良退院
第三例	五十四歲	無	正	既	—	—	八年前發生一腫瘍在下腹部臍窩膨脹而疼痛	有一腫瘍通右膣穹窿部	右側喇叭管囊腫	同	同	同	同
第四例	三十三歲	兄弟二人幼者患結核而死	不規則	既	—	十四歲腸加多留二十三歲腹膜炎	代償性衄血每月一回白帶下	後膣穹窿部有米粒大之結節子宮膣內粗	—	同	同	同	同
第五例	二十六歲	無	正	既	—	—	下肢冷感白帶下	子宮前屈自前膣穹窿部得觸知鷄卵大之腫瘍	—	同	同	同	全治退院
第六例	二十一歲	無	正	既	—	—	持續性子宮出血白帶下	子宮前屈分泌物增加	—	同	同	子宮全摘出	同

病理解剖

局部及組織的所見

普通之型。以潰瘍形成爲主眼。其邊緣銳刃而呈穿鑿性。且爲乾酪狀碎裂狀之塊所包括。其表面不平。有小結節周圍呈糜爛狀。是種解剖的顆粒性結節之構成。爲固有之特性。然隨進境之程度。一部分陷于乾酪性壞死。一部分起結締織之破壞。

此結核部之顆粒性小結節。因病素而于局部起肉芽性贅生。其他之部分。絕無變化者有之。漸漸呈瀰蔓性疾患。或于巨大之肉芽性贅生中有境界顯著之病竈。或由周圍之組織呈限局之潰瘍性結節。以馬努利氏遇子宮膣部之結核患者。實見膣部有腫瘍性變態。上表有數多之小結節。呈水泡狀。遂一子宮膣部及膣壁肉腫之診斷。鏡檢上確定其爲結核。其局部之型狀。酷似肉腫。

瓦氏謂呈此種之腫瘍狀者。卽如以馬努利氏之例症。乃于原發性疾患呈固有之型狀。溫開爾氏曰。呈顆粒性潰瘍面（呈輪狀）其邊緣自結締組織而遊離者。乃續發性疾患之固有症狀。

吾人患子宮結核之後。組織上之固有症狀。初呈間質性子宮內膜炎之狀。論其初期。上皮細胞各部均有之。漸起變性。至末期全行缺損。粘膜之基質起浸潤。生圓形細胞結節。上皮細胞便堆積。腺管漸漸缺損。上皮起變化。細胞被壓迫而呈方型。當此之時。核自末端歷中央且贅成盛行。終及上皮之全層。間腔內之該作用。尤爲強盛。

子宮結核之末期。其侵蝕及于筋層。腺管全缺損。其上層呈乾酪變性。彼小結節。不論何時。均現其形態。

此小結節全缺損。除侵蝕部與壞死之外。均不能認知。令人有子宮結核之疑。組織未壞死及未起乾酪性之前。有上皮狀細胞及老闊哼斯氏巨態細胞。該巨態細胞之核。大抵呈放線性。近細胞之外表。有集簇。

結核性浸潤之標本。有非肉眼所能認識者。缺結核固有之小粟粒結核結節大結節及乾酪性崩壞產出物。至于結核性變化。惟生殖器粘膜上。呈炎性疾患之狀。當此之時。欲知結核性變化之有無。用顯微鏡的試驗而決定之。

起結核性浸潤之部。均有包藏該傳染性菌之組織及該病竈之壞疽的崩壞。彼患部之陷于壞疽。不特基于病竈之血管缺乏。且基于毒素作用。吾人加以是種之說明。似屬適當。

移植貝靈 Behring 氏結核毒素之後。死菌之注射後。此作用均呈同一之結核。由是死滅之組織部分脫落。所患腔洞臟器之間腔內。生乾酪性物質之疊積。乾酪性頹敗物內。有細菌之集簇。反是而不能發見各種之現狀者有之。蓋爲梅毒菌大抵散布于梅毒性浸潤之產出物。卽原發竈續發性發疹及護謨腫。倣若結核病竈之有結核菌也。

庫拉陰買路欽及威爾托氏等。據結核浸潤之程度。自解剖學上分爲左之二種。

急性結核症

慢性結核症

急性結核。圓形細胞之浸潤著明。巨態細胞時或缺如。粘膜陷于壞疽。

慢性結核。粘膜長存在粘膜皺襞。起强度之腫脹增殖。且富於固有之結核結節及數多之巨態細胞。細菌甚少。或絕不存在。筋層肥大。其間隙充滿乾酪塊。

一般之結核性生殖器浸潤于子宮口。明示區別子宮頸管部。惟粘膜起加答兒而已。是乃子宮結核之特徵。

據企克來氏之說。子宮粘膜結核。由喇叭管之結核而起。或爲原發性。於子宮發生。逞其浸潤。其狀態隨結核竈之構成。於發病之粘膜上。呈乾酪狀變性。以之造成潰瘍。乃其特徵。其侵蝕部分。以子宮內膜之表面爲主。潰瘍漸次變爲乾酪狀肉芽。終成膿狀乾酪物質。自此之後。組織增大。一部分及于粘膜。一部分及于筋層。故子宮之內面進行性物質缺損。生殖器肥大。皮爾希爾氏將其進行之狀分爲左之三種。

第一、深部被侵蝕而潰壞者。

第二、起瀰蔓性滲潤。全粘膜覆以乾酪狀頹廢物之層。

第三、起粟粒結節。其後互相癒合者。

輸卵管壁之結核。大抵基于他之原因。喇叭管內膜之病的進行。限于粘膜之一部。若具實質性。則犯結締織筋層。喇叭管周圍。犯其漿液外被。

急性結核之乾酪性崩壞。大都迅速。後者之傾向非常緩慢。

子宮之早期變化。雖祗呈輕微之加答兒症狀。漸次進行。破壞粘膜。同時及于筋層。終侵漿膜下。結締織。

解剖上分爲二種。

(一)粟粒性

(二)慢性廣汎性乾酪性內膜炎

粟粒性內膜炎。小結節散芽瀰蔓于內膜全部。形成潰瘍。至于慢性內膜炎。子宮體部內膜之全部。充滿乾酪性物質。其保存之壁組織。不論何等之時期。內發生結核性結節、

粟粒性內膜炎之初期。其主要之占領地。爲子宮底粘膜上有灰白色之結節。其結節漸漸增大。終至大如帽針頭。粟粒性結核。若爲全身結核之局部現象。往往于姙婦產婦有胎盤結核。

具潰瘍性者。粘膜之大部分崩壞。有不規則之壞疽。顯乾酪性沉着。吾人以肉眼視子宮。該子宮雖呈健全之觀。然其體積增大。內容物及其壁之起乾酪性變性。頗形顯著。

組織的所見。初期類似間質性子宮內膜炎。上皮之一部分剝離。間質組織。起小細胞浸潤。腺管起一定之增殖作用。其結果令上皮起變化。呈多形性配列之多岐。

如前之所述。早期結核之組織的所見。分娩後(流產)或淋毒性傳染之除去時。起腺上皮之增殖。則該上皮變化。可目爲結核性原因。時或爲腺腫性癌腫之前提。結核菌衰頽甚速。無固有之結核性分泌時尤然。

屬于廣汎性之種類者。不特不能保存正常之形態。并不能認知上皮腺管及血管。疊積于粘膜部之乾酪狀物質。已不能染色。其次層有巨態細胞。筋層雖有長時之抵抗力。而充滿結核節之周圍。起小細胞浸潤。

卵巢之結核病竈。初見之似極健康之臟器。呈粟粒性。小細胞浸潤。配列于皮質內，規則頗正。論其進行狀態。自卵巢之外表而移行。由有壁在性核之巨態細胞而成。該細胞爲多數之上皮細胞及圓形細胞所圍繞。

頸管結核之初期。無固有之變化。爲肉眼所能認識者。卽在顯微鏡下。其構造不甚著明。惟粘膜之結締織中。或筋束間有結核性結節（此結節之中央有顯明之巨態細胞）散布其間。

膣結核與皮膚結核相類似。血管之周圍。小細胞浸潤。至末期始融合而崩壞。其形狀不正。邊緣硬變。不易出血。略有疼痛。高年之人往往誤診爲黴毒及癌腫。眞狼瘡限于外陰部。兩者之性質。幾全同一。爲一般學者所共認也。

患眞狼瘡之時。結核菌之證明極困難。該疾患不特爲結核之原因。其構造上具固有之狼瘡結節。

症候

主要之症候。無一定。決不限於一部。身體倦怠。食慾不振。背部腹部有疼痛。此疼痛當勞働之後。益行旺盛。白帶下。不妊。（買路欽氏謂不妊祗起于結核之初期）哈培氏亦主張之。無月經。子宮出血等。常爲主要之症候。海迦爾氏曰。生殖器結核之症狀。不外子宮內膜炎之症狀。由是而論子宮結核所起之症狀。實堪令人驚愕。子宮粘膜之全潰剖檢上往往認知之。又無月經。月經過多。及子宮出血等。子宮健全之時。不受其影響。時或無自覺症狀。縱使有之。亦極稀少。月經正調。來時之量甚少。或長時不來潮者亦有之。

糖尿症 Diabetes Melitus

德國衛堡醫科大學 丁名全

(病源病狀及病之經過——診斷——病理剖解及顯微化學——預斷及治療法)

誰都知道糖尿症這名字是由於病人的尿中有糖質的緣故。我們體液中。到處都有糖質。最注目的是肝及筋肉中所謂 Glykogen 是也。血液中也有千分之一的糖質。流動全體然而成份是不變的。故排泄物中(尿)是絕對沒有糖的。

若是血液中有糖質成份的加多

第一是生理的。若是有人一次吃糖過度。(平常50-100 gr.) 那人的血液中便有過多的糖質。因為一時不能消化。所以只得由血液排洩出來。我們知道血液排泄出來是要經過腎 (ren) 的。所以這糖質便和在尿中排泄出來。這個現像是一時的。若是我們不吃糖質。吃其他同樣的澱粉質。(Amylacea) 那便沒有這種現狀因為澱粉質變糖質沒有這樣快。血液中不會有這樣許多糖質。不然我們每次吃了這許多的澱粉質。(米麥等) 豈不是都要得糖尿了嗎

第二是病理的。尿中的多糖質完全是病的現像。病人食平常份量 50-100 g. 的糖質。他尿中便含

有糖質了。非特如此。病人竟不能多吃澱粉質。若多吃澱粉質也就可以使尿中糖份加多。因此名之爲糖尿症。

我們看以上的兩種比較。便知道並不是澱粉質食量的不同，實在內部有所損失。

普通人體內各臟腑中。都含有糖質。惟血液中只有極少的糖質。(千分之一)而普通排泄物中。也不含一點糖質。

在普通人體中。各臟腑都有一種實在東西。能使糖質不能多流入血液中。

有此病的人則不然。他體內沒有這件東西。糖質的進出。便沒有一定。病人因食料不能消化。不能長大。所以便一天瘦如一天。雖然胃口很好。因爲尿量排泄太多。口中時常告渴。每天飲幾升水是常事。此乃不能消化的緣故。而尿中便有糖質的成分。

我們現在細細研究糖尿病來由是什麼。這個問題。不知道多少人用了苦功。有些書籍中還是不明了。所以這病可以說是新近才觀察出來的。

從前這病也當然有的。病理學家都稱尿糖症。是來源不明的病。雖有些臟腑變更常態。都是因患病之後得來的反響。並不是因此而致病的。如腎之功作和變化。肝中糖質加多等等。都是因病後而發生的。

現在我們知道這病的來源。第一可以由腦中而來。專門所謂糖針。(Zuckerstich) 這話是說中腦中有一地方。若此處受了刺激。那血中可以發現糖質。同時尿中亦增加了。然而這一種病非常稀少。

此病第二種的來由。完全在另外的地方。然而與第一却有密切的關係。有些病理家說。病人體中一種維持糖質的素質失去。因此中腦受了刺激。便有糖尿症出現。現在不管他理由通不通。總而言之。乃是一種內分泌的變更。(innere sekretorische Veraenderung) 這個學說是近幾年前才尋出來的。 Minkowiski 明氏他把膵的出管塞著。膵液便不能流入腸中。因此蛋白的變化。便受了影響。然而胆汁可代其勞。還不要緊。如此年月的過去。那末膵腺的腺胞都要死了。只有一種表皮相類的在膵腺內所謂（Langerhansche Insel) 耶氏之島。(這小島形是一堆一堆表皮形的細胞) (Epitheloide Zellen,) 便是發出這種東西的腺體。這腺體出來的質素便是使血中不加多糖質的質素。這質素便是今日所用的 Insulin 華譯島中精或膵內腺精。這 Insulin 乃是近來醫糖尿症的惟一藥品。

明氏得了這試驗以後。便把完全的膵腺取出。本來他只見膵腺不能助消化。現在非特不能助消化。並發現血中的糖質。也漸漸的多了。因此他便說糖質之所以加多。完全是耶氏小島的變化緣故。明氏的試驗。受各人們家贊助以後。別人也加細的去考察。因此再把明氏的發明更加發揮。說糖尿症乃是耶氏島腺完全患病。否則不會發生糖尿病。少數有用的耶氏島腺。也可以維持血中糖質的陳謝。這個大試驗。明氏便是糖尿症的鼻祖。他的大名便與世同存。

明氏的發明公佈以後。治療糖尿症便根本變了方法。從來只能按症治病。(頭痛卽用頭痛藥) 普通一班人只注意飲食要缺少澱粉質和少蛋白質的。現在有這個大發明以後。假使尿內有 Azeton『阿來東』的時候。人都取用膵腺汁。或把膵腺煮來吃。各人都以爲耶氏島腺是在膵腺內。吃了這膵腺。那便可以救命。這話卻實在不對。取用這種膵腺汁的病人。非特不能把病狀退縮。反而加了些別種病狀因此用者又心寒了。一九二三年美國方面把這腺分析出來。然後用提濾的方法提出來。他的定名叫做 Insulin 島中腺這 Insulin 發明以後。病死于糖尿症的人便一日少如一日。

現在既然講到 Insulin。不妨把 Insulin 的用法說一說。注射 Insulin 都講 Einheiten 單位的。一個單位可以注死 1gr 重的小鼠。平常病人得用 20-80 及至重者 700 單位以上。注射法大都是皮下注射。病重者可以注射多量 Insulin。不過同時須灌糖水。因爲血中的糖質忽然一時少去。病人可以忽然間死去。這是不得不小心的。

但是 Insulin 有一種可怕的地方。就是每天要注射的。你們想每天注射一針。一月半月以後。皮膚厚了。這還不算是病人的痛苦。第一每天須到醫生家去。第二天天要受針刺。何等可憐。

一九二六年 Trank 佛耶克氏在 Duesseldorf 自然科學與醫學會開二十九次大會的時候。他演說一篇治糖尿症用口吃的藥。這個問題發表以後。研究的人和試驗的人日盛一日。佛氏拿 Guanidin 的餘質來治糖尿症。他名之曰 Synthalin（這名字是從 Synthese 而來華譯人工造的。故我譯人造精）此人造精對于病者下了一個重担。以爲可以不用注射了。然而試驗的結果。現在還未十分確實。不過他們製造這東西的時候。已經知道這人造精。只可以治輕病的人。重者還是要用 Insulin 的。在此不得不聲明一聲。Insulin 與 Guanidinderivate (Synthalin) 乃是兩種根本不同的東西。

Synthalin 的長處。便是可以不用注射法。病者可以按時服之。不用醫生在旁。但是他不能完全代替 Insulin。因爲他的功效沒有這樣大。害重糖尿症的人。非特不能把病除去。反而加重。作者親自看見一個病人。他每天要注射八十單位。(80 Einheiten.) Insulin 後來 Synthalin 出來了。給他這藥吃。他的病就反而加重。幾乎死去因此 Synthalin 非有大經驗。不能隨便用的。

糖尿症的診斷法

患糖尿症的人。大都有一定的前驅期。病人都說口渴非常。飲水無數。食量雖好。身體却一天瘦如一天。乏力身上時常出汗。有些人還說我有一個瘡已經幾星期還沒有好。或則說好了又生了。或則受傷處發黑。時常作痛。這種情形。一聽便有十分之七八可以說是糖尿症。但是不能斷定說是糖尿症。因此不得不把病人的尿試驗一下。其試驗法。普通一班人都用 Na OH 及 Cu S04 加熱。若變黃色者。卽證明有糖質。然而以此試驗。不能知道尿中有多少成分的糖質。所以要在極光線 (Polarisiertes Licht) 算出來多少。或則用 Titlieren 的方法。若是用此種方法。在病者尿中尋了糖質出來。這還不可决定這是糖尿症。我們必定要等病人第二次尿中有否糖質。蓋病者或在前一日多吃了糖食東西。也可以使尿中多糖質的。若是第二次再有糖質。這病已可决定了。

此病决定以後。便可問他的來源如何。大半是身體過肥的人。或則腰間受傷。或則膵腺結核病。(Adipositas, Trauma der Pankreasgegend, Pankreas tuberculose u. s. w.) 等等。

Insulin膵島精

膵島精的功效。能把血中糖質減少。換句話說。膵島精是能使血中糖質消化。所以用膵島精。要十分注意此精不能用得過多。惟在重病者。用得多才有用。這兩句相反的話。是指此精用了過多以後可以使血中糖質根本消滅。病者便一駭而死。(Schock) 此種現像。在重病者發生很多。醫者以爲病重不得不多行注射。不料注射一過度。或則病者只須少數 Insulin 便可除去血中糖質。在此種地方。頂好是一方面注射。一方面給病者飲糖水。(Traubenzuckerlosung.) 那末一駭的現像 (Schock) 或不會發生。Insulin 的用處。現在不僅治糖尿症。譬如結核病。有凶性瘰癧者。孕時嘔吐等。也都可用之。惟其功效如何。不十分確實。

因爲時間匆促。未曾參考別種書籍。希望同志不吝指敎爲荷。

藥物叢談（譯英美醫學會報）

丁錫康

（一）薄格氏甚喜用金雞霜 Quenine Hydrochloride 靜脈注射。以治肺炎。Pnemonia 每次分量爲 7 至 10 grains。此藥能縮短患病日期減少合併症（如腎臟炎心囊炎等）之發生。其他關于肺炎之各種症候均見減輕。病者之全身抵抗力亦增加。肺炎之病因如爲肺炎細菌。Pnemococci 則金雞霜更易見效。如爲連鎖狀菌、Streptecocci 其效力稍爲薄弱。此種注射宜于病症早期用之。

附例

（甲）某婦年念二歲。患病已三日。入院後卽行金雞霜靜脈注射。病者情狀甚爲危殆。氣喘。顏面呈青紫色。以後續行注射。二日後熱度遽退。

（乙）男人年四十七歲。患肺炎。兼有黃疸腎臟炎心囊炎等合併症。預後甚爲不良。注射金雞霜二次後。熱度卽退。患者漸告痊癒。

（二）脾脫疽症 Anthrax 自用血清 Anthrax Serum 後。死亡率大爲減低。此藥可用筋肉注射或靜脈注射。如用血清敷于疽上。腐肉亦易脫落。

（三）格氏用因蘇林 Insulin 注射。治糖尿患者。內有數例。注射後忽患血尿症。尿內含赤血球頗多。內有一例。每注射一囘因蘇林。必見一囘腸出血。

（一）小兒之急性腎臟炎。Acute Glomerular Nephritis 至中尿毒期時。勃氏用 1% Magnesium Sulphate 硫苦靜脈注射。更內服硫苦及灌入肛門。內靜脈注射時。宜緩緩行之。每分鐘 2 c.c.。如血壓力減低。卽宜停止注射。注射後五小時至十二小時。如可驚之症候復發時。可用百分之五十之硫苦。Magnesium Sulphate 每四小時內服 1 至 1.5 ounces。每六小時肛門內注入 2 至 3 ounces。

（一）Carbon Tetrachloride 一藥。如內服過久。有時致肝臟變硬。Curibosis

（一）休勃氏用 4.5 c.c. 之稀鹽酸 Dil. HCL 一千五百西西 1500 c.c. 滅菌蒸溜水及百布聖 Pepsin 1 gram 之混合液。治胃潰瘍或腸潰瘍穿孔後之腹膜炎。Diffuse Peritonitis 死亡率大減。盲腸炎或膽囊之穿孔等症。用之亦有效驗。休氏用此混合液三立脫 liter 灌洗腹腔。

（一）急性或慢性濕疹 Eczema 用。Sodium Chlonde 溶液靜脈注射。每日一回。一回十西西 10 c.c. 八九天後。頗有效驗。

（一）Yatren 105 爲德藥。治療各種痢疾。慢性（阿米巴痢最佳。）頗效。此藥爲强有力之腸殺菌劑。兼具細胞興奮作用。可內服或肛門皮下靜脈注射。其分劑爲 15 grains 一次。一日三次。服十日後。停一星期後再服。肛門注射每天一回用 200c.c. 之 2.5% Yatren 溶液。可灌十四天。

（一）昏睡病 Sleeping Sickness 最猖獗于非洲。其藥物有用 Trypasamide, Arsenic, Antimony 等。惟近年所製之 Bayer 205 一藥。最爲有效。其殺昏睡病蟲之力極强。分量爲 1 gram。溶于十西西之蒸溜水中。

（一）Pituitary Extract 對于遺尿症。Enuresis 頗效。內服之分量。最少$\frac{1}{10}$ grain。漸增加至$\frac{1}{4}$ grain。內服外又可注射。每三日一次。分量$\frac{1}{2}$ c.c.。注射三次後。卽有效驗。

（一）近時歐美有用鉛質藥品以治癌症者。惟尙在試驗時期間效驗不能確定。其藥爲 Colloid Suspension Containing 0.5% lead. 靜脈注射。

（一）百日咳可用百日咳伐克辛注射預防。每二日打一次。第一次 100 million organisms 第二次 200 million organisms 第三次 400 million organisms 第四次 800 million organisms 注射後。稍有寒熱反應。惟伐克辛醫治百日咳之效驗。不甚顯著。

（一）海里克氏謂急性腦炎 Encephalitis。用腦炎患者復元時之血清治之甚佳。其餘藥物如 Colloidal Sulphur Trypaflavine. Sodium Salicylate 亦可試用。

（一）濕疹 Eczema 用 Sodium Thiosulphate 注射。每星期三回。每回分量$\frac{1}{2}$ gram。頗效。注射時期內、不宜多食含澱粉質及 Chloride 之食物。

（一）凍傷一症之預防法。如多運動及內服魚肝油牛乳等。均有效。紫光線 Ultra Violet Rays 治療凍瘡頗佳。

（一）洛克司氏用紫光線治療患者數百人。其中百分之五十。均有顯著之進步。對于僂痲質斯關節炎。能減少疼痛。增多屈伸力。對于關節結核及結核性腹膜炎。則無效力。其餘各種潰瘍（除結核性潰瘍外）及他種皮膚病用之亦有奇效。

（一）維也納拉孛二氏謂因蘇林 Insulin 如和以 $\frac{1}{2}$ gram. 之 Saponin。溶于二十或三十西西之鹽水中。Normal Saline Solution 卽可內服。愛爾柴氏根據此說作種種試驗知因蘇林照此方口服。一無效果。蓋僅可用皮下注射法也。

（一）羅排氏用一種溶液內含碘 Iodine 一份 Potassium Iodide 二份。并蒸溜水三百份。使之發散成汽。有預防流行性感冒 Influenza 之功用。

（一）Ossein 爲一種有機物質。用稀鹽酸 Dil. HCL與骨製成。其符號爲 $C_{12}O_4H_{10}N_2$ 內含百分之四之礦質。馬林氏用于結核症。并對于骨折之治愈頗有價值。

（一）急性關節僂痲質斯Acute Articular Rhematism排飛迪氏用連鎖狀細菌血淸Antistreptococc Serum 治二百例。謂均有特殊之奇效。分量至少 30 c.c.注射愈早愈妙。心臟腎臟合併症均無關係。注射期內。不宜用各種退熱等藥物。此血淸對于慢性不發熱之僂痲質斯無甚佳果。

（一）羅氏報告以連鎖狀菌血淸治療猩紅熱頗著成效。惟須於發病後二三日間施行。愈早愈佳。注射後豫後佳良。各種合併症亦多不發。

（一）賽倍氏試用杜朵氏猩紅熱血淸。Dochez's Antiscarlatinal Serum 施行靜脈注射。療治猩紅熱症。效果甚佳。對于猩紅熱之中毒症候顯著者。靜脈注射較筋肉注射見效迅速。反應亦鮮。有時在注射後稍覺微寒。亦無關緊要云。

霍亂治療之一報告

上海工部局醫生　曹芳濤

按此篇係隔離醫院醫生曹君本其歷年夏季治療霍亂之經驗而作。其中頗有可注意商榷之處。亟登載之以資參考。　錫康識

民國十四年六月中旬。滬上卽有霍亂發生。八月間最爲猖獗。至九月底方息。經隔離醫院治療者凡數百人。其中四十九例爲眞性霍亂。均經工部局試驗室證實者。內中十七人來自浦東及閘北等處。其餘均來自法界及公共租界。男子占三十八人。女子十一人。內中小兒五人。患者平均年齡爲二十五歲（最幼者五歲。最老者六十歲）百分之九十均爲貧苦小工階級。蓋此輩素不注意衛生也。其症候約分爲二類。第一類占二十二人。均呈水瀉、嘔吐、血壓力稍低症狀。第二類占二十七人。其血壓力在七十（70 mm.）之下。呈吊脚、皮紫色、寒冷、尿量減少、喉間發啞、耳聾等之症狀。其原因爲霍亂毒質吸收于血液內及全身水分缺乏之故也。患者十分之七入院時。均顯危險之虛脫症狀。脈搏幾失

治療方法。患者入院後。卽行熱水浴。浴後置之床上。加溫暖之物。如症狀尚輕。屬于第一類者。（如水瀉、嘔吐、血壓力稍低）內服三油溶液。Tomb's essential oil mixture 每小時服。1 dram。凡服八次。予意此藥效驗不甚顯明。有時使患者嘔吐加甚。故其後予等卽停止應用。代以 Potassiume Permagnate 每

十五分鐘服 2 grains 凡服八次。其後每隔半小時服一次。直至大便青色稍呈糞狀爲止。此藥有時亦使患者嘔吐增加。對于此類患者亦可用 Permagnate 灌入肛門。此法亦佳。因 Permagnate 有消除毒質 Toxins 之功用也。予等又採用羅傑氏治法。Roger's Treatment 用阿刀便 Atropine Sulpbate 皮下注射。每日二次。每次分量 $\frac{1}{100}$ grain。其功能免去虛脫之危險。減少大便次數。并治吊脚。惟有時用之亦有危險症狀發生。有一年老患者用阿刀便凡三日。計六次。即顯阿刀便中毒症狀。喉間失潤。顏面潮紅。眼瞳放大。如是凡一星期。羅傑氏鹽水注射效驗極佳。現時並無他種藥物可以代之。初時予等每一成人注射三至四 pints。十歲之小兒注射 1½ pint。如脈搏微弱。再行第二次或多次之鹽水注射。其死亡率約爲百分之三十。其後予等對于鹽水注射之分量。略爲增加。對于輕症每一成人注射 4 pints 重症 10 pints 左右。其死亡率卽減低至百分之七。故鹽水分量似宜稍爲增加也。予以爲患者之屬于第一類者。鹽水注射亦宜及早施行。蓋此法能預防虛脫症狀之發現也。第二類患者之二十七人。十四人鹽水注射凡一次。內中四人均死。其原因三人爲虛脫。一人爲中尿毒。Unaemia 七人注射凡二次。未有死亡。四人注射凡三次。死亡者二人。其餘注射四次及五次者各一人。血壓力之高低。爲予等注射鹽水之標準。惟有時血壓力雖稍爲減低。而皮膚發紫。水瀉不止等之症候顯著者。亦宜注射鹽水也。此類注射三至四 pint。卽有功效。鹽水靜脈注射。大約每刻鐘注入 1 pint。鹽水溫度爲100 F。如患者熱度高者。鹽水溫度90 F。以預防反應也。

患者四十九人。死亡者六人。其中小兒二人。年十歲及六歲。入院時已昏迷。一人年三十四歲。其原因均爲過熱之反應。腋下溫度 105° F。注射後患者呈反應之熱度。腋下 104° F。或肛門 106°。非均不救。亦有告痊者。大都腋下熱度至 102° 以上。宜用冰袋置之頭部。直至溫度降低至 100° F 爲止。予見二人腋下熱度爲 103°。二人 105°。一人 104°。均告痊愈。

其餘三人死亡之原因爲尿毒症。Uraemia 其治法曾用亞爾加里溶液靜脈注射。每天 1 pint。每天行二次之全身熱水包裹。Hot pack 亞爾加里溶液。爲

Sodium Chloride 3%

Sodium Bicarbonate 8%

用時以此溶液 5 ounces 加殺菌蒸溜水 15 ounces。惟此法未見若何效驗。

吸雅片及飲酒之患者。年老及年幼者。豫後均不良。

患者在院治療之時間。平均爲十二日。每人之糞便均須檢驗。至不含虎列拉細菌方能出院。

結語——

(一)本年治療虎列拉。其死亡率爲百分之十二。

(二)反應期內之高熱。以致昏迷。豫後不良。

(三)尿毒症爲危險之合併症。

(四)三油溶液效驗不甚顯著。

PATHOLOGISCHE PHYSIOLOGIE

臨床病理學

丁福保譯　醫學書局出版

每部二元四角 再版

本編開章明義爲誘導篇並述一般之注意與死因論後共九編第一編傳染病理分爲五章一論傳染病之一般二論傳染之原因三論病原體在體內之作用四論傳染病之症狀五論免疫性第二編自家中毒病理第三編新陳代謝病理分爲三章一論營養減少及營養過多二論新陳代謝之分量的變化三論新陳代謝之性質的變化第四編血液病理分爲四章一論貧血二論白血球增多症白血球減少症及白血病三論出血性素質四論血液總量及液分之異常第五編泌尿病理分爲四章一論尿分泌之增減二論腎臟病三論腎臟病之一般症候論四論輸尿道路之變化第六編循環病理分爲十一章一論心臟搏動二論心動失調三論心臟之代償機能四論代償機能之障礙五論心臟病之自覺的障礙六論心瓣膜病七論心筋之疾患八論心筋病之一般症候論九論心囊之疾患十論動脈十一論靜脈第七編呼吸病理分爲十五章一論呼吸運動之變化二論呼吸困難三論窒息四論咳嗽五論音聲之變化六論於病的關係下之肺打診音七論於病的關係下之呼吸音八論觸診上及聽診上胸部所發音聲之性質異常九論咯痰十論鼻腔病十一論喉頭病十二論氣管枝病十三論肺病十四論肋膜病十五論縱隔膜腔之疾病第八編消化病理分爲七章一論口腔病二論咽頭病三論食道病四論胃病五論腸病六論肝臟病七論脾疾患第九編神經病理分爲十章一論隨意運動障礙二論知覺障礙三論反射機能障礙四論共濟運動障礙五論血管運動神經障礙六論營養神經障礙七論分泌神經障礙八論脊髓病九論腦病十論末梢神經病搜輯之詳密於醫書中可稱爲巨擘如熟讀此書於臨牀上之經驗自不難胸中有竹而眼底無花矣

人體解剖實習法

徐雲　萬鈞　孫祖烈　合譯

每部定價九角

我國自教育部頒布解剖條件以來各省醫學校相繼實行解剖顧解剖手術必先胸有成竹非可貿然一試是書即本此指詳述解剖時之各種手術爲實習者之津梁上編緒論述解剖之注意解剖使用之器械死體之處置下編各論分五章第一章筋及筋膜關節之解剖凡腹部背部頸部頭部胸部上肢下肢筋肉之解剖法檢驗法皆屬焉第二章內臟之解剖（含心臟及會陰）凡咽頭舌及喉頭（附氣管食管甲狀腺）腹腔內臟男性尿生殖器女性尿生殖器（附直腸）會陰胸部內臟之解剖法檢驗法皆屬焉第三章脈管之解剖（附局部解剖）凡上半身之動脈腹腔之動脈下半身之動脈解剖法檢驗法皆屬焉第四章神經之解剖凡腦脊髓脊髓神經腦神經五官器之解剖法檢驗法皆屬焉附圖三十七幅

醫學書局出版

醫餘隨筆

孫祖烈

金雞納霜。爲治瘧疾之聖藥。幾乎家喻戶曉矣。常人一患寒熱症。卽購藥肆中出售之金雞納霜片內服之。不知此藥大有優劣之分。簡單區別。卽金雞納霜之優良者。以之溶化於水內。在十五分鐘內。卽能溶解。故服用後經二十分鐘。卽能漸漸入血而奏效。恆見市井出售之金雞納霜片。在水中經半時或一時許。尙不能溶解。其藥入胃後。消化之遲。可想而知。顯見藥性之惡劣矣。故凡購金鷄納霜片者。不能不於此注意。斯亦常識之一也。

牛奶爲最佳之滋養品。每屆冬令。尤爲相宜。但飲不合法。則反無益而有害。蓋牛奶一遇酸類。卽凝結成塊。而人之胃汁性本酸。牛奶入胃。亦卽凝結。故飲時宜少量從容緩嚥。毋連口長飲。致在胃結成大團。無從消化。而起飽脹腐釀之狀。嘗聞人不喜牛奶。謂飲後多胸膈飽滿。胃口不開云云。此實吸飲太急之故。不能歸咎於牛奶也。若能緩緩而飲。無上述之弊害。可斷言者。

有患胃病者。食麵較食飯爲舒暢。此係因患者胃中酸質太多。麵含鹼質。鹼質與酸質中和。所以病人食麵。殊覺暢快也。凡遇此種病者。以重炭酸曹達等藥服之。收效必鉅。

汗斑一名夏日斑。據醫學上之研究。乃一種遺傳性的疾患。專發生於胸背部及手足與面部諸處。此斑呈褐色。在夏天最爲著明。冬天則消滅不見。普通人罹是者。實繁有徒。醫學上常用之方劑。爲四十倍之納夫魯爾酒精溶液塗佈。不數日卽能將褐斑褪去。聞中醫用蜜陀僧粉治之。不識效果如何。

西醫治療肺癆病有空氣療法和食養療法兩種。所謂空氣療法者。卽多吸淸氣開窗是也。所謂食養療法者。卽冬食魚肉鷄鴨等多脂肪之食物是也。乃在中醫則不然。開口忌嘴。所謂忌嘴者。卽禁食葷腥諸物。閉口關窗。使病者蟄居一室。密不通風。穢氣不散。以是病者症勢日重。無復生望。不知西醫所說之空氣與食養兩法。卽吾國古醫籍內經所云之食不足者。補之以味。神不足者。補之以氣二語。何今之中醫數典而忘祖耶。吾國醫學之所以不振。有以哉。

紅頭火柴。俗名洋煤頭。此物本係引火之用。乃世之自殺者。輒呑服之。其甚者。往往和燒酒同飲。毒勢更烈。每年枉死城中。不知增添新鬼多少。卽以鄙人而論。今年救治此種症者。不下十餘起。按紅頭火柴係用黃燐製成。醫治愈早愈佳。若毒在胃內。隨服解毒藥吐出。卽有生望。如毒行血內。則醫治絕望矣。近聞政府有鑒於是。擬一律禁售。亦一快人之事。

中風一名腦出血。舊說謂由痰迷心竅而生。實則因腦中血管破裂所致。此爲人生日常遇到之一種病患。都猝然而來。其病狀不外三端。一在疾病後二十四小時以內身死者。二發病之後。有數日內身死者。三發病後一兩日或一星朝後醒轉。而成半身不遂者。常人欲測料本症前途之吉凶。可叩問病人之血族中。有無患過此病。有則叩問其病症之狀況。以及結果如何。蓋本病內有一種素因。流傳而來。一旦傳及於自身。則此時之病況。與其强弱緩急。亦不脫乎前人之故步。仆於前者。卽繼於後。循流溯源。可以知其大概矣。

國人羅砂眼者。十人幾占三四。此症本係一種慢性傳染病。攷吾國之所以砂眼如是多者。則因戲園浴堂茶館旅社等之手巾面盆通用，互相傳染所致。青年學子。因患是症而不能至國外留學者。習見不鮮。歐美人對於砂眼。檢查甚嚴故也。惟砂眼在智識階級之人。頗悉其梗概。若與鄉愚言。則懵然不知矣。此症治療須有恆心，顆粒若多。宜用手術。並常用硝酸銀液塗點，但點硝酸銀液。一定要用藥水洗淨。以防中毒。拙著砂眼一書。敍述此症甚詳。茲不贅。

脚氣病在夏秋時最多。其病狀爲下腿浮腫。尿少。便祕。手指麻木，不良於行。脈速。心跳。胸部苦悶等。此病宜禁食粥飯。除服用脚氣藥外。每日宜食甲魚一隻。甚有奇驗。患者最忌就業。若不注意。有發脚氣衝心之症者。則不易診治矣。

盲腸炎。中醫謂之腸癰。其原因由誤吞菓核。侵入盲腸而起。日久盲腸化膿穿孔。此症須用剖腹術。將盲腸割去。亦有服藥而愈者。是症在我國尚少。若在歐美諸國，羅者頗夥，大抵身體關係歟。近時美國人士。往往幼童時代。卽將盲腸割除。藉免日後起盲腸炎症，生理學上。盲腸係一贅物。毫無用處。生在腹內。反足以起病症。依進化學說。此物既無生理作用。日後或者退化不生乎。則盲腸炎一症。將絕迹於醫學上矣。瘧疾一症。稍具普通知識者。均知因蚊蟲而傳染。故預防法。卽在滅絕蚊蚋。或服金鷄納霜藥劑。惟尚有一簡便方法。輕而易行。爲通人所不知者。卽在每年夏秋兩季中。於臨睡前。身體塗佈枸櫞油。或每日服枸櫞汁少許。其後皮膚上發生一種香味。蚊蚋嗅聞此氣。卽不敢咬嚙。猶憶著者昔年任事福建時。該處地居濕帶。蚊蚋之多。無以復加。故瘧疾爲其地方病之一種。後行是法。得免瘧病者不少、特爲揭出之。

神經衰弱症。學生患者最多。其原因不一。或因精神過勞。或因手淫等而起。一染此病。則頭暈目眩。耳鳴、遺精。睡眠不安。消化不良。種種疾病。均因之而起。無論如何英邁之青年、一罹此病。卽變而爲志氣消沉、思想遲鈍之人。心氣薄弱。精神萎靡。每慮前途遼遠。成功無期。有河淸難俟之懼。甚至起厭世思想而爲自殺之舉者、亦可憫矣。此症療法。須減少學業時間。爲高尚娛樂。出外旅行。力事精神修養。久之必能見效。

有一種皮膚病。發生在青年男女血氣方剛之時、其症象於前額及鼻翅頰部等處生面皰。紅腫疼痛。擠之則白脂流出、利害者滿頭滿臉都生。美容上甚是難看。其發起原因。因顏面上之皮脂腺排泄管。在春情發動期間。分泌較盛。因他故而阻。不得出外。凝結在出路之管內毛孔受脂乃成瘰粒。療法極不易往往有至結婚後卽愈者。

痄腮一症。吾無錫人謂之土婆風。此症於春秋兩季最爲盛行。以青年小兒侵襲較多。其症狀爲耳部腫脹。兩頰膨隆。面呈異狀。尋至開口談話食物等均起障礙。至病症將愈時、腎囊往往發睪丸炎者。而時醫誤以睪丸炎爲小腸氣或疝氣者。殊屬非是。此時醫生所開之方劑。遂藥不對症矣。

中外醫事年表（二）

丹徒陳邦賢冶愚著

清

民國紀元前二六八年，西歷一六四四年，清世祖順治元年，定祭祀先醫之禮。
西歷一六四七年，Pecgnet 發見胸腔道管。
民國紀元前二六四年西歷一六四八年，順治五年，喻昌著傷寒尙論篇。
西歷一六四八年Glauber製成藍礬。
西歷一千六百五十年至一千六百九十二年 Nuck 研究淋巴系統。
民國紀元前二五九年西歷一六五三年，順治十年，置藥房屬太醫院。
民國紀元前二五四年西歷一六五八年順治十五年，喻昌著醫門法律。
西歷一六五八年，Wepfer 證明中風證之傷腦。
民國紀元前二五三年西歷一六五九年，順治十六年，費啓泰著救偏瑣言。
西歷一六六〇年，伏芝氏 Friedrich Hoffmann 等努力於醫學之系統。

民國紀元前二五一年西歷一六六一年，順治十八年，藥房裁。

西歷一六六一年，Redi 翻駁自然生理論。

Molpighi 發明毛細管循環及赤血球。

西歷一六六一年至一六七五年，倫敦猩紅熱猖獗。

西歷一六六一年至一六八七年顯微鏡學同組織學大行發展。

民國紀元前二四五年西歷一六六七年清聖祖康熙六年，復設藥房。

西歷一六六八年，Leeuwenhoɔk 發現肺之構造與毛細管之關係。

西歷一六六九年，Brand 發明燐素。

民國紀元前二四一年西歷一六七二年，康熙十年，定藥房不屬太醫院，另設員管領。

西歷一六七二年，Molpighi 因研究雛雞，創立胚胎學，或稱發生學。

西歷一六八〇年，Leeuwenhock 發見微生物黴菌。

西歷一六八二年至一七七一年，Morgagni 發明解剖學。

民國紀元前二一八年，西歷一六九二年，康熙三十三年，汪昂著本草備要。

民國紀元前二一七年，西歷一六九三年，康熙三十四年，張璐著張氏醫通。

西歷一七〇四年至一七七六年，Anton de Haen 努力於臨床醫學之發展，用驗溫器計測體溫，自氏始。

西歷一七〇八年至一七七七年，Haller 結合解剖學與生理學，立實驗生理學之基礎。

西歷一七一五年，Hensing 在血中發見燐素。

西歷一七二一年 Tonlon 流行鼠疫，二萬六千二百七十六人中，約羅二萬人，其中一萬六千人死亡。

西歷一七二二年至一八〇九年，Anenbrugger 發明打診法。

民國紀元前一百八十九年，西歷一千七百二十三年，清世宗雍正元年，令直省巡撫查所屬醫生，詳加考試。

民國紀元前一七九年，西歷一七三三年，雍正十一年，爛喉丹痧流行。

民國紀元前一七八年，西歷一七三四年，雍正十二年，令太醫院御醫吏目等官，祭先醫時，咸齋戒陪祀。

民國紀元前一七六年，西歷一七三六年，清高宗乾隆元年，京師大疫。雲南省發見人類及鼠類之疫症。

民國紀元前一六八年，西歷一七四四年，乾隆九年，京師大疫。

西歷一七四五年，英國理髮匠始與高等外科醫生之分途。

民國紀元前一六三年，西歷一七四九年，乾隆十四年，勅纂醫宗金鑑。

西歷一千七百五十五年至一千八百二十一年，Hannicolas Corvisart des Marest 創病理解剖學派。

按柯魯爲拿破崙第一世之侍醫，巴理之第一臨床醫學教授，聲名卓卓，致力於心臟病之研究。又二百年來爲世人所忘却之亞烏恩氏打診法至此復興，該氏補其缺點，正其謬誤，以應用於臨牀上之診斷。

西歷一千七百五十五年至一千八百二十八年，Pinel 發明精神病學。

民國紀元前一五五年，西歷一七五七年，乾隆二十二年，徐大椿著醫學源流論。

張宗良著喉科指掌。

民國紀元前一四八年，西歷一七六四年，乾隆二十九年，徐大椿著靈蘭軌範。

民國紀元前一二六年，西歷一七六八年，乾隆三十三年，京師發見暑疫。

西歷一千七百七十一年至一千八百零二年，Bichet 發明組織學，又爲病理學總論之鼻祖。

西歷一千七百七十一年至一千八百二十六年，Laennec 發明聽診法。

西歷一千七百七十二年至一千八百三十八年，法國 Broussais 唱生理學的醫學。

西歷一七七三年，Fotherfill 紀述顏面神經痛病。

民國紀元前一二六年，西歷一七八六年，乾隆五十一年，六月京師發見大疫。

民國紀元前一二〇年，西歷一七九二年，乾隆五十七年，唐士烈著吳醫彙講。

雲南發見鼠疫。

西歷一七九二年，創電氣生理學。

民國紀元前一一九年西歷一七九三年，乾隆五十八年。雲南鼠疫仍盛。

京師大疫。

西歷一千七百九十三年，日本寬政五年，宇田川槐園譯述西說內科選要由是日本之醫家，得通曉歐洲內科之醫說。

按日本鎌倉時代，宋之醫說盛行。至安土桃山時代，金元之醫學盛行。德川初世，專行李東垣朱丹溪劉完素張子和等學說。德川中世，有一氣留滯論，萬病一毒論，氣血水論等之學說。歐洲醫方之傳入日本在安土桃山時代，此後之二百年間，僅有外科之方術，內科之學，尙未行於世。至寬政五年，始有宇田川槐園譯述之西說內科選要行之於世，由是日本之醫家，得通曉歐洲內科之醫說矣。內科選要乃自荷蘭醫家 Johannes de Gorter之內科書譯出，其後譯內科書者，逐漸多云。

民國紀元前一一六年，西歷一七九六年，淸仁宗嘉慶元年，陳修園著醫書二十一種。

西歷一七九六年，日本小野蘭山註本草綱目，已參西洋思想學術。

武之望濟陰綱目刊行。

Jenner 發明牛痘防免天花。

西歷一七九八年，Haslam 紀述普通瘋痿症。

西歷一七九九年，Cuvier 創設比較解剖學。

西歷一八〇〇年，倫敦開設牛痘製造所，製造牛痘漿。

西歷一八〇一年，Valentin 創製 Nabicar Boricum 重曹。

民國紀元前一〇七年，西歷一八〇五年，清仁宗嘉慶十年，中國阿片盛行。

西歷一千八百六年，Sertuerner 氏發見莫兒比涅 Mc phinum 。

西歷一千八百五年至一千八百八十一年，J Skoda 以打診音及聽診音之區別，爲理學的診斷之基本。

西歷一千八百十八年，裴爾涅知氏，伽惠頓氏，發見斯篤里幾尼雷 Strychninum。

西歷一八二〇年，發現神經之前覺及原動根。Pelletier 及 Caventou 發見規尼涅 hinin。

西歷一千八百二十二年至一千八百九十五年，Pasteur 報告異性傷寒之傳染。

西歷一千八百二十七年，設立水治療法院。

按水治療法，至十八世紀始正式應用於疾病之治療。研究此方法者甚多，其中有非醫士者二人，一爲伊愛夫依，係某中學校言語學及歷史敎師，一爲溥利，係農夫之子，偶然知冷水之治愈作用，至一千八百二十七年，設立水治療法院於自己住居之地，施用冷水於各種之疾病，兼以新鮮空氣之吸收，佳良食物之攝取，治療上奏顯著之效果，當日之醫家，遂應用之於臨牀上研究其生理的作用，以定水治療之眞價云。

西歷一千八百三十三年，伽依氏，海攝氏，發見亞篤羅必涅 Stropinum。

民國紀元前七八年，西歷一八三四年，清宣宗道光十四年，江南痘疫盛行。

西歷一八三四年，Von Baer 發見細胞胚層。

西歷一八三四年至一八四〇年，J. Muller 創立今世理化生理學。

西歷一千八百三十六年，華拉斯氏發見沃度加里 Kalium Jodatum。

民國紀元前七三年西歷一八三九年道光十九年，林則徐焚燬阿片。

西歷一八三九年，Schesanu 創始細胞理論。

西歷一八四〇年，Henle 提出徵生物與疾病有關之理論。

西歷一千八百四十三年至一千九百十年，Koch 細菌學家出。

按自 Paasteur 及 hock 出世，細菌學遂爲實驗病理學中之一部而成獨立之一科。

西歷一八四五年，Rynd 初用皮下注射。

西歷一八四六年，認識新細胞係由已有細胞分裂生成。

Moeton 初用醚精 Ether 爲痲醉劑。

西歷一八四八年，Mohnike 傳種牛痘法於日本之長崎及江戶。

民國紀元前六一年，西歷一八五一年，清文宗咸豐元年，全體新論西醫略論婦嬰新說內科新說等書刊行，此爲西洋醫學輸入之始。

西歷一八五四年，證明女卵與男精相融合而成新生。

民國紀元前五六年，西歷一八五六年，咸豐六年，黃寬歸國，爲中國留學西洋習醫學之始。

按寬字綽卿，廣東香山人。

西歷一八五六年，歐洲猿人之骨骼，初次掘現。

西歷一八五八年，Virchow 初承認細胞病理學。

西歷一千八百六十年，Woehler 及其學生 Niemann Lossen 發見科加因 Cocainum。

西歷一八六一年至一八六五年，Gegen Baur 承認卵子及精子爲細胞。

西歷一八六七年，Lister 初用消毒法外科。

西歷一八六八年，應用色素法研究細胞及原生質。

西歷一千八百六十九年，Liebig 發見哥囉仿談 Chloroformium，格魯拉兒希度刺篤 Chloralum Hydratum。

民國紀元前三九年，西歷一八七三年，清穆宗同治十二年，嘉約翰譯述內科闡微。

西歷一千八百七十三年，L. Waldenburg 發明大氣療法之裝置。

西歷一千八百七十三年，Obermeier 報告再歸熱爲一種螺旋菌所誘發。

民國紀元前三七年，西歷一八七五年，清德宗光緒元年，高繼良譯述西藥略釋。

西歷一千八百七十五年，Loesch 發見赤痢原因爲 Amoeba。

發明紅血輪消滅法。

西歷一八七六年，Koch 發布脾脫疽原因之論文。

西歷一八七七年，Pasteur 與 Koch證明微生物與病症之關係。

西歷一千八百七十七年，皮解氏伏靈芝兒氏續麻枚氏發見亞硝酸亞密兒 Amylium Nitrosum 結麗阿曹篤 Kreosotum。

西歷一八七八年，Koch 發布創傷傳染病原之布告。

西歷一千八百七十八年至一千八百七十二年，Ch. A. Louis 創實驗病理學。

民國紀元前三二年西歷一八八〇年，光緒六年西說眼科提要刊行。

西歷一八八〇年，Pasteur 分出叢集球狀微生物同連球狀微生物。

Eberth 分出腸熱病桿狀微生物。

西歷一千八百八十年，Laveran 始在 Algier 地方發現間歇熱胞子蟲。

西歷一八八一年，倫敦開萬國醫學會。

Laveran 發見瘴熱病之微生物。

Balfour以胚胎發生之知識組織而爲一種學科。

Koch發見丹毒爲丹毒連鎖狀球菌。

民國紀元前三〇年西歷一八八二年，光緒八年，高繼良譯述內科全書。

西醫月報出版，此爲中國有醫學報之始。

西歷一八八二年，Koch 發見結核病微生物。
西歷一千八百八十二年，Gaffky 精密證明傷寒菌，乃得純粹分離培養。
西歷一八八三年，埃及印度流行虎列拉。
Von Beneden 等發明染色體。
Klebs 發見喉痧症之桿狀微生物。
西歷一八八四年，Koch 發見霍亂症之桿狀微生物。
西歷一八八五年，Pasteur 初用種痘法以防止瘋犬咬症。
西歷一千八百八十五年，Nicolaier 發見破傷風菌。
西歷一八八七年，Werchselbaum 發明腦膜球狀微生物。
西歷一八八七年 Waldeyer 再發明染色體。
民國紀元前二二年，西歷一八八八年，光緒十四年霍亂流行。
民國紀元前二三年，西歷一八八九年，光緒十五年，割症全書刊行。
張振鋆喉痧正義刊行。
西歷一八八九年，Behring 發明喉痧苗。
西歷一千八百八十九年，歐洲遍凱熱與流行性感冒相繼流行。
日本北里純粹培養破傷風菌。

九月，俄京受瘧蹂躪大受驚恐。

西歷一八九〇年，柏林開第十次萬國醫學會。

西歷一八九一年至一八九二年，假設之猿骨發見於爪哇，Welch 與 Flexner 初用喉痧苗製法。

民國紀元前二〇年西歷一八九二年，光緒十八年，尹端模譯述病理撮要，兒科撮要。

西歷一八九二年至一八九三年，德國 Hamburg 之傷寒流行。

又德國流行虎列拉。

西歷一八九三年，Eugen Frankel 製傷寒接種液，注射於傷寒患者，此爲傷寒接種液療法之嚆矢。

民國紀元前一八年，西歷一八九四年，光緒二十年，福建福州廈門廣東開平廣州灣香港汕頭膠州湖南唐山鷄籠東溝新疆牛莊北海平州蒙古等處，均發生鼠疫。

海關創設防疫隔離所。

西歷一千八百九十四年，Yersin 及北里兩氏，發見鼠疫病菌，爲粗短不運動之一種桿菌。

西歷一八九五年，Roentgen 發明X光線。

Basel 地方，開解剖學會。

西歷一八九六年，疫病起於印度，後卽蔓延各埠。

Wedal 與 Sicard 初以黏膠法試驗腸熱病。

西歷一八九六年，Achardet Bensaude 發見類傷寒菌。

Wibdin 與 Schweder 初以生物法清潔垃圾汚物。

西歷一千八百九十七年日本志賀在東京發見一種桿狀短菌，名之曰赤痢菌。Kruse 及 Flexner 繼在菲律濱及德國亦發見此菌，共唱此說，爲赤痢病原，世界韙之。

西歷一八九八年，鼠疫由香港航線入牛莊，霍亂流行於菲律濱、日本、上海。

西歷一八九九年至一九〇五年，Wright 在印度、埃及及南非洲等處，對於英國軍隊，約十一萬人，施行傷寒預防注射。

西歷一千九百年，Schott Mueller 分離培養異性傷寒菌，定名 Paratyphus。

西歷一九〇一年，Takamine 分出 Adrenalin 藥，以供止血等症之用。

倫敦開萬國結核會議。

台灣流行鼠疫。

民國紀元前一〇年、西歷一九〇二年、光緒二八年，霍亂疫盛行。

上海等處流行猩紅熱。

七月設醫學實業館於北京，此爲吾國醫學教育之始。

民國紀元前九年、西歷一九〇三年、光緒二九年，中國紅十字會成立。

西歷一九〇三年，霍亂症流行甚烈，如亞剌伯、埃及及舍利亞、波斯、新嘉坡、東印度、菲律濱、日本、台灣等處，皆爲其流行地，中國感染者甚少。

天津設北洋醫學校。

Bruce 證明昏睡症乃爲毒蠅所傳染。

西歷一九〇四年，英政府特委醫官數人專研究核疫原因。

西歷一九〇五年，Schaudinn 發見黴毒爲螺旋狀微生物。

二月醫學實業館改建醫學館。

十一月醫學館停辦。

西歷一九〇五年至一九一五年，發明維他命 Vitamine，爲生長與健康之主要生活素。

西歷一九〇六年，德國制定傳染病預防規則。

西歷一九〇七年，印度及日本均流行鼠疫，死亡甚衆，世界罹疫死者有一兆二十萬人。

Heidelberg 顎骨發現。

Wassermann 以血毒診斷法治梅毒。

民國紀元前四年，西歷一九〇八年，光緒三四年，上海同濟醫科開辦。

鼠疫擾及唐山，直隸省設北洋衛生處。

西歷一九〇八年，小呂宋科學局長茀旦亞博士，發起遠東熱帶醫學會，由東方大小各國之醫師組織而成，在小呂宋開創立會。

霍亂流行俄國與歐洲之一部。

民國紀元前三年西歷一九〇九年，宣統元年，丁福保丁氏醫學叢書刊行，都二百餘種，輸入新醫學說，爲醫界革命之創舉。

江督考試醫學。

天津設陸軍醫學校。

廣東設陸軍醫學堂。

私立廣東醫學專門學校成立。

民國紀元前二年西歷一九一〇年，宣統二年，東三省鼠疫盛行，上海發見鼠疫。

丁福保創設中西醫學研究會，並發行中西醫學報，以謀醫事衛生智識之普及。

北京大學曾擬設醫學一科，復經派出醫科監督經理其事，尋復廢去。

肺疫大流行於滿洲。

西歷一九一〇年，Ricketts 與 Wilder 證明腸熱病爲跳虱所傳染。

巴黎醫學會發表抵禦腸熱病漿苗。

Ehrlich合成一種砒化六〇六，專治梅毒。

西歷一九一〇年至一九一五年，器官和組織之互相移殖，告厥成功。

民國紀元前一年西歷一九一一年，宣統三年，革命軍起，紅十字會組織醫隊救護。

東三省肺疫流行，哈爾濱死亡約六萬人。

瀋垣開萬國鼠疫研究會，舉伍連德爲會長。

政府設東三省防疫總處於哈爾濱。

指令凡因鼠疫死者概行火葬。

青島德國醫學校開辦。

西歷一九一一年，試驗腸熱症種痘於美國軍隊，已有成效。

民國

民國元年，西歷一九一二年，喉痧流行。

九月北滿流行肺疫。

江蘇浙江公立醫學專門學校成立。

天津北洋醫學校，改歸海軍部管轄，更名爲海軍軍醫學校。

天津陸軍醫學校，移北京，改爲全國陸軍軍醫學校。

奉天私立醫學專門學校成立。

上海哈佛醫學校開辦。

西歷一九一二年，遠東熱帶醫學會在香港開第二次大會。

海牙開世界禁煙大會，訂立禁煙公約。
民國二年，西歷一九一三年，天然痘流行。
內務部公布解剖規則五條；爲中國提倡解剖，發展醫學之起點。
十一月，江蘇公立醫學專門學校，執行屍體解剖式。
丁氏醫學叢書在德國都郎萬國衛生賽會；及羅馬衛生賽會，皆獲最優等獎賞，得文憑，獎牌等物，又得內務部獎證二紙。中西醫學研究會呈請內務部批准立案。
西歷一千九百十三年，遠東熱帶醫學會在西貢開第三次會議。
法國流行鼠疫。
英國人發見太古人之顎骨。
Abderhalden應用醱酵反應以診斷狂症。
發明維他命在食物中之功用。
民國三年，西歷一九一四年，各省中醫組織請願團，舉代表至總統府教育部，請求保存中醫。
四月，內務部公布解剖規則施行細則十條。
中華醫學會成立。
美富商路克費勒氏遺醫學家數名，來中國調查，冀圖建築醫院，設立醫校，藉此可擴充科學勢力。
西倫及香港，均流行鼠疫。

民國四年，西歷一九一五年，十月，內務陸軍海軍三部，公布中國紅十字會條例施行細則。

內務部公布管理藥商章程，及限制藥用鴉片嗎啡等品營業章程。

北京官立傳染病院落成。

西歷一九一五年，Carrel-Wakin 新法消毒藥治療傳染創傷。

民國五年，西歷一九一六年，一月，頒布高等文官考試醫藥專科製藥專科規則。

三月，內務部公布傳染病預防條例。

直隸公立醫學專門學校成立。

科學名詞審查會開始審定醫學名詞。

西歷一九一六年至一九一八年，肺醫外科在歐戰時大有進步改革。

民國六年，西歷一九一七年，南京流行猩紅熱甚劇。

蒙古一帶發見鼠疫。

廣東公立醫學專門學校成立。

同濟醫工專門學校由華校董接收。

民國七年，西歷一九一八年，春季有類似流行性感冒之疫傳播於全世界，吾國由廣州直抵滿洲各北境，又由上海之西至四川，蔓延甚廣。

肺疫流行於山西，罹疫身死者計萬六千人，蔓延至蚌埠，南京。

徐州猩紅熱流行猖獗，全城均蒙其害。
中國二次疫症發見，中央政府借款百餘萬元。
北京設中央防疫處。
北京中央醫院開幕。
天壇內建築細菌研究所。
自製各種傳染病血淸苗漿。
七月，湯爾和等上教育部書請設專管醫事機關。
九月，上海同德醫學專門學校成立。
十二月，政府下焚燬煙土令。
湯爾和譯述診斷學刊行。
西歷一九一八年，發明紅番茄汁爲最良之治皮屑病食物劑。
民國八年西歷一九一九年，政府派張一鵬伍連德至滬監視焚燬煙土。
霍亂流行，幾及中國全部，並蔓延至日本印度俄羅斯瑞士等國。
北京設衛生試驗所。
政府設立營口海口醫院。
汪尊美吳濟時余巖盛在珩吳祥鳳朱其煇張黻卿等編輯內科全書刊行。

陳邦賢著中國醫學史，使中國歷代醫學，成爲有系統之科學。
西歷一九一九年，Noguchi 發見黃熱症螺旋狀微生物。
民國九年，西歷一九二〇年，第二次滿洲肺疫大流行。
直隸山東等省，均被傳染。
民國十年，西歷一九二一年，謝利恆編纂中國醫學大辭典刊行。
西歷一九二一年，遠東熱帶醫學會在巴太維亞開第四次大會。
民國十一年，西歷一九二二年，四月，香港發見疫症，
五月，廣東開設衛生展覽會。
內務部頒布管理醫士規則，醫界反對。
九月，北京協和醫學校築成，共需美金五百萬元，常年經費美金一百萬元，皆由美富商洛氏捐助，
此校之宏大，爲世界所罕有。
河南中州大學，擬設置醫科。
西歷一九二二年，Banting 與 Best 發明膵腺所得分泌之津液調節
糖類消化，爲尿崩症之妙藥。
民國十二年，西歷一九二三年，五月，廣州發見鼠疫。
哈爾濱流行猩紅熱。

山東江西公立醫學專門學校成立。

西歷一九二三年，遠東熱帶醫學會在新嘉坡開第五次大會。

民國十三年西歷一九二四年，江南北流行天然痘甚烈。

五月，上海同濟醫學專門部改爲醫科大學。

湖北醫學專門學校，改爲醫科大學。

民國十四年西歷一九二五年，中醫聯合建議於全國教育聯合會及中華教育改進社，請求教育部於教育系統添列中醫一門，並規定中醫學校課程標準，議決通過，西醫余雲岫等著文力斥其非，此爲中西醫爭點最甚之時期。

江蘇醫學專門學校，改爲醫科大學。

十一月，上海新醫界組織醫師公會。

西歷一九二五年三月，紐約開第六次產兒制限會議。

九月，在瑞士之 Geneva 開萬國酒精害毒防止會議。

十月，巴黎開萬國性病預防會議。

西歷一千九百二十五年十月，遠東熱帶醫學會在日本開第六次大會，北里博士爲會長，吾國副會長，爲伍連德博士，中國代表出席者，計十七人，伍連德，黃子方，王孝湘，蘇炳麟，林可勝，俞鳳賓，牛惠霖，汪企張，余雲岫，侯宗濂，林宗揚，吳祥鳳，劉翔雲，金寶善，林家瑞，張瑞澂，陳邦賢，其中伍金俞三君以中華民國理事員資格出席，議禁港問題，討論者，如解剖學，生理學，生化學，藥理學，病理學，醫生物學，寄生蟲病學，醫動物學，內科學，熱帶病學，神經科學，小兒科學，外科學，皮膚科學，婦人科學，眼科學，花柳病學，齒科學，衛生學，社會醫學，流行病學，學校衛生學，統計學，海港檢疫學，獸醫學。

西歷一千九百二十五年十一月，美國藥學會遊歷團遊德。

民國十五年，西歷一九二六年，大江南北流行猩紅熱，白喉，痲疹，死亡無數。

五月，清江發見鼠疫。

香港發見虎列拉。

上海衛生試驗所成立。

六月，廣州海南島虎疫蔓延，日死二百人，幾滅全島。

上海發見虎疫。

七月，日本大坂開衛生博覽會。

九月，萬國紅十字會在歐洲開會，出席五十三國。

華盛頓開第三次萬國結核預防聯合會。

十月，上海商埠衛生局訂醫師醫士登記法。

十二月，滿洲蒙古一帶，發見鼠疫。

花柳病學叢書

Lehrbuch der Geschlechts Krankheiten

花柳病救護法

此書不啻專爲普通人說法凡花柳病之原因症候及損害各內臟之危險與治法攝生法皆以淺顯之筆詳細說明使無病者讀之可以知所警儆有病者讀之既不至因循自誤又不至爲醫生所欺雖在家中亦能知正當治療之法誠爲人人必備之書

每部五角

花柳病療法

丁福保譯述先述花柳病學之歷史次述淋病次述軟性下疳次述梅毒次述花柳病之新藥方書中所論病源病狀及療法皆理明詞達閱之卽能瞭解其藥方皆從確實之經驗得來苟能照方施治必得奇效

每部七角

花柳病叢刊

吾國花柳病之蔓延殆與人口之比例而俱進偶一不慎遭此慘毒終天飲恨是書搜羅最新最驗之花柳療法及衛生警語彙爲一編顏曰叢刊不獨預防者讀之可收安全之效病家醫家亦可奉爲枕中秘寶也

每部四角

伍氏泌尿器病學 諸氏花柳病學 合編

德國伍洛曼及諸伊曼兩博士著精要簡備治療確效而泌尿器病學尤爲吾國向未曾有花柳病學亦現時最爲緊要凡泌尿器類病隨人口之繁滋而日增洵今病醫兩家不可不研究之書

每部四角

人類的性病

凡下疳淋病梅毒之原因症候攝生治療皆詳述無遺內並論梅毒之新六〇六療法尤爲特色各章皆詞理明達閱之卽能實地應用誠人人必備之常識要書也

每部二角

醫學書局發行

傳染病學叢書

Lehrbuch der Infektionskrankheiten

新撰 急性傳染病講義　一冊　一元二角

傳染病之害烈於毒蛇猛獸而急性者爲尤甚卒然而發病家咸出不意奄然就斃醫生每謝莫治死者比比生者皇皇烏可無以拯之哉此書爲丁福保先生編臚列急性傳染病三十餘種每種分七段一定義二原因三症候四解剖的變化五診斷六豫後七療法爲急性傳染病書之詳且備者學理精當本諸實驗方劑豐富效可通神至其如何豫防如何處置猶餘事也

預防傳染病之大研究　一冊　五角

傳染病流毒地方吾儕醫師欲防傳染病之流行必知各種傳染病之性質不知傳染病之性質安能戰勝傳染病而永保地方之治安哉是書共分八章一緒言二傳染病之定義三傳染病之特色四病原性微生體之性質五傳染及流行六免疫七傳染病之預防八各種傳染病預防法每章各有分目凡關於傳染病之學理無不纖悉畢載瞭如指掌欲知傳染病之性質而預防傳染病以保地方治安者不可不讀此書

免疫學一夕談　一冊　五角

此書共分二十章一誘導論二先天性菌免疫三先天性菌免疫之原因四先天性毒免疫五後天性毒免疫六後天性免疫之原因七抗毒素之作用性質八抗毒素之發生原因九菌溶解素(即抗菌素)十攻擊素十一凝集素十二溶菌性酵素十三對於動物細胞成分之免疫質十四血球溶解素十五抗血球溶解素十六血球凝集素及抗血球凝集素十七細胞毒及抗細胞毒十八沈降素十九免疫質之傳播二十人工免疫法之原理東西洋細菌學家之學說胥備於是矣

傳染病之警告　一冊　四角

凡百斯篤霍亂傷寒發疹窒扶斯赤痢猩紅熱痘瘡白喉癩病狂犬病痲疹丹毒流行性感冒百日咳肺癆破傷風等病之原因症候療法預後及預防等學說莫不敘述詳盡而透澈

發疹全書　一冊　六角

發疹爲傳染病之一種現象頗關重要吾國向乏專書雖略見於內科書中皆擇焉而不精語焉而不詳不足供專門之研究此書專述一切發疹之病如猩紅熱痲疹風疹仇克斯氏第四病水痘痘瘡及變痘種痘發疹窒扶斯流行性汗疹匐行疹丹毒等症每症纖述其原因症候與續發症合併症及診斷預後療法學說最新治療確實醫者倘能閱讀一過則於診治發疹各病必能胸有成竹而能預定其吉凶也

醫學書局發行

上海梅白格路一百二十一號

研究醫學之捷徑

醫學書局發行

醫學指南　丁福保編。凡歷代醫學之源流。中西學說之分科。內科學藥物學之大要。內經本草等各書之謬誤。皆言之綦詳。爲門徑中之門徑。階梯中之階梯。故曰指南。本局欲以醫學智識。普及齊民。故定價極廉。每部收囘印工大洋二角

醫學指南續編　丁福保編。其內容有解剖學，產科學，藥物學，看護學，診斷學，花柳病學，衞生學，胃腸病學，兒科學，中外醫通，名醫列傳，以及種種內科學各序。凡三十餘種，其材料之豐富。理論之新穎。爲學醫論說中獨一無二之作。每部收囘印工洋三角

醫學指南三編　丁福保編。其內容凡組織學，胎生學，細菌學，診斷學，皮膚病學，法醫學，婦人科學，肺癆病學，西洋醫學史，西洋按摩術，近世催眠術，近世內科全書，及外科學等，共有六十五種之序跋。其材料之豐富。過於初編續編幾十倍每部收囘印工大洋四角

醫學指南三編合編　每部實洋七角二分

版權所有禁止轉載翻印

民國十六年四月十五日出版　▲中西醫學報第九卷第四號

主幹者　醫學博士　丁錫康

編緝者　蔡適存　丁惠康

出版者　中西醫學研究會

總發行所　上海梅白格路一百廿一號　醫學書局　即愛文義路巡捕房南首

(廣告刊例函索即寄)

定價表

每月一冊　全年十二冊

零售每冊大洋二角　郵費國內二分　國外八分

預定半價全年大洋三元

郵費國內二角四分　國外九角六分

新疆蒙古及日本照國內　香港澳門照國外　郵費代價作九五折以一分二分及一角爲限

郵章如有改動隨時增減

中西醫學報

The International Medical Journal
May 1927　Vol. IX No. 5

九卷五號　十六年五月

The Medical Press Ltd.
121 ... Road ...

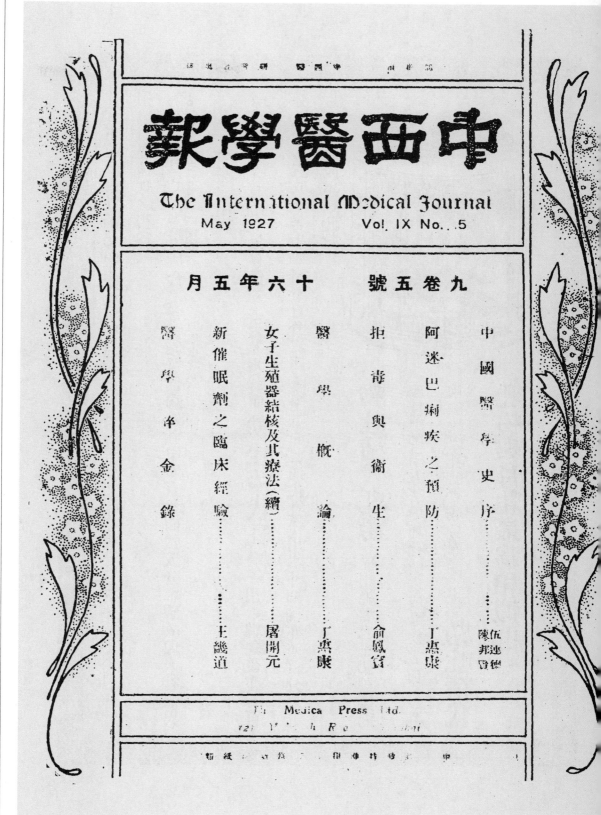

凡有不能以人乳哺兒而用代替品者則其最要之點須視所用之代替品是否與人乳最相似而嬰孩食之得益匪淺

勒吐精代乳粉所含之各種原質皆爲人乳中所有者而且成分準確故與人乳無異

乳糖

按此種要質人乳中含有百分之六・六〇而**勒吐精代乳粉**用水調勻後亦有百分之六・三八至若牛奶祇有百分之四・七五而普通代乳粉用水冲調後亦僅百分之五・八七甚或不到此數

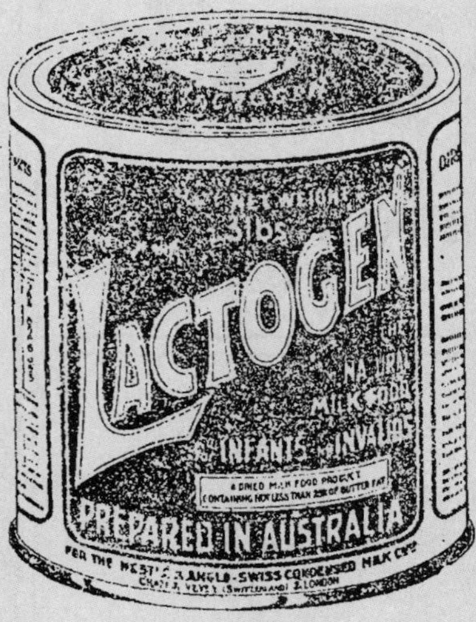

勒吐精代乳粉係用純潔之牛奶製煉而成且用科學方法增加乳糖之成分使之與母乳相似故以乳糖之成分而論當推**勒吐精代乳粉與母乳最爲相似也**

中國醫學史序

伍連德

神農黃帝，實爲世界醫學家之鼻祖。於歷史上最有榮光。乃延至今日。我國醫學反居人後。其中原因雖多。而醫史闕如亦其一也。蓋統系既不可稽。斯沿革莫由參考。年湮代遠。可資科學之研究者。祇有陳陳相因各立門戶之舊籍耳。豈聖哲日日求新之本旨耶。余考各國之醫學。莫不有醫學史者。其醫學史中間亦有涉及中國醫事。然往往多所乖誤。而未能得其眞相。是何也。因吾國本無醫學史可爲外人之借鑑故也。丹徒陳君邦賢。發憤欲編中國醫學史有年矣。今其書告成。其前十章述上古三代秦漢兩晉六朝唐宋金元明清以及民國現時之醫學狀況。如醫政。醫學家。疾病史與學派之變遷。及醫學家之著作等。靡不纖悉詳載。其第十一章。爲中國醫事之年表。將全書提要鉤玄。俾閱者一覽瞭然。猶資治通鑑之有目錄。其第十二章。附錄歷代太醫院職官表。使三代以迄有清之醫員官制。一覽而知。全書引徵繁博。考核精詳。洵爲空前之傑作矣。夫列國之醫學。至於今日。可云極盛。固非一蹴而幾也。其苦心孤詣。精益求精。已曾歷數百年之改良而致之。吾國醫師則墨守舊法。不知變通。好古已非。又不敏求。所以日益退步。又何論乎進化。卽就藥物一端而言。中國藥材經西人化驗者。十已六七。半皆原質駁雜。煆煉未純。嗟乎。以駁雜未純之藥。遇不學無術之醫。醫學反居人後。固其宜也。余深願吾國之業醫者。悉心考究其所業。並極力提倡醫學圖書室。標本陳列所。俾國人有所參觀取證焉。庶幾吾國醫學。有得與列國醫學方軌並鶩之一日。然則此醫學史也。豈第可考求吾國醫學之原流。及古今醫事上之變遷而已乎。且使閱是編者。觀感興起。知醫學各科。皆古疏今密。古拙今巧。由簡單而日趨於繁賾。實足為促進吾國醫學之良導線也。今讀此醫史有樂觀存。是以序而歸諸陳君。

自序

陳邦賢

余編纂中國醫學史既成。乃自為之序曰。史之體例多矣。漢藝文志無史名。隋志乃分正史古史霸史諸目。其後又有別史雜史編年世系家史傳記志書小說譜錄載記諸體。史之體例雖各不同。而其記錄。或述一時之見聞。或具一事之始末。或祗一家之私記。或為一代之全編。要不外遺文舊事。足以存掌故資考證而已。夫吾國之醫學。肇自上古。備於炎漢。衰弱於魏晉。中興於唐。紛歧於宋元。因循於明清。其新說至咸同時代而始見。民國以來。醫學始漸有端緒。數千年來歷朝醫事之沿革。足以存掌故資考證者甚多。而史之所載者。惟歷代方技傳紀述個人之事略而已。嗚乎。史所以紀事者也。世界醫學昌明之國。莫不有醫學史疾病史醫學經驗史實用史批判史等。以紀其歷朝醫事之沿革。及其進化之理由。且以醫學史為醫學中獨立之科學。吾國昔時亦有李濂醫史甘伯宗名醫傳。發皇往哲之奧窔。然咸秉傳體。不過較方技傳為略詳耳。吾國數千年之醫學。豈區區傳記遽足以存掌故資考證乎哉。此邦賢之所以發憤編輯中國醫學史也。晚近世界研究醫學史之問題。可分為三大類。一關於醫家地位之歷史。一為醫學的知識之歷史。一為疾病之歷史。邦賢斯編。亦本此意。關於醫家地位之歷史者。如歷代之醫政是也。

關於醫學的知識之歷史者。如歷代著名醫學家之學說醫學之著作醫事年表是也。關於疾病之歷史者。如歷代之疾病史是也。書共十二章。自太古以迄近世。凡關於歷朝醫事之沿革及其進化之理由者。均記錄焉。考醫學之起源。本以簡單之經驗爲始。至人文進步之後。始具一定之目的與方法。吾人現有之知識。決非盡得諸自身之經驗。其大部分皆賴先輩之失敗與努力。而漸趨完全之域。綿延至今。遂爲吾人之所有也。故醫學之醫史的知識。實爲研究醫學者必需之學問。惜邦賢無班馬之才。不往失歷能紀歷朝沿革之盛於無窮也。雖然吾人醫史之研究。須離主觀的敘述，本諸始終正確之史料。否則往史上之事實。而陷於冥想之議論也。讀醫史者。其以余言爲知言否耶。

丹徒陳邦賢冶愚謹識時客揚州任江蘇省立第五師範學校省立第八中學校校醫，

例言

陳邦賢

古之著書者。必先定其例。故晉人杜元凱有左傳釋例一書。而其序中亦有言發凡以言例。邦賢學殖荒落。何敢與古人相頡頏。緣就平日所研究者。摭拾微文末義。聊取證於往訓。非敢云發凡起例也。

是書共分十二章。專紀歷朝醫事之沿革及其進化之理由。第一章太古之醫學。第二章周秦之醫學。第三章兩漢之醫學。第四章兩晉至隋之醫學。第五章唐之醫學。第六章宋之醫學。第七章金元之醫學。第八章明之醫學。第九章清之醫學。第十章民國之醫學。第十一章中國醫事年表。第十二章附錄。與吾國昔時李濂醫史，甘伯宗名醫傳。咸秉傳紀體專紀個人之事略者不同。

第一章太古之醫學。專述人類之起原及當時之生活狀態。以及醫藥之鼻祖。神祇時代之醫學醫術。俾讀者可知醫學之歷史。與人類之原始同一紀元。

自第二章起。大抵先列醫政。次列著名之醫學家。次列學說。次列疾病史。次列醫學家之著作。爲每章編次之大略也。

本書中歷代醫政。自三代以迄有明。皆以二十四史爲根據。而以其他種書所紀述者。以補其缺。清代醫政。則根據大清會典及法令。民國之醫政。則蒐集年來之醫事狀況。醫政中間有註疏按語。亦均有所考據。如周之醫政註疏。則採取鄭康成賈公彥等諸家之學說。歷代醫政之按語。則依據歷代太醫院職官表。事事均有來歷。無嚮壁虛造之弊。

本書中著名醫學家。皆擇其與一代之醫學有關係者紀之。自上古以迄清代。共七十餘人。每人一傳。或數傳。所錄傳略皆史書所載。或前人所作者。其未有傳略者。特補作之。以成完璧。其於一代之醫學無甚關係。及現時生存者。均不錄。

醫家學說。歷代各有岐異之點。如周時陰陽風雨晦明之說盛行。兩晉至隋時。則有道家之說混入。唐時則有佛敎之說混入。宋時則往往受性理影響。金元時則有醫派之爭競。清時則有西洋醫學日本醫學之輸入。本書莫不纖悉詳載。俾讀者知歷代醫學變遷之狀況。

兩漢以來。疾病之名目甚多。故於第三章兩漢之醫學。增疾病之名目一節。俾讀者可知漢代醫學之盛。

疾病史專紀一代傳染病之流行及各疾病之學說。本書自三代以迄有清。凡經史子集叢書筆記等所紀述者。及歷代醫學家之著述。以及近世新醫學之學說。均皆採入。俾讀者可知疾病之源流。醫學家之著作。自兩漢以迄民國。汗牛充棟。不下萬餘種。本書擇其切要者。分類記錄。古書間附考據、清代則新舊醫學書目並紀。民國則專紀新醫學家之著作。俾讀者知醫學進化之沿革。

第十章民國之醫學。凡民國醫政、醫事教育。學派變遷。解剖發掘、以及醫會醫報之統計。均搜羅詳載。俾讀是編者。觀感興起。知醫學各科。皆古疏今密。古拙今巧、由簡單而日趨於繁賾。

第十一章中國醫事年表、猶資治通鑑之有目錄。將全書提要鉤玄。俾閱者一覽瞭然。

第十二章附錄歷代太醫院職官表。使三代以迄有清之醫員官制。有所考索。

是書纂輯。始於壬子癸丑。迄今八年。已數易稿。惟邦賢學識有限。滄海之珠。不無遺落。容當續編補遺。以彌缺憾。倘望海內同志。教而正之。

國民必讀

醫學綱要

丁福保譯　一冊　一元二角

第一類序錄爲各種醫學書序學者讀此可以識醫學各科之大略及歷代之變遷誠門徑中之門徑階梯中之階梯也序錄之後曰肺癆病新學說曰產後之攝生曰胎生學大意曰產科學大意曰育兒法大意皆普通智識中之最要者也其次曰傳染病學大意曰內科學大意曰外科學大意曰皮膚病學大意曰婦人科學大意曰黴菌學大意曰內科學之救急法凡卒倒疼痛毒血胃血腸血等急治之法悉備曰中毒之急救法凡鴉片中毒鹵中毒石炭酸中毒蛇及昆蟲之螫傷瘋犬之咬傷等急治之法悉備曰異物之取出法凡外物之入於呼吸器消化器以及五官器者其取出之法悉備曰火傷及凍傷曰止血法曰失氣及假死皆救急法中之不可不知者曰創傷及頭部之創傷耳之創傷顏面之創傷舌之創傷眼之創傷頸部之創傷食道之創傷胸部及臟腑之創傷救急之治法悉備以上各節在一二月內已可卒讀普通醫學智識可以得其大凡矣

中國醫學史

陳也愚編　一冊　一元六角

醫史爲醫學進化之轍跡善學者循轍踐跡而登於堂奧故醫學史爲不可不讀之書丹徒陳君也愚有鑒及此特發弘願以平日研究所得上自太古下至民國之醫學著成「中國醫學史」十二章第一章太古之醫學第二章周秦之醫學第三章兩漢之醫學第四章兩晉至隋之醫學第五章唐之醫學第六章宋之醫學第七章金元之醫學第八章明之醫學第九章清之醫學第十章民國之醫學每章述醫政醫學家疾病史與學派之變遷醫學家之著作等最爲詳悉第十一章爲中國醫學年表第十二章爲歷代太醫院職官表全書引徵繁博考核精詳爲中國空前未有之大著作

上海梅白格路一百廿一號

醫學書局出版

阿迷巴痢疾之預防

Ueber die Amoebenruhr prophylaxe

丁惠康

數年前熱帶病研究會諸委員。鑒於瘧疾流行之可恐。故提倡種種預防法。以撲滅之。時至今日。成効大著。我國地處溫帶。除瘧疾流行之外。每當夏秋之交。輒有痢疾之流行。患者轉輾牀褥。困苦萬狀。而要以惡性之阿迷巴痢疾為尤甚。故其預防之方。誠為人人所亟應注意者也。

阿迷巴又名變形蟲。為一種原生動物。一八七五年羅許氏 Loesch 首先發見。在一八八三年柯赫氏 R. Koch 研究其病理變化。而賀庭氏 Schau linn 遂錫以阿迷巴之名字。Amoeben histolytica 形狀略似白血球。其直徑較紅血球大三四倍。

症狀　急性阿迷巴痢疾之患者。多呈急劇之狀態。如腹痛、泄瀉、大便含血、及多量之粘液質、暈眩、衰弱、終至心臟虛脫而死。在此時期間。若施以正當治療。則愈者頗多。惟病家多自怠忽。而循成慢性者。亦復不少。

慢性之患者。其臨床之症候。多無定型。如腹痛時作。頻下血質及粘液。熱度略升。有時或竟無之。胃口不開。病狀時愈時發。若偶食不應食之食物。即易腹瀉。病之經過。有自數月以至數年。仍遷延而不治者。

然阿迷巴痢之危險。初不僅如上述而已也。如阿迷巴達於氣管枝。則發氣管枝炎。患者發高熱、咳嗆吐粘痰、痰中帶血絲及膿等現象。與肺癆肺炎極難分別。故其診斷極難。惟患者排泄阿迷巴及其囊胞 Zysten 可爲之鑑別耳。此外與阿迷巴痢併發之病症。如阿迷巴性膀胱炎。（羅格 Ruge 氏曾於患者之小便中檢出阿迷巴）又如肝膿腫、腦膿腫。大腸穿孔等。均爲阿迷巴痢易發之合併症。而阿迷巴痢若與瘧疾、十二指腸蟲病、Ankylostomiasis 蛔蟲病、Askaridenirfehtion 吸血蟲病、Schistosomiasis 及其他腸寄生蟲病併發時。則痢疾之症象。大爲變更。診斷亦難。而治愈之希望亦少矣。尙有一種之患者。當其生時。毫無阿迷巴痢之臨床症象發生。及其死於別種疾病之後。經尸體剖驗之時。方於大腸潰瘍中。察出死者生前曾患阿迷巴痢疾。特其症象隱而不現耳。

傳染　觀此種種。可知阿迷巴痢疾經過之長久。與其爲害之劇烈。而不得不謀預防之計。於述預防法之先。吾人更當注意於阿迷巴痢疾如何傳染之途徑。

痢疾之患者。一部分爲新感染者。而另一部分之患者。大都爲慢性阿迷巴痢疾患者。此時特因氣候濕熱等之種種關係。故病象重發。此種患者或購市上之祕密藥品。或經過不確實之治療。一時暫息其病的現象。卽以爲全愈。而不求根治。遂成慢性痢疾。此種患者。實爲阿巴迷性囊胞之攜帶者。而最爲危險莫測。因急性阿迷巴痢患者之一切排泄物。及其衣服被褥用具等等。吾人均知將其消毒淨盡。並隔離患者。以免其傳染。反之慢性阿迷巴痢患者之症象。大都不甚明瞭。卽病者自己。亦多不知其爲囊胞之攜帶者。故其傳染之危險。於不知不覺之間。更甚於急性之患者也。

慢性患者爲阿迷巴傳痢染之最危險者。吾人既已知之。而司傳染之職者。實爲阿迷巴囊胞。囊胞在寄生主(如人類)之體外。尙有多時之生存性。及抵抗暫時乾燥之能力。故患者之排泄物。如大便小便痰液。以及一切與病者接觸之物。如牆壁地板飲食器具衣服被褥等。均有傳染之可能。皆當施以相當之處置。又蒼蠅常飛旋於病者之排泄物上與各種之食物間。蠅之四週。實有懸掛囊胞之危險而發生傳染之慮。故吾人當視蒼蠅。爲痢疾傳染之健將。而速謀所以防遏之。

吾人苟能完全按照衛生學上之豫防法。而施行之。則痢疾傳染之統計。自可逐漸下降。惟吾國與各國之情形不同。衛生學上之豫防法。萬難辦到。同濟醫科大學衛生學敎授蓋思理博士。Dr. Kessler 於旅行或出獵時。每注意吾國之衛生情狀。中有大背於衛生之道者。如農田之肥料。胥爲人類之排泄物。其中乃含有多量之阿迷巴囊胞與其他各種之寄生蟲。若農夫灌溉此種肥料於菜蔬穀麥。無異予蟲以培養。是農夫實爲痢疾之散布者。且糞坑多散處於城市間。上多無蓋。尤爲危險。故從嚴格的衛生學立論。當取締糞坑。而用人工肥料灌田。又中國小城及鄉村間。其惟一之水源。厥爲河流。米菜食物。洗滌於是。衣服之洗滌。亦於是。同時一切之汚物。亦傾倒於其中。其傳染之危險。可想而知。

故以蓋思理博士之觀察。今日之中國。尙不能完全用衛生學的預防法。只能應用藥石。以爲之預防。藥物學上之豫防劑。須具有五種之要素。(一)須爲療治阿迷巴痢疾最可靠之藥品。(二)藥物之療治能力須極大。卽其中毒劑量與療治用之劑量須相距極遠。庶無中毒之虞。(三)藥物之排泄不可太慢。致積蓄於體中。日積月纍。而達於中毒劑量。(四)藥物應用後。人體之機能與各個機關。須不受影響。卽非十分强壯之身體。與不健全之機關。對於此項藥物之應用。亦不受任何之損害。(五)久用或多用之。亦無害於身體。有此五種要素之藥品。方可稱爲豫防劑。

厄美汀 Emetin 之治阿迷巴痢疾。爲時已久。其對於治療及預防上之功用如何。此吾人當研究者也。厄美汀爲一種偵物鹽基。Allkaloid 味苦、於粘膜有刺激性。於小血管則有痲痺性。若偶服多量之厄美汀。則引起腸胃粘膜之發炎。而發生嘔吐及泄瀉。卽厄美汀行皮下注射時。有時亦發生以上之現象。一千九百十二年羅格氏 L. Roger 論厄美汀爲治阿迷巴痢疾專藥。惟由以上之現象觀之。厄美汀實爲毒藥之一種。且厄美汀之治阿迷巴痢疾。亦不能一一有確効。如厄美汀不能制止急性阿迷巴痢之轉入慢性。若以之治慢性阿迷巴痢疾。則其功効更不確實。且厄美汀之治療用劑量與中毒劑量相距甚近。卽其治療之範圍至狹。且厄美汀應用後。每有引起種種不安之擾亂情狀。而於心臟病患者。又當禁忌之。綜以上數端觀之。厄美汀實不能稱爲阿迷巴痢疾之預防藥也。

其餘治阿迷巴痢之藥品。其功用多屬一端。茲不多贅。其合乎吾人理想中之預防藥者。厥惟藥特靈 Yatren 其對於阿迷巴痢疾治療成績之確實。幾爲全世界醫士所公認。考其實際。亦適合上述預防藥之五大要素。一九二五年蓋思理博士於東京遠東熱帶病會上。曾提出藥特靈在藥物學上之性質與觀察。且可作爲阿迷巴痢疾預防藥之意見。蓋思理博士謂藥特靈之治阿迷巴痢疾。猶之金雞納之治瘧疾。但金雞納有副作用。藥特靈則否。於身體毫無損害。由實驗上觀察之。可證明藥特靈之中毒劑量。與療治用之劑量相距極遠。於療治上。絲毫不見藥特靈之有毒影響。且極易排泄。無積蓄體內之虞。故雖經久服。亦無中毒之現狀發生。余曾見病人日服藥特靈至九格蘭姆之多。亦不發生有何中毒現象。然亦有患者僅服普通量三四格蘭姆。卽患泄瀉者。此由於患者之有過敏性也。此種過敏性之發生。無論何種藥品均有之。但所遇者僅屬少數耳。如遇過敏性之患者。當先予以微量之藥特靈。使其養成習慣。然後再用大劑。則可不發生此種現象。近日如博羅、拉爾、費納喎諸醫生。Dr: Blumenstck, Rall, Virnich 對於過敏性之病人。或常患泄瀉、形似阿迷巴痢疾。而糞中未嘗檢到阿迷巴之患者。均用輕量藥特靈治之。每日三次。每次一丸至二丸。如是連服數星期。其結果均至佳云。

凡各種之病人。均可應用藥特靈。而毫無損害。在霍潑堡氏 Huppenbauer 之論文中。已證明凡肝炎、氣管枝炎、膀胱炎、虹彩炎、腸炎、腸癆、巴瑞獨氏病、Basedow 以及妊娠等。對於藥特靈之應用均無反應之發生。而近日又證實藥特靈能兼治菌性痢疾、慢性結腸炎 chron. Colitiden 瘧性痢疾、大動脈硬化病諸症。此外則尚在研究中。故藥特靈對於全部或一部分受害之身體。均可應用而不受其限制。故為一種至良之豫防品。而同時又能療治各種疾病。則藥特靈療治價值之高。抑可知矣。

蓋思理博士鑒於國人患阿迷巴痢疾者之衆多。又見吾國種種不良之情狀。決不能按照衞生學上之條理而施行預防。故實用藥特靈為阿迷巴痢疾之預防藥。因藥特靈具有預防藥之五種要素。且能兼治他種疾病。故藥特靈之預防及治療阿迷巴痢疾之價値。至少猶之金雞納之治瘧疾焉。藥特靈對於預防用之服法如下。

(一)凡患泄瀉者。服法與痢疾患者同。每日服藥特靈三次。每次三丸至四丸。再妥宜先檢察病者是否對於藥特靈有過敏性。(二)凡在暑夏時。多食生瓜水菓等物。而並無泄瀉腸痛等現象者。爲謹愼起見。服藥特靈以爲預防其服法如下。

第一星期 第一日每日三次。每次一丸。第二日完全不服。第三日照第一日之服法。第四日復不用。如此隔日服用。至一星期之久。(若遇過敏性人須再減少其服量。)

第二星期 於全星期中。止於星期三服一日。一日三次。每次三丸。

第三星期 服法照第一星期。

第四星期 服法照第二星期。

餘照此類推。總之爲一種間隔服法。小兒之用量。須照其年齡之大小而減少之。讀者諸君。對於上述之預防法。或將有一極大之疑慮發生。蓋恐阿迷巴之侵入。或適在不服藥特靈之日期內。則此項預防爲無効矣。此論雖是。而實非吾人須知『藥特靈並非直接殺滅阿迷巴之藥品。而藥特靈乃具有變更身體中狀態之功用。使阿迷巴不能生存於其中。』且阿迷巴痢疾之潛伏期。約有六星期之久。吾人苟照上述之預防法而行。則在此時期內。有藥特靈之服用。其能消弭阿迷巴之爲害可知。

綜之一種之預防藥。斷不能完全撲滅一種之疾病。若阿迷巴痢疾用藥特靈爲之預防。則傳染與生命的危險。可減輕不少。此吾人所可斷言者也。

(參考) Ruge 氏藥特靈治療阿迷巴痢疾論 Herzberg 氏藥特靈在微菌學生理學及化學上之研究 Muehlens 氏海上及熱帶衞生論 Kessler 氏同濟雜誌

拒毒與衛生

中華國民拒毒會囑撰　俞鳳賓

弁言　中國人民積弱之原因雖不一。而鴉片嗎啡等毒物之大宗輸入。乃一要端。故欲提倡國民衛生者。非注意拒毒不可。

鴉片之戰　考鴉片之輸入。在明季已開其端。前清道光元年。(一八二一年)阮元奏禁煙土。道光十九年、(一八三九年)林則徐將英商所輸入之鴉片盡行焚燬、遂啓釁端。彼勝吾敗。即所謂鴉片戰爭、乃於二十二年、(一八四二年)訂立中英和約。開通商口岸。而彼英人藉兵力之餘威。運輸鴉片。無人抵抗。售與吾國人民。流毒之深。年甚一年、至於今已八十餘載矣。近二十年中。又有嗎啡之運入。其毒力較鴉片爲尤劇。二者均與國民衛生大有妨礙也。

鴉片嗎啡之毒性　鴉片。乃罌粟中未熟果實之汁所製成。其毒力在於麻醉腦部。而刺激脊髓。若所用分量稍大。腦與脊髓、均受壓迫、而漸入麻木不仁疏懶怠惰之景況。其在循環系、初則加增血壓。弛緩脈搏。繼則血管收小、脈細而速。用大量者。往往脈管無力收縮而死。其在呼吸系。小量微帶興奮之力。大量則延髓之呼吸中樞、漸成麻痺而致命。其在消化系。蠕動力減少。食物易滯。有便閉之苦。其在生殖系。用之稍久者。男患陽痿。而婦不能孕。今之吸食以爲樂者。不旋踵而受其節制矣。

嗎啡、係鴉片中之有力分子。乃一種含毒之鹽鹼也。其毒力較鴉片爲尤速。而尤劇、內地有用針注射於皮膚。圖一時間之興奮者。甚衆。慣用嗎啡針者、終身不能脫離也。

毒物之癮　以上二種毒物因具興奮與痲醉之力。偶用之者。每覺片刻之快感。貪此快感而屢用之。則必成癮。癮既成。則一日不可無之。苟不能得。必致萎靡不振。全身乏力。呵欠頻作。涕淚淋漓。面容蒼白而憂形於色。精神委頓。而不能辦事。必待毒物之吸食或注射。方可過癮。染癮已久者。終身成廢人。欲罷不能。日常爲毒物之奴隸。受其束縛。至死不能脫離。凡吸食鴉片以爲消遣者。已種痛苦之根。必至於不可自拔而悔恨莫及。故無論何人。不可親近毒物。宜拒之屏之。勿與接觸也。

中毒與自殺　鴉片與嗎啡均含毒性之痲醉藥。急性中毒者面色先紅而後靑紫。瞳孔收小。作嘔嘔吐。昏睡沉迷。初則鼾聲大作。繼則窒息而危。數小時內卽可殞命。緩性中毒。卽日日吸食者所感之苦楚。如大便閉結。消化不良。形容消瘦。脂肪漸減。骨瘦如柴。而面色憔悴。不能早起。而懶於作事。俾晝作夜。而不務勤勞。藥癮愈久。而愈深。人格愈降而愈下。一燈如豆。半榻橫陳。歲月之消磨。金錢之耗損。已屬可惜。志氣之昏惰。軀幹之萎損。腦經之轉弱。道德之墮落。尤覺大可哀憐。最可懼者。卽責任心之減輕。如舞弊犯法等事。昔日所不敢爲者。一沾煙癮。人品降低。而肆無忌憚矣。人之已染鴉片或嗎啡癮者。日日須受毒物之刺激。旣耗其精力。又促其壽源。等於慢性之自殺。因之廢時失業。傾家蕩產者。社會中不知凡幾也。

國際會議　前淸光緒三十三年(一九〇七年)吾國與英國訂立禁售煙土之約。不列顚人期以十年之內。依次遞減銷入中華之鴉片。至一九一八年。卽民國七年。必須完全禁絕。其時中國內地各省。有自種罌粟之處。貽英人以口實。外國煙土運入者爲數依然甚巨。海牙和平會中。曾正式提議禁烟之事。凡三次。

第一次在一九一一年至一九一二年。其時有十二國共同贊成阻止買賣鴉片嗎啡等物。與謀之國爲德、美、法、英、意、日、荷、波斯、葡萄牙、俄羅斯、與暹邏是也。第二次在一九一三年。其時全地球四十六國中。竟有四十四國共同簽押。以期禁銷此項毒物之實行。第三次在一九一四年。美利堅、荷蘭與中華再申討論。以圖切實禁止之舉。其時英吉利雖已贊同。然遲延不肯實行者。以彼之進款太鉅也。

歐洲大戰以後。日內瓦聯盟會美國代表提議。於十餘年內。使印度之產土額完全消滅。而與此最有關係之國。堅不贊成。無法限制各國毒物之出產率。以致近年有大宗毒物運入中華云。

入口之巨額　今鴉片之銷售於吾國。無逾萬噸。估計其價。每年所費在十萬萬元以上。自外國入口之嗎啡。民國元年爲七噸半。近年每歲不下二十七噸。以市價計之。一歲之間。所費已達二千四百萬元。以巨額之金錢。易戕身之毒物。日復一日。年復一年。若不拒絕。庸有底止哉。

毒物與民生國計　東西洋各國政府。莫不注重民食之衛生。吾國亦宜注意於糧食之問題。近年內地發見拔去稻苗競種罌粟之處頗多。以致米糧大缺。米價大漲。前年貴州饑饉。米價每石漲至二十餘元。無怪暹邏之米輸入甚多。年達五千萬石以上。吾華以農立國。糧食本可自給而有餘。今因不種嘉禾。私植毒苗。乃吸收外米至巨大之額。若不挽救頹風。將來布帛菽粟。無一不仰給於人。民生國計。兩失其宜。故愛國者莫不以拒毒爲要務也。

積極的奮鬬　今日而欲言拒毒。宜先有一種覺悟。卽不可依賴於約章之訂立。或國際之聯盟。宜於根本上。實行自動的奮鬬嗎啡鴉片。除醫藥上正當用度外。絕對不可輸入。苟有之。宜查明其來源。假使甲國輸運鴉片入華、即由國民與甲國政府提起嚴重交涉。假使乙國輸運嗎啡來華。即由國民發起與乙國實行經濟絕交。或其他相當手段。使外國政府自己監督其商人與貨物。杜絕毒品之來源。使外國人民共同明曉。若以毒物貽我。則其罪惡之大。實爲天理所不容。人情所難恕。凡有血氣。莫不發憤。用全力以敵之。在今日民氣方盛之時。當有攘臂高呼之可能性焉。

自動的衛生　國內宜有自動的衛生政策。如小學校教科書中。編入拒毒之課。使全國小學學生。均具反對鴉片嗎啡之智識。在煙土盛銷之地。宜有拒毒之宣傳。屢屢行之。使市民警心觸目。澈底了解毒物之害。絕對的不可與之接近。在法律上。宜重申禁令。以及實行前定關於鴉片嗎啡之條例。內地私種罌粟之區。宜勒令改植稻禾棉麥之類。有不遵者。商賈農夫。一併治罪。通都大市。如上海漢口天津等地。宜利用電影。使其映出拒毒性質之影片。利用游戲場。陳設拒毒性質之圖畫。分送拒毒性質之月份單。編著拒毒歌詞。放入留聲機器。撰述拒毒演稿。送入無線電話播音臺。預備各種拒毒印刷品。在一定時期內。輪流實貼於街車及市場要道之上。每年宜擇定時期。實行拒毒運動一次或數次。使已染烟癖者。發出決心。立志戒除。未染者。永不接近。須知同胞之中。無喚不醒之人。所慮者。吶喊未得其法。宣傳不得其當耳。

結論　鴉片嗎啡之禍。今已愈擴而愈大。奸商之私運。秘密之買賣。黑幕重重。揭穿非易。有志之士。須結團體。切實奮鬬。努力於教育、勸導、宣傳三項。庶可戰勝毒物而衛民生焉。

醫學概論

丁惠康

(一) 醫學之分科

醫學雖有多科。大別之可分爲二類。一曰理論的醫學。Theoretische Medizin 一曰實際的醫學。Praktische Medizin前者稱之曰基礎醫學。(Grundmedizin後者稱之曰應用醫學。Angewandete Medizin 理論的醫學。爲實際的醫學之準備。爲研究實際的醫學所不可缺之學科。於中又分爲三大類。卽形態學的基礎醫學生物學的基礎醫學。普汎的基礎醫學是也。然此三大部分中。含數多之專門科目。大略如左。

(甲)形態學的基礎醫學

(一)解剖學Anatomie

(二)組織學Histologie

(三)胎生學Embryologie

(四)比較解剖學Vergleichende Anatomie

（五）病理解剖學Pathologische Anatomie

（乙）生物學的基礎醫學

（一）普汎的生理學Allgemeine Physiologie

（二）生理學Physiologie

（三）病理學Pathologie

（四）醫化學Medizinische Chemie

（五）藥物學Pharmakologie

（六）細菌學Bakteriologie

（丙）普汎的基礎醫學

（一）醫科論理學Medizinische Logik

（二）診斷學Diagnostik及豫後學Prognostik

（三）醫科統計學Medizinische Statistik

（四）醫科心理學Medizinische Psychologie

（五）醫史學Geschichte der Medizin

實際的醫學。亦分爲治療的衞生的社會的國家的四類。區別之如左。

（甲）治療的應用醫學

(一)內科學Innere Medizin
(二)外科學Chirurgie
(三)小兒科學Kinderheilkunde
(四)婦人科學Frauenheilkunde
(五)眼科學Augenheilkunde
(六)產科學Gynaekologie
(七)耳科學Ohrenheilkunde
(八)鼻咽喉學Rhinologie und Laryngologie
(九)齒科學Zahnheilkunde
(十)皮膚科學Dermatologie
(十一)精神病學Psychiatrie

(乙)衛生的應用醫學
(一)個人衛生學Individuelle Hygiene
(二)公衆衛生學Oeffentliche Hygiene

(丙)社會的應用醫學
(一)社會衛生學Soziale Hygiene

(二)社會醫學Soziale Medizin

(三)保險醫學Versicherungsmedizin

(丁)國家的應用醫學

(一)法醫學Gerichthliche Medizin

(二)軍陣醫學Kriegsmedizin

(三)學校衛生學Schulhygiene

右所列舉之理論的醫學及實際的醫學之各學科。吾人總稱之曰醫學。

(二) 醫學之定義

醫學之體系中。如前之所述。含數多之專門學科。故其範圍頗廣。職是之故。欲簡單明確下醫學之定義。洵非易易。古來各家之醫學定義。或傾於實際的方面。或重視理論的性質。故其說均不能十分完全而無缺憾。

醫學二字。自通俗的智識觀之。乃研究人體疾病之學。然嚴密論之。病理與生理。根本上決非相異。又生理不能離形態而解釋之。況醫學之智識。對於疾病之治療。固屬緊要。然如疾病發生之防遏。身體健康之持續。均須研究。并涉及社會及國家之關係。實占一極重要之位置。故不能簡單下醫學之定義。若僅謂醫學乃疾病之學。惡可乎哉。

次之所述。乃醫學為純粹的科學或技術之問題。夫醫學二字。自實際的治療的目的觀之。固有一定之技術不待智者而知之矣。然自闡明下記事項（健康及疾病之人體之現象、變化之條件、因果的關係等）之點觀之。醫學實一種純粹之科學也。

徵諸醫學之歷史。古昔之時。稱醫學爲一箇之技術。因之醫師爲技術者之一。外科及產科之一方面。關于技術者尤多。由是稱謂技術之醫學。漸漸發展。至十八世紀之末。發明理學的診斷。內科之範圍。亦生技術之新方面。其他如眼底膀胱、胃等軀體內部之諸腔。有自外方照視之法。當此之時。技術不特行之于外科及產科。且及醫學之全體。其用途頗廣。

跨賴瑪駟 Kramstyk 氏曾論醫學之爲術或爲學。今記述之於左。

患者之調治。乃科學的智識直接之結果。若單自其結合上言之。似不甚正當。吾人有醫學智識之後。必須善爲應用。於療治患者之際。尤須融會貫通。凡種種之動作及器械之使用等。均須十分熟練。施之於實地。須正確而迅速。是乃技術者之心得。但此種之教示。與修習科學的智識同一重要。且屬難能之事。概言之。無解剖學、生理學及病理學之智識者。雖不能爲良醫。然使關于患者之調治及技術之種種之概念者。亦不能治療疾病。醫師欲盡其天職。必須智目、手及其情意同時活動而後可。

將來之醫學。其理論的科學的方面當非常發達。其目的之重要者。乃疾病之治療無疑也。故醫學當定爲學。但不可不備術之性質。又此學與術。決不相離。

上章不云乎。醫學由數多專門科學之綜合而成。故關係于科學之範圍。非常廣汎。包括自然科學及精神科學之各方面。若以研究人體之生活現象論醫學。則醫學固屬于生物學之範圍。然如消化、循環、物質交換、呼吸、分泌等之現象。乃物理的或化學的變化。得自物理學及化學之方面研究之。又吾人有肉體與精神二者。故與精神科學頗有關係。由是論之。吾人之研究醫學。必須應用自然科學及精神科學之研究法。蓋可知矣。

最後所當注意者。醫學之對象。於數多之條件下。屬生活體之現象。故雖能應用理化學的研究法。然不若普通之理化學的現象。較爲困難。例如吾人之眼球。自表面考之。雖可據單純之物理的法則。實際上則非常複雜。眼球之自身爲活物。起視覺。隨意運動。其中之玻璃體、水晶體、網膜等。亦極發育變化。不特于眼球內部有相互之關係。且與有機體全部之生活機轉相聯合。內外受無數之影響。且與眼鏡相異。時罹疾病。因之而失明者有之。由是觀之。爲醫學對象之現象或變化。非常複雜。且爲活物。欲任意分解之。非常困難。祗可視察其全體。此卽醫學範圍內發見因果的關係之所以困難也。然日新月異之醫學。由病理解剖及動物試驗等。以補古來研究法之缺陷。諒可漸次達于完成之地也。

(三) 疾病之概念及分類

醫學的概念之中。最重要者。爲疾病之概念。疾病之概念。實爲醫學之中心思想。在實際的醫科學。固無論矣。卽理論的醫科學。或在醫科之學科以上者。對于疾病之概念。均屬重要。故疾病之概念。隨醫學之發達而變遷。以迄今日。

考之醫學之歷史。疾病之概念中。最古者。以疾病爲機能障害之說。例如下痢、嘔吐、呼吸困難等。悉係機能之變化。劇烈者便爲疾病。故疾病之本態。實不外一般之機能障礙也。此種疾病之概念。于歇撲克拉斯Hypokrates氏之書冊中見之至十八世紀之末葉此說依然盛行于醫學界頗有偉大之勢力。

自古時以迄十八世紀之末葉其間雖有種種之學說然不過就疾病機轉之原因而論之至於疾病之本態均與機能變常之說相一致例如液體病理說Humoralpathologie謂疾病由身體內化學成分之變常而起以之爲疾病機轉之原因其次爲固態病理說Solidarpathologie將百般之疾病悉歸諸身體內固形成分之不調和此後尚有活力說Vitalismus將疾病歸諸生活力（爲生活體所固有者）之變化同時論疾病機轉之原因要而言之自古迄十八世紀之末葉莫不以機能變常爲疾病之本態也。

十八世紀之末葉或十九世紀之初世疾病之概念頗有變更是乃受病理解剖學之影響謂各種之機能變常均伴組織及器官之解剖的變化以此爲根據論疾病爲解剖的變常未幾關于人體解剖之智識日益發達遂謂疾病大抵起于身體之一定部分而局部病理說Regionaere Pathologie遂喧傳於世又經數多學者之研究就胸部腹部等之部位而推測之始知各種之疾病往往因體內組織及臟器之變常而起是謂之組織病理說Historopathologie至一千八百八十五年盧督路布威爾竪氏唱細胞病理說Cellularpathologie謂疾病之發生原於生活體內臟器組織之細胞之變常此說既出天下之醫學者均奉爲圭臬。

自病理解剖上說明疾病之概念較之臨床上之說明益形精確固無論矣然亦不得謂爲完全無缺第一病理解剖的疾病概念不能網羅各種之疾病機轉何則蓋疾病機轉之中今日尚有未發明病理解

剖的變常故也。又數多之疾患。例如傳染病。原因及臨床上之族類。互有不同。故病理解剖上未發見特殊之變常者甚多。有此等之事實。而病理解剖之疾病概念。尚未滿足。至十九世紀之末葉。復有將疾病之本態歸諸病理的原因者。詳言之。卽以二種之病理的原因爲疾病之本態、一爲組織及臟器之變化。一爲機能之變常(直接或間接)也。但此說自近時黴菌學勃興以後。始克成立。不外自原因上定疾病之概念。

疾病之關係。非常複雜。人皆知之。此種概念可分爲三。卽官能的異常解剖的異常及病理的要因是也。然疾病之發生。非原于發病刺戟之直接影響。亦非由于官能及組織之變化。蓋刺戟僅作用於一定之組織或一箇之器官而已。世間之有機體。由數多之組織及機關而成。又一箇之官能障害。起內的刺戟。誘發他官能之障礙。故疾病之發生。決非原于單純之官能障礙。(受發病刺戟之影響而起) 亦非本諸單純之解剖的變化。實由於最初障礙所誘起之官能的及解剖的變化之總和。故比依羯氏下疾病之定義曰。『疾病乃生活的有機體變常 (一部爲機能的、一部係機能的及有機的變化) 之多數相結合者。是乃基于刺戟 (不適于自體者) 之直接作用或間接作用』。斯乃眞確之解釋也。

與疾病之定義 Difinition 相關聯者。爲疾病之分類。 Klassifikation 亦屬重要之問題。與他之醫學之分科。有密切之關係。對于病理學之發達。尤甚。當醫學之幼稚時代。如腹病。胸部疾患等。由身體之局部區別疾病之種類。或由發病的要素而分類。或憑解剖的變化而分類。或據臨床上之症候而分類。然均不能達完全之域。近世威爾鑿等之病理學者。分類之法。將疾病分爲二大部門如左。

其一　特殊而有解剖的變化之疾病。
其二　無上記之變化或特殊輕微之疾病。
每一大部門又分爲左之九部。
一、發育異常
二、實性及虛性充血
三、局部貧血
四、肥大
五、萎縮
六、變性
七、炎症
八、壞疽
九、新生物
復據局部之病機區別之爲病族。Krankheitsgattungen例如肺壞疽、胃癌、腦炎等。
其二之大部門分爲左之四部。
一、傳染病
二、物質交換機病

三、中毒

四、神經病

此部亦分爲各級之病族。然此種之分類。尚不得謂爲完全。卽屬於第一門之疾病中。自臨床上及原因上考之。均不能認爲獨立之部門者。而氏認爲獨立之類。例如脾臟之充血、肝臟之變性、脂肪浸潤及類似於此之數多疾病。解剖上雖有同樣之病機。臨床上則爲獨立之病機。發生於各種之疾病。據此以觀。此種解剖的變化之分類。臨床上不能謂爲適當之分類也。又屬於第一門者。應編入第二門者亦有之。例如傳染病。雖屬于第二門。然自細菌學發明以來。肺炎及結核。亦爲傳染病。呈各種之解剖的變化者。又如強直痙攣。乃屬于第二門神經病之一種。今日亦目爲一種之傳染病而分類。又巴瑞獨氏病及肢端肥大症等。既屬于神經病。亦屬于自家中毒症。幷可列入中毒之部門。自其甲狀腺及大腦垂體之障礙論之。列入器質的疾患中。亦無不可。要而言之。疾病之分類法。今日尚未完全。須待諸將來之改良也。

（四）經驗

醫學之概念。吾人已述於前章。今將進而研究醫學的認識及方法之批判的研究。然欲研究此等之事項。必須論關於事實之蒐集。夫吾人所有知識之必需的要件爲經驗。Erfahrung 諒爲今日研究科學者所公認也。詳言之。吾人在母體之胎內。已具一定之經驗。況出產之後。於自己身體之內外。受數多之刺戟乎。由是論之。身體愈發育。則經驗愈複雜。而吾人之知識作用。亦隨經驗而發達。不明之觀念。漸次變爲明瞭之觀念。不完全之推測。漸次進而爲正確之推理。自有人文以來。社會不絕進步。吾人之知識。日趨于複雜。而人智之發達。幾不可窺測。然此人智之發達。實原于社會之發達。過去數多之經驗的知識。世世承傳。使吾人之知識內容。因之豐富。復誘起吾人之新經驗。遂有種種之發明。爲前人所未發者。由是觀之。吾人人智之究竟的淵源。謂爲經驗可也。

關於科學研究上事實之蒐集。可分經驗爲二類。其一屬於自家之經驗。其二屬於他人之經驗。自家之經驗。卽本諸觀察及實驗。是乃狹義之經驗也。

（五）　觀察

觀察 Beobachtung Observatio 者何。不外自家之經驗也。然既單稱之曰經驗。則吾人立於世間。隨種種境遇而發達之生活全體。均含於其內。故極素朴之認識。亦稱之曰經驗。例如動物之食物、避敵。農夫漁夫等之豫測天候。非有特殊之方法及知識。亦不過一種之經驗而已。反是而處一定之境遇。自覺的或有意的注意一箇之現象及變化。是謂之觀察。

各種自然科學之成立。觀察二字。實爲不可缺之要件。故醫學上亦極重要。吾人先就觀察之條件而列記之。然後加以相當之說明。

一、觀察者宜富于常識。且須深于專門之知識經驗。

二、應行觀察之現象。須嚴密注意。同時及前後之事情。不可有細微之疎漏。

三、主要之部分及葉枝之部分。不可混同。

四、既成之偏見不可認爲事實。

五、知覺之結果與推理之結果須示區別。

六、宜用精巧之器械以補吾人能力之缺陷、

前不云乎視察自然之現象或變化推知其全體或部分之爲何。是曰觀察。例如天文學者之對于天體運行、气象學者之對於天候變化。其他植物學者、動物學者、地質學者之對於植物、動物、礦物。其知識大抵由觀察而得。此種之觀察。雖屬同一之現象。隨觀察者之如何。而觀察之結果有顯著之差異。是蓋關于觀察者之常識且關於觀察者專門的知識（對于觀察之現象而言）與觀察上經驗之深淺也。就醫學而論應用觀察之事亦多實際的醫學及形態的醫學尤然。

觀察爲認識實際事物之手續。雖如上述。然吾人之認識。未必盡與實際相適合。推其原因、一因不注目現存之事實。一因誤認非現存之事實也。在醫學上此例頗多。例如一千八百四十年。巴瑞獨 Basedow 氏記載一箇特殊之疾病。即今日稱謂巴瑞獨氏病者。其主要之徵候。僅舉甲狀腺腫大、眼球突出、心悸之三項。而脫漏固有之震戰。夫此種之徵候。凡巴瑞獨氏所觀察之病者均有之。而巴瑞獨氏未曾注目。又運動性眼症候。（即通稱之格雷氏症候）巴瑞獨氏亦未曾注目。其後眼科醫家始記載之。又麻疹爲世間盛行之疾病。且爲人所習知之疾病。醫家常與此種之患者相接。然其口腔粘膜上所生之斑。至近年米醫過布氏始唱導之。在此氏以前。固未有人注意之。是種觀察之粗莽易脫漏種種之事實。乏專門之知識經驗者。往往不能得事實之眞相也。

吾人觀察之際。誤認非現存之事實。亦屬不少。例如蒲伊拉伍氏。診治數多之急性關節僂痳質斯患者。卽八十%。謂其起心臟內膜炎。其後據諸家之觀察。決非事實。彼急性關節僂痳質斯患者之起心臟內膜炎。僅十五至二十%而已。新藥發見者及新手術唱導者之報告。本諸此種之觀察頗多。

診察病者之際。除直接觀察患者之現症外。必須調查其過去之經歷。卽遺傳生活狀態及既往之疾病等。關于現在症之調查。先詢諸患者。自發病日以至受診日爲止。然後直接觀察身體之症狀。診察之目的。先觀察現在症究呈何種之徵候。然後據此而判斷其爲何種之疾病。欲其結果益形良好。除觀察現在之症候外。必須推求過去之經歷等之豫備的知識。此卽前揭觀察之第二條件也。當病理解剖之際。關於患者生前之經歷診斷等知識。亦極緊要。其理由與上相同。

觀察現象或變化之際。區別主要之部分與枝葉之部分。在乏經驗之人。洵非易事。往往詳細觀察枝葉之部分。不知其何者爲主要之部分。或因外觀上之顯著。屬於非主部之事項。誤爲主部。彼病變相混互合而錯雜之時。與新舊病竈併存之時尤然。

既成之偏見。往往誤認爲現存之事實。或曲解之。或將重要之特徵。全行脫漏。是乃觀察上所當大戒者也。例如流行傳染病之地方。檢查患者之二三症候。恰與當時流行傳染病之症候相類似。不行精密之類症鑑別。卽據此而斷定當時流行之傳染病。實際上未有不陷于謬誤者也。又法醫學上之鑑定或病理解剖之檢查等。最初所必欲鑑定之事項或應行檢查之問題。雖置于腦中。然於不知不識之間。實際上與目的所在之事項不同。而外觀上恰與問題相類似。因是而陷于謬誤者。往往有之。又症狀複雜之時或症狀徐徐發達之時。往往脫漏重要之特殊徵候。

吾人對于觀察的現象或變化先生感官的知覺。即視察物體之形色、溫度、運動等。吾人復就此種之知覺。加以推理更精密觀察某點。或自他方面觀測之。例如觀察數多之症候。實際上雖未檢出。而心中已有寄生蟲存在之推測。此卽先有感官的知覺。繼之以推理也。然此感官的知覺之結果與推理之結果。雖得明示區別。而最後之證據。當于感官的知覺求之。

然吾人之感官。有一定之制限。爲補助計。不可不使用器械。近今自然科學之日益進步。謂爲由於器械(供吾人觀察之用)之發明。亦無不可。醫學上之觀察。最重要者。爲顯微鏡之發明及其改良組織學及細菌學之研究。悉賴乎是。至于診察之上。使用體溫計、聽診器、反射鏡等。因是而觀察較易。且極正確。以上所述觀察上之種種條件。及注意須互相爲用。假令於一二之點。已具滿足之條件。而他之重要條件。絕不注意。其觀察之結果。必不正確。有斷然矣。例如用同一之精巧器械及同一之材料。倘觀察者之資格有未足者。其結果必絕無價值也。

(七) 實驗

觀察之大要。已於上節論述之。其次論實驗。Versuch-Experimentum 然實驗二字。可目爲觀察之特殊形式。故關於觀察之注意。在實驗上亦屬緊要。唯實驗爲人工的觀察。應用于特別事項之下。此卽與觀察相異之點。故實驗有一定之制限。非各種現象之研究。均得應用之。惟某種之現象。爲實驗易於完全施行者。則吾人檢查其因果之關係。非常易易。至于自然之狀態。非常複雜。且一時難於推知。則吾人便起實驗的概念由他方面而觀察之其單獨之本體及因果之關係因是而發見者有之。實驗二字應用于物理學及化學之研究施行較早其後乃應用于生物學之範圍然嚴密之實驗須應用于科學之研究在揩黎雷 Galiloo 氏以後十八世紀哈斐 Harvey 氏濮列盧黎 Borelli 氏哈爾列魯 Haller 氏漢陀 Hunter 氏等出雖將實驗法應用之於醫學上然其範圍甚狹不特病理學卽生理學亦由純粹之觀察研究之至十九世紀各種之科學盛行實驗法醫學應用實驗法之範圍漸次廣大先自生理學爲始漸次及病理學藥物學終至有實驗的治療學據余之意見考之醫學實驗之療法將來之領域當日益擴張。

然如今日醫學發達之程度醫科學（就生理學而論于實驗的方面似稍發達）之研究其大部分尙須賴諸觀察何則蓋醫學之對象爲生活現象應用實驗其困難之處甚多也。

觀察與實驗互有得失今將顯著之點揭示於左。

（一）觀察任諸自然之進行故經過極緩徐之時、或極迅速之時、或極複雜之時等欲研究其現象或變化非常困難實驗則不然長時間之經過可縮爲短時間或隨時反覆觀察又特別之情狀下複雜之現象可變爲簡單此卽其便利之點。

（二）實驗較觀察爲精確惟應用之範圍有一定之制限例如天體現象、氣象社會現象等皆然決不能由人工求實驗的方法彼生活現象之研究有賴夫純粹之觀察者尤多但此等之現象其中之一部分或間接必須賴諸實驗的研究。

（三）就實驗而論。乃行觀察于既知之事項下。故此等研究之結果。不能應用于實地者有之。彼社會現象及生活現象尤然。何則。蓋實際之自然現象往往附帶種種之偶然事項也。但觀察爲自然之研究。故易謬誤。

（四）．由結果而追求其原因之時。實驗之後。祇可臆測種種之原因而求目前之結果。故有偶然適中之觀。當此之時。不若觀察前後之事實。以探求其原因。

（五）爲證明臆說計。實驗便於檢查其事實。又實際上可以檢查種種之事實。惟受動的觀察之事項。不適於此目的者頗多。然既有此等之先見。而實驗的研究上易生錯誤。夫觀察之時。雖亦不免此種之過誤。但實驗時尤宜注意。

（六）觀察法乃觀察自然之狀態。或任其進行。實驗則不然。誘起之現象或變化。均須分離。務須成單一之事項。縱使就種種之條件一一檢查其影響。彼生活體上之事變。外觀上雖極簡單。究其實則有複雜之成分。分解甚難。且與同時發生之變化有密切之關係。因不能絕緣而實驗之結果往往不能一致。使吾人不能判定其爲何種之事項也。

醫學上之實驗。大別之。分爲次之三種。其一爲試驗管內實驗。其二爲動物試驗。其三爲臨床實驗。以下當就此等之方法而詳述之。

（七）試驗管內實驗

試驗管內之實驗。Das Experiment in vitro 係與理化學的實驗相併合之研究方法。其特徵能令一定之現象孤立單獨而研究之。此實驗方法。應用于生理化學、藥物學、細菌學等。夫此種實驗法之特徵。既能使一定之現象孤立單獨而研究之。故醫學之對象。苟適合此條件者。均可應用之。例如消化器內之食物消化之現象。自外界侵入有機體內之發病菌或腐敗菌。血液及淋巴液。皆可應用此方法而研究之。然如組織內所有之化學作用。應用此方法而得之結果。係當然的。不過有臆說之意義而已。何則。蓋此種之作用。與組織內之他種生活現象。有密切之關係。實驗上不易使之孤立。因之其成立條件非常複雜也。

用上述之方法而研究消化作用。其施行較早。其結果頗正確。是因消化器內之消化現象。酷似胃液、吐液（移於試驗管內之消化液）等。對于某食物之化學作用。與組織絕無何等之關係故也。故吾人就種種之消化液對於蛋白質、脂肪、澱粉之影響。精密研究之。而含于此液中之有効成分及對于此作用之必然的條件。於以大明。其次如血液及淋巴液。雖可應用此方法。然血液及淋巴液。大都爲運搬者及媒介者之用。化學的物質交換之全作用。起于組織內。故血液及淋巴液中所起之現象。其範圍較狹。就血液而論。如海莫古鹿濱 Hæmoglobin 與酸素之關係。又如自此分出之色素。血液凝固之作用。亦可於試驗管內行精密之研究。惟試驗管內之實驗。其起于血液中之黴菌溶崩作用、細胞溶崩作用、凝集作用、沉降作用之各種現象。實際上均原于組織內之作用。故單純之試驗管內實驗。決不能十分研究之。例如血液之殺菌性質。試驗管內之實驗。雖非常顯著。然在有機體內之循環血液。未必盡起此種之作用也。

細菌學上之么微生體之研究。應用此方法之時。已得顯著之結果。蓋自人工的培養法發見以來。其繁殖發達上之種種勢力之影響及關于化學的物質等之實驗的研究。較爲易易。然共生作用（人體上之共生作用）之結果未發明以來。吾人當棄此種之方法。行動物試驗。

（八） 動物試驗

研究動物之生活現象。用動物試驗。Der Vesuch an Tieren行之甚早。生體解剖、Vivisektion如海督羅Hetrophflos 氏及伊拉西Erasitratos 氏於亞歷山大黎亞之醫家試行。猗頼 Galenus 氏解剖驢及豚。然此等學者實驗之目的。不過就生活之動物觀察器管之作用狀態而已。降而至于十六世紀。凡散力Vesalius 氏等所行之生體解剖。亦不過爲單純之觀察。至于生體解剖（有實驗的目的者）之盛行。實基于近世實驗醫學者之力、吾人讀哈斐 Harvey 氏之著書、（其題曰動物之心臟及血液運動論）便可知此種實驗之結果矣。動物試驗貢獻于輓近之實驗生理學及病理學之處不少

動物試驗之目的。不在動物之生活現象。而在研究所得之結果。應用于人體之生理的及病理的現象。以供吾人之研究。何則。蓋就人體而行直接之生體解剖、勢有所不能。故以他之動物代人體也。夫此種動物試驗之結果。應用之于人體。在論理上卽所謂比論法。Analogie 比論法何。卽將一物與他物相比較。檢出某某之通有點。更檢出此物之特徵。他物體上亦有之。然有共同之性質。時未必盡能斷定有共同之特徵。故由比論法而得之斷定。往往陷于過誤。例如鯨與鮫。其形狀及生活狀態。兩者互相類似之點。亦屬不少。然由是而斷定鮫爲卵生。鯨亦爲卵生。是大謬也。由是論之。動物試驗之結果時或不能

確定。

吾人行動物試驗之時。以動物與人類間之構造及機能上之類似點爲基礎。凡一定條件下。動物所起之變化。在同一之條件下。人類亦起。是種之變化。可斷定也。然人類與他動物之類似。果具何等之範圍乎。又其類推的斷定。果眞確否乎。今先就人類與動物之類似點而觀察之。將人類與動物（所以供動物試驗者）相比較。構造及機能上之大體。兩者雖有類似之點。然人類所有之普通疾病。他之動物亦有不發生者。他種動物所有之疾病。人類亦有不發生者。縱係同一之病毒。其發生之變化。隨人類及動物而異。且如通稱之免疫性。Immunitaet 不特人與動物之間。有顯著之不同。卽同類之動物。亦有顯著之差異者。由是而論。欲得正確之類推的斷定。不可不嚴密制限比論之基礎。易言之。吾人之實驗。不可不專應用生活組織之普遍的通有性也。（裴爾那兒氏）然生活組織之普遍的通有性。自實際上論之。各種之動物。未必盡完全一致。例如筋肉組織之收縮性。Kontraktilitaet 不論何種之動物均有之。然其繼續之時間。無一定體溫之動物。較諸有一定體溫之動物爲久。又杜絕血行之蛙。其筋肉常起一定之收縮。然自身體分離之心臟。（蛙之心臟）其收縮持續之時間更久。其他之高等動物。行同一之實驗時。其結果未必盡屬同一。由是論之。動物試驗之結果。關于組織之普遍的通有性。有一定之制限。且對於各種之生活體。未必盡屬有効。可斷言也。（比依羯氏）

動物試驗之結果。若以人與動物之比論爲基礎。既不能完全。且因試驗而行之手術。往往誘起新變化。或由調節作用 Regulierung 營一定之機能。以代消失之機關。吾人之比論。因是而陷于謬誤者有之。

據前節之所述。實驗之結果。往往不相一致。動物之試驗亦然。其阻害吾人之研究。洵非淺鮮。由是而論。動物試驗之結果。必須據比較實驗或臨床實驗證明之。或爲數多實驗結果之統計的考案。故動物試驗若以周密之注意與嚴格之批判行之。則貢獻于醫學研究上者實大。彼動物試驗之日益發達。可預卜也。

(九) 臨床實驗

臨床實驗。Klinisches Experiment 乃直接行于患者(被實驗者)之實驗。當理化學的實驗及動物試驗(前節所述者)未發明之時代。往往行之。又不能行理化學的實驗及動物試驗之時。或已施行之後。行臨床的實驗者亦有之。實際醫學行此種之實驗尤多。夫廣義之臨床實驗。如測體溫、檢脈搏、計呼吸數等之純粹觀察。雖亦含於其內。而狹義之臨床實驗。如測體溫檢脈搏、計呼吸數等之施行。亦當目爲實驗的研究。

臨床實驗之簡單者。例如用燈火而檢查眼球瞳孔之反應。投吐劑而惹起其吐瀉。注射莫兒比涅而鎮止其腹痛。其結果雖極明瞭。但事變之全體本極複雜。吾人僅觀察最後之現象。不詳探中間之事項。則臨床實驗之結果。詎爲確定。烏可得耶。

臨床實驗之最大缺陷。係不適于實驗的研究之第一要件。易言之。臨牀實驗。可祗應用于單純之現象。故由複雜現象分解爲單純變化之條件。於臨牀實驗上。不能完全行之。其結果無絕對的確實之價值。然可行他之實驗法。以補其缺陷之部分。前不云乎。試驗管內之實驗及動物試驗。較諸臨牀實驗。得就單純的現象行分解的研究。故吾人參考其結果。以補臨牀實驗之缺陷。夫臨牀實驗之缺陷。可由他之實驗法補足之而臨牀實驗。亦可爲他種實驗法之補助的方法。蓋試驗管內之實驗及動物試驗之結果。應用于人體。不過具臆說的意義。未能證明其事實。故吾人更可據臨牀實驗（就患者或健康者直接檢查之）而證明之。由是而論。以臨牀實驗爲他種實驗之補助法。最爲適當。

行臨牀實驗之際。欲收完滿之效果。須考察各條件下之過誤。卽非緊要之事項。亦不可輕忽看過。今就此依羯氏之著書。摘錄臨牀實驗之二三例於左。

一千八百八十七年。蓬愷 Bunge氏曰。胃液中之鹽酸。能殺滅消化管內之黴菌。并有防止腐敗之作用。自此說出後。數多之學者。試行臨床實驗而證明之。在此事之前。據拔烏孟 Baumann 氏之研究。與尿同時排泄之硫酸依的兒鹽類 Atherosulfat 因腸管內之腐敗作用而起。故苟計算尿中之鹽之分量。便可定腸內腐敗之程度。加斯篤 Kast 氏加以批評曰。若蓬愷氏之說。頗屬正當。則以炭酸那篤僧謨 Natriumkarbonat 中和胃酸之後。腸內之腐敗。必因之增加。何則。蓋尿中之硫酸依的兒鹽類。因之增加。吾人便可據此而推知也。一千八百八十九年。同氏又據臨床實驗而證明之。此後加斯篤之研究。斯塔 Stadelmann 氏及黑健頓 Hagetorn 氏加以種種之證明。然斯脫腦 Straus 氏及耶外因 Jawein 氏之同一研究。便得反對之結果。除上述外。胃酸缺乏 Achylia gastrica 及胃酸過多 Hypersecretio acida 與尿中之硫酸依的兒鹽類之關係。亦有研究之者。若蓬愷氏之說正當。則在第一之條件下。硫酸依的兒鹽類過多。第二條件下。硫酸依的兒鹽類當減少。然據開爾哈爾脫 Gerhardt 氏及瑙 Noorden 氏之報告。在第一之條件下。尿中之硫酸依的兒鹽類。未必增加。反是而如毗埃路之報告。慢性腎臟炎患者之胃酸缺乏症。若投以鹽酸。則其量反減。然則此種臨床實驗之差異。果何自而起乎。概言之。如脩 Schutz 氏及達霍賴 Tubora 氏之所述。食物之性質及排泄（與大便同時排泄）之腐敗產物 Faulnisprodukte 均不注意。故有此種矛盾之結果。何則。蓋多含蛋白質之食物。吾人攝取之後。其腐敗作用甚盛。又多數之腐敗產物。與大便同時自腸排出也。

除上述外。尚有一例。足供吾人之參考者。即萎黃病之治療。發汗浴克奏卓効。由簡單之臨狀實驗證明之。然此實驗之結果。實際上往往有矛盾之點。例如靈哈 Lenhartz 氏羅程巴 Rosenbach 氏 沙米篤 Schmidt 氏等。均否定此効力。反是而如亞癘 Winternitg 氏攝那篤爾 Senator 氏潞金 Rosin 氏等。均認爲有効。此時雷埃並 Roebinger 氏行下之實驗。即甲之患者。行發汗浴。乙之患者。投以鐵劑。互相比較而研究之。則發汗浴與鐵劑有同一之價値。然黃岱 Wandel 氏復行特殊之比較研究。其結論曰。以前久服鐵劑之患者。行發汗浴（熱浴、電氣浴）後。頗具治療之價値。新患者而未受他之治療。行發汗浴。後大抵無効。故黃岱氏下相當之批評曰。以發汗浴爲有効之學者。大抵就久服鐵劑之患者而實驗之。以發汗浴爲無効之學者。大抵就未服鐵劑之患者而實驗之。

（十）報告

以上所述之觀察及實驗。均屬于研究者自身之經驗。然除研究者自身之經驗外。尚可自他方面採取之。爲吾人研究之資料。即通稱之口碑、傳記、古書及報告之類是也。其中尤以報告 Bericht 爲最要。誠以報告爲傳播學術的智識於世界之手續。何則。蓋吾人所有之能力與時間。均屬有限。欲自各種之方面。悉行研究之勢有所不能。故甲所研究者當傳之於乙。乙所研究者當傳之於丙。如此互相交換。其研究之所得。并參攷他人之研究。自新方面而研究之。則學術庶有發達之望也。夫醫學之研究報告之重要。固無論矣。其他如口碑、傳說及古書之類。均屬有益之物。故吾人就醫學報告之性質及其價值而述之於次。

醫學上之報告。大別之爲二類。一曰口頭之報告。一曰筆記之報告。然不問口頭報告及筆記之報告。吾人對此。均當有批判的態度。不然往往陷于謬誤。

專門學者或醫師研究之結果之報告或講演。雖可目爲醫學上之口頭報告。然此種之事項。除講演外。已有筆記報告。或於講演之時。卽行記錄。故論其性質。與其謂爲口頭報告。不若謂爲筆記報告之適當。至於涉及患者既往之智識。大都用口頭報告。卽診病者與患者(或患者之利害人)間之直接問答。當此之時。非無用記錄的手續而通達者。然易謬誤。且訂正之際。必須煩雜之手續。故除特別之時外。診視者與患者。大都爲臨機之問答。

關於患者既往之智識。其最重要者。如遺傳、平素之生活狀態、既往之疾病、現在症之起源、現症從來之經過等是也。此等之事項。悉由患者直接用口頭報告。綜觀社會上之情狀。是種之報告。以患者家族及其關係人報告者爲多。至於兒童。悉由其保護者報告。

以上所術之口頭報告。究在何等之範圍內。始足憑信乎。第一口頭報告。若非患者自身係患者之關係人及保護者之報告。則此等之關係者。在患者之周圍。不過爲觀察之結果。單一之想像的推測。可斷言也。世之醫士。對于此種之報告。若不加以滿足之批判。往往謬誤。其次爲遺傳。患者之所知。大抵爲兩親祖父母等之傳聞。況我國三四十年前之醫術。發達之系統不同。當日之診斷。自今日之智識考之。尤不足信。加以歷時過久。每有記憶之誤。故對于此種之報告。亦不可妄信。夫記憶之錯誤、及觀察之謬誤。關於既往症、現症之起源及從來之經過等。屢屢有之。何則。蓋觀察者若非專門醫家。則受感情之支配（神經衰弱患者、歇斯的里患者尤甚）或據傳聞之不完全的醫學智識而加以判斷。未有不陷于謬誤者也。不特此也。患者報告病狀之際。往往出之以詐僞。例如關于花柳病之疾病。患者對於醫師之說述。往往掩飾。又如歇斯的里患者。爲驚嚇醫師計。故張大其詞。是亦醫師所當注意之點。要而言之。欲得患者既往症之眞確智識。對于患者之報告。必須抱批判的態度。愼重而檢查之。

其次爲筆記報告或記錄。彼報告的價値。固隨報告者之專門學術的素養、及人格、年代而異。最重要之點。則在研究方法之科學的價値如何而已。夫關于醫學醫術之諸報告。有益于今日之醫學者。固無待言。然最當注意者。卽對於此等報告之最後價値。不可不據自身之觀察實驗。自實地上證明之也。

時至今日。病理解剖學。非常發達。故患者生前之疾病診斷。用口頭報告者頗少。用筆記報告或記錄者較多。何則。蓋行病理解剖之時。關於原因及結果（此原因及結果、指患者生前之疾病而言）之智識。不可缺乏。然此種之智識。除解剖者自身外。必須由筆記報告或記錄。始克明瞭也。

（十一）統計

其次論醫科統計學。Medizinische Statistik夫統計的認識。本與觀察實驗之精密結果無異。若非絕對的正確。亦帶未定之性質。然如標榜科學的實驗的研究之醫學。果因何故而欲求此認識乎。抑有收正確結果之方法乎。近世熱心鼓吹實驗醫學之裴爾那兒 Bernard 氏曰。科學之唯一目的或唯一方法。係現在之認識。然醫科統計學。爲不確定之非科學的方法。其應用於生理學及病理學。嘉懷雷 Gavaret氏曾嘲笑之。但統計法之適用於豫後學上。Prognose未必隷屬。非是其他如格利四 Kries 氏跨賴瑪驅Kramsztyk氏麻 Magnus氏等。亦贊成其說。至於統計學之價値。尙屬疑問。夫統計學果因何故而爲醫學上必要之事項。則比依羯 Bieganski氏所研究者。當參考之。

比依羯氏曰。實際醫學之中。關於原因豫後及治療之三分科。必須求當然的認識。例如探求肝臟硬化之原因。彼臨床的觀察。不能得確實之原因。惟一般之肝臟硬化症。起于興奮性飮料之久時濫用。或起於花柳傳染病之後。或起于麻拉利亞Malaria病之後。均未可知。有此等之複雜原因。而發生此疾病之某素因的條件。全屬未明。故欲區別偶然之事項與緊要之原因事項。非常困難。病理學之歷史上。偶然的事項與原因的事項相混合之例。亦屬不少。例如手淫爲脊髓癆之原因。然臨床的觀察。不能解決此疑問。惟實驗的研究能確定之。但實驗的研究。關于傳染病之原因。尙屬精確。然不能應用于各種之方面。故不可不據臨狀的探究法。其次爲疾病轉歸之豫想。(卽豫後)關于極複雜之現象及間接之數多原因。斷定亦非易事。患者之死亡或治愈。隨疾病之種類、强弱、患者之體力、罹病時之生活條件、治療法等而異。此等之條件。互相連結。生疾病之轉歸。故欲完全判斷疾病之豫後。必須熟考此等之條件而後可。但此種之目的決不能達。何則。蓋上述條件之大部分屬于未明。縱使知之。以不入于臨床的觀察者爲多。易言之。臨床的觀察。關于豫後。絕無何等確實之根據也。其次爲治療之結果。夫治療之結果。不能由處方或醫療的方法而定。關于生活有機體之反應如何。惟此種之反應。隨有機體當日之狀態及個人的性質而異。絕無一定。此當時之狀態及個人的性質。吾人不能知之。且吾人不能豫知此等之協同作用。故治療法之結果。大都無定。自事實上考之。縱使稱爲治療法之最確當者。時爲吾人所捨棄也。比依羯氏又曰。診斷亦不能確定。誠以疾病之症候。大抵係複雜之事變。或由吾人不明之要素而成。或由臆說而補足。因之臨床上之症候。獨立者甚少。大都數病共通。實無足怪。既有此等之複雜事項。而疾病之判決。自極困難。故一般醫師之診斷。大抵屬于當然的也。

以上所述之事項。若果確實。則吾人對于此種之當然的診斷。必須用他種之方法。使之益趨于確實。彼通稱之統計法。Statistik 卽應此種之要求者也。

醫科統計學之濫觴。在十七世紀之中。代英國之客拉溫 I. Graunt 氏試行倫敦府之死亡統計。Morta-itatsstatistik 其次爲德國之諸夏伊曼 C. Neumann 氏調查出產及死亡。英國星學家赫羅 E. Ha-ley 氏亦本此而製有名之死亡表。入十八世紀之後。德國之穀爾 D. Gohl 氏及孔督曼 Kundmann 氏說明四季與死亡數之變化之關係。其後則死亡統計與普汎的統計學漸漸喚起學者之興味。德國之蘇駟糜 Sussmilch 氏。法國之督赫兒 Deparcieux 氏。和蘭之開羅賽 Kerseboom 氏。英國之赫伊西耶摩 Heysham 氏。柏拉圖 Bland 氏。庫拉克 Clarke 氏。蒲拉克 Black 氏等。均熱心研究醫科統計學。至十九世紀之中葉。由官府將統計資料公諸於世。英國政府自一千八百三十九年爲始。有死亡原因之調查。又據疾病保險之資料研究醫科統計學。其中之法路 Farr氏庵賽盧 Ansell氏耐伊松 Neison氏等最爲有名。德國著有一書題曰『醫科統計學手簿』(Handbuch der medizinischen Statistik 1865)公之於世。其次爲勃滕 Pettenkofer氏就窣扶斯虎列剌與下水之關係行統計的研究。而醫科統計學遂爲世人所注目。一千八百七十五年。有醫科統計學補遺 Beitrage zur medizinischen Statistik 之雜誌刊行於世。此雜誌僅發行三號。卽行停刊。然醫科統計學之研究。逐年進步。彙司岱 Wertergaard 氏與羅倫 Ollendorf 氏阿路督傣 Altschut 氏等將關於死亡統計、罹病統計傳染病統計等之研究。公之於世。最近之蒲靈晶 Prinzing 氏之醫科統計學。Medizinische Statistik 1906 爲斯學之組織的研究。吾人所當注意者也。當此之時。醫學統計學。遂自民衆統計學 Bevolkerungsstatistik (數量的研究人類社會之現象、更進而探求人類社會之狀態及運動之理由。是謂之民衆統計學) 而分離。就病理的現象行精密之數量的研究。更進而探求病理的現象。屢有差異之原因。是卽研究醫科統計學之目的也。

醫科統計學之有科學的價値及有種種之効用。了無疑義。然使統計之方法與應用之範圍。失之謬誤。則不論如何之研究、終歸於無用而已矣。且不特無用反足惹起種種之謬誤。然則醫科統計學之研究。果須據何種之方法乎。且果具何等之範圍乎。

醫科統計學之方法。大別之爲三。卽根本資料之精選、計數及比較是也。

(一)蒐集根本資料 DasUrmaterial 而精選之。甄別其用不用。是乃統計之第一要件。然就醫科統計學而論。與他種之統計學相比較。有極困難之點。例如單純之死亡數、生產數、死亡者之年歲及職業等。雖無專門學上之特別智識。亦能整理之。至於死亡原因、疾病及不具之統計。倘無醫學上之專門智識則所得之資料。必不完全。以之供比較及結論之用。烏可得耶。調查死亡原因之困難。基於死亡原因之不明或不詳。彼疾病名稱之繁多、確定診斷（一定之疾病非解屍後不能確定診斷）之困難、區別屍體爲外傷、自殺或謀殺之非易等。均足起統計之錯誤。減少正確之資料也。概言之。根本資料較少之時。往往顯偶然之事項及副原因。故不能供統計之用。反是而觀察之數較多。則因偶然之事項及副因而起之錯誤。爲之減殺。然徒得數多之資料。反不若得少數之確實資料爲便利。是亦不可不注意者。蓋不就資料之出處加以滿足之批判的檢查。則所得之統計。必無價値。

(二)吾人所蒐集之根本資料。不可不計數 Die Berechung 之。但統計學上所用之數。不用絕對數而用關係數。即不言五十或六十。用百或千等代表全體。以說明有若干。（對於千或百而言）然醫科統計學上之計數。無須精算至小數。其方法習初步之算術斯可矣。蒲靈晶氏曰。醫科統計學上之數字。由此觀察之確實而生。主於計算之徽細。絕無價値。

(三)單就根本資料而用算學計算之。尙不能完全達統計之目的。必須與他之情狀相比較 Der Vergleich 例如闊流氏證明精神病者之百分之七。本諸兩親之遺傳。其價値甚少。若據槐蔭倍兒 Weinberg 之調查。健康者之精神病。僅有百分之一二。兩者相比較。彼精神病之屬遺傳性。似益可信。然比較之時。必須用同列、同價之物件。不然。則比較之結果。科學上少價值。例如一千八百四十年。英國每一百萬人中。癌腫患者有一百七十七人。至千八百九十六年。增加至七百六十五人。又白斯特地方一千八百七十二年。每六萬人有七十一人。至一千八百九十八年。增加至九十七人。其比較之結果。癌腫患者年年增加。然此不得謂爲適當。何則。蓋此等比較之材料。非同價。自醫學進步以來。以前之癌腫少。而後日之癌腫多。仍不能斷定其疾病之增加也。又血族結婚而生之兒童。以聾啞者爲多。一若血族結婚。便爲聾啞之原因。單以血族結婚爲比較之標準。而其身體之關係。置諸度外。亦不得謂爲同價物件之比較。若檢查血族結婚者之身體。別其健康與不健康。將同價者互相比較。便可知血族結婚。決不能爲聾、啞之原因。又用百分比例數比較之時。若不明生存者之關係。往往陷于謬誤。例如一千八百七十九年至一千八百九十年之間。瑞西國之結核死亡統計中。縫箔師。就結核死亡總數一〇〇而論。有三四·七。較諸他種之職業爲多。然對于生存者總數一〇〇之平均數。爲二九·五。由是觀之。縫箔師之結核死亡數、不得謂爲占最高位也。

除上述外。尙有當注意者。統計不過表明一種之事實。絕無何等之說明。例如肺炎。大抵發于春暖之季節。吾人自統計上而知此種之事實。然春季之天候與肺炎。果有何種之因果的關係。則未明也。由是論之。上述之統計法。決不能發見因果的關係。不過爲臨床的觀察。或實驗的研究之結果。立某種之臆說時。可以統計的資料。證明其臆說而已。將來實驗的研究進步之後。此統計法。當不甚緊要。古昔之時。傳染病用統計法而研究之。至今日。則全自實驗上證明其原因。夫關于病因之研究。固如是。說至於關於治療之研究。有賴夫統計法者尙多。何則。蓋前者屬于理論的研究。後者以實際之治療爲目的。單用論理的研究。決不能滿足。必須數多觀察之統計的比較也。恐水病之豫防的治療及實布的里之血清療法。凡能自實驗上驗其效力者。亦可據統計資料而證明之。至於豫後及診斷。因吾人之認識。大都具當然的性質。故必須待諸統計法。

吾人復揭醫科統計學之問題。以供學者之參攷。醫科統計學之問題。最著明者有三。(一)產出之統計、Statistik der Geburten (二)疾病災禍及不具之統計、Statistik der Krankheiten, Unfalle und Gebrechen (三)死亡之統計、Statistik der Sterbefalle是也。就產出統計而論。(1)產出數。(2)婚姻之姙孕作用。(3)不姙之婚姻及不生子之婚姻。(4)流產。(5)死產。(6)多產。(7)婚姻外之產出(私生兒)(8)產兒之體性(男女)之問題。均包含其中。就疾病災禍及不具之統計而論。第一、關于疾病者。(1)疾病之種類及頻度。(年齡、體性、文化狀態、職業、季候、地理、人種)(2)疾病之原因。(3)疾病之持續及經過。第二、關于災禍及不具者。(1)災禍統計。(2)廢疾統計。(3)失明統計。(4)聾啞統計。(5)精神病者及白痴之統計。(6)癲病統計。第三爲疾病及不具統計相併合。爲近時學子所注意者。(1)酒狂及其結果之統計。(2)生殖器病及其賣笑者之統計。(3)徵兵合格之統計。(4)遺傳之統計。(5)變性之統計。均含于其內。就死亡統計而論。(1)死亡數。(年齡、體性、文化狀態、職業、季候、地理、人種)(2)死亡表。(3)中等命數之問題。均包含其中。時至今日。醫科統計中所最精細研究者。最後之死亡統計是也。

女子生殖器結核及其療法（續）

屠開元

診斷

有遺傳性素因之人。且遺殘固有之病的變化。卽有浸潤之疑者。有角膜溷濁皮膚骨或腺瘢痕及耳患者。必伴腹水。同時喇叭管肥厚。子宮肥大。分泌過多。若帶乾酪性物質。有潰瘍浸潤現於子宮膣部及其粘膜或外陰部。大抵有結核之疑。

決定結核之時、既往症可資考證。卽再發性肋膜炎、鼻及耳有潰瘍者、骨瘢痕「狼瘡」。等最足惹起吾人之疑。須特別之見診海迦兒氏及其門弟子所聲言之子宮增生。可目爲結核之初徵。有是種之疑之實例中。體溫升至三十八度者有之。惟確有結核之證者。克保常溫者。亦非無之。

單純或限于局部之生殖器結核。其診斷祗可屬于疑問。若與腹腔內結核互相關聯而起。便不可準此規定。

有結核性素質者。顏色蒼白而帶紫色。此時最須注意。患者之主要症候。絕無一定。決不限于一部。倦分怠而食慾不振。月經過多、無月經、多量之白帶下、不姙等。診斷上頗有効力。

初期之診斷極困難。末期略能斷定者有之。彼喇叭管之結核。雖可由雙合的觸診而確定之。然子宮結核。除排泄物之鏡檢及子宮粘膜之組織的檢索外。無他道也。

其他如月經過多及無月經等之月經障礙。對于子宮結核之診斷。無過大之價值。僅有子宮結核之可疑而已。

霍伊骨篤氏曰。無月經之時。其病的侵襲自血管爲始。月經過多之時。其侵蝕自子宮粘膜爲始。月經過多。爲子宮附屬器有炎性變化之證。無月經爲子宮瘦削之結果。然如前之所述。月經過多。所以表示子宮粘膜之病的侵蝕。非常劇烈也。生殖器（子宮）之瘦削。起于肺結核之患者。其初期爲悪液質之部分的現象者有之。惟局部不呈何等之變化。

白帶下亦非子宮結核固有之症候。然使具純粹之化膿性。且混含乾酪物質。便起子宮結核之疑。此時當自分泌物行桿菌之試驗。時或行烏哈兒哈培氏之接種試驗及細片（由搔爬術而得者）之鏡檢。

膣部與子宮膣部之潰瘍。可由子宮鏡見診而認知之。起于子宮膣部與頸管之結核。呈潰瘍性或乳嘴狀形狀。此乳嘴狀物屢屢起于子宮膣部。此腫瘍達一定之度後。在癌腫的診斷之下。行子宮之全剔出者有之。起于膣部之潰瘍性糜爛與潰瘍之區別。雖不甚困難。起于頸管及子宮膣部之贅殖。往往陷于誤診。當此之時。已發生之結節及小潰瘍。最須注意。缺損之時。據切除之細片。注意上皮贅成之狀態及增殖。與癌腫之初期相對應。行相當之觀察。

各種之結核。均先造成結節。海迦兒氏亦主張此結節之形成。據亞爾答爾氏之說。膣部之結節。大如麻實或豌豆。得觸知之。直腸部尤然。惟此物在度庫拉斯氏腔內。位于子宮後壁。在廣靭帶之後部或側方。位于骨盤壁之後側壁。卽子宮薦骨皺襞。其硬度有種種。或硬或軟。若排列甚密。觸診上類似刷子。是等結節之存在。疾患雖有進行之象。但極稀少。除上述外。海迦兒氏曰。小兒子宮畸形及不全形成。亦可爲診斷之補助也。

外陰部有結核之際。第一有黴毒(潰瘍性硬化症)之疑。第二有潰瘍性外陰部癌腫之疑。第三有軟性下疳(侵蝕性潰瘍)之疑。梅毒之經過。若爲時較久。則硬性潰瘍之固有形狀得爲二者之鑑別下疳性潰瘍往往有橫痃之發生。

凡下診斷之際。不論何種之情狀下。其既往症、現在症及局部之他覺的所見。必須一致。假令二月以來。起膿性之白帶下。時時有暗赤色之排泄物。若行內診子宮膣部之體積如常。其表面帶赤色。硬度頗小。極柔軟。子宮內口之表面有粗糙之小結節隆起。呈天鵝絨狀。或一部分陷于壞死。其息肉呈固有之赤色。易于出血。此種之實例。得下子宮結核之診斷。

海迦兒氏曰。內診之際。若發見小結節起于腹腔骨盤內臟器。即可推知其肥厚及癒着之狀。

當此之時。位于度拉庫斯氏 Douglas 腔內之卵巢。其表面隆起。往往誤診爲結核性結節。然對于喇叭管。其播種屬瀰蔓性。硬度及體積。往往與腹膜上表之纖維性結節相一致。故其區別非常困難。

又有與惡性腫瘍之移轉相混雜者。惟屬于此種者。大抵非表在性。呈尖冗狀。有硬固之結核性息肉。故區別甚易。若無結核性腹膜炎等之存在。而周圍癒着。充滿全骨盤腔。則其診斷極困難。

注目上述之諸點。尙不能下確實之診斷。倘有排出之化膿性白帶下。則行海亞迦兒之培養。以證明之。幷行天竺鼠接種法。以觀其成蹟。此時結核菌之試驗成蹟。若爲陰性。仍不可否認結核。何則。蓋結核菌當結核性浸潤之時期。即乾酪性變性或纖維性分泌之際。往往缺乏也。職是之故。刺戟症狀解除之後。

結核菌卽歸諸絕滅時、或全組織內。絕不起固有之病型的變化。若能證明結核菌。用分泌物行動物之接種試驗。得陽性之成蹟。可將搔爬或切除之組織的切片行顯微鏡的檢查。倘有陽性成蹟。便可下確實之診斷也。

觀上之所述。自覺的症候之缺乏。各實例皆然。故欲決定此診斷。須有種種之注意。詳言之。有結核之疑者。其內臟有何等之變化。腺骨等有無結核性疾患。其子女有無腺病性素因。均須注意。縱使有少數之臨床的症候。亦須行精密之調查。有白帶下之際。須試驗桿菌之存在與否。淋疾或產褥後之侵蝕存在時。此檢查之緊要。已如前述。若勤于此等之檢查。偶然發見者有之。至于主要之症候不顯著。已發結核之浸潤。而局部又無可疑之點。則行分泌物之接種法而斷定之。

類症之鑑別。非常困難。或疾患部限于生殖器之內部。無他覺的症狀。則據「資佩爾苦林 Tuberkulin」反應而決定之。該反應非常單純。絕無何等之危險發生。論其用量。初量爲〇・〇〇〇一舊資佩爾苦林。(古弗氏之考案)徐徐增加。隔日行皮下注射。若無何等之障碍。注射量漸次達于〇・〇〇一。夜間行注射。反應于翌日現出。卽普通之反應熱。注射後經十二時間(注射量多五六時間)而現出。注射後宜安靜。每經二三時間檢溫一次。以驗反應熱之有無。有熱患者。或肺浸潤患者。(有咯血症者尤然)此法不宜行之。又月經中亦不可注射。據皮倫氏之實驗。有十四%起反應于局部。牌痕氏據組織的檢查。證明生殖器結核九人。其試驗液之成蹟。係陽性成蹟。其中之四四・五%呈局部反應。由是而論。臟器之組織的試驗及剖檢。可據此而下確定之診斷。有斷然矣。

結核桿菌與气候之關係

結核桿菌之發生。與气候之關係最爲密切。濕潤之土地。其發生頗盛。故西洋之和蘭國。爲極濕潤之地方。結核性患者非常繁多。子宮結核之患者亦多。

結核桿菌與年齡之關係

年齡之對于生殖器結核有至大之影響。據列倍爾篤氏之報告如左。

二〇—二五歲	八例	三十二例	二十四%	六四%
二五—三〇歲	十三例		四十%	
三〇—三五歲	六例		一八%	三十六%
三五—四〇歲	六例		一八%	

詳言之。自二十歲至四十歲之間。罹是症最易。自二十歲至三十歲之間。幾爲三十歲至四十歲間之倍數。惟自二十五歲至三十歲之間。達于極點。占全例中五分之二。由是而論。世間之婦人。自二十歲至四十歲之間。患生殖器結核之機會最多。蓋可知矣。考其理由。二十歲至四十歲之間。爲此等臟器之生殖作用最强盛時代。故爲桿菌之屯營地也。

當此之時。月經來潮之際。生殖器之各部分。均呈充血狀態。組織粗鬆弛緩。如分娩產褥。均爲誘起此種機會之適當行爲。老人及小兒時代。生殖器患結核症者甚少。

據苦諾芝怕氏之研究小兒時代之結核，一歲之前甚少，自一歲至二歲五歲至十歲。其數漸次增加，生殖器結核亦何獨不然。

(比較)關于年齡。先參照第一表而得左之結果。

年齡	例數	百分比	合計
一〇—一五歲	(一例)	一二%	二五%
一五—二〇歲	(一例)	一三%	
二〇—二五歲	(三例)	三七%	七五%
二五—三〇歲	(三例)	三八%	
八例			

卽自二十歲至三十歲之間。最占多數。自十歲至二十歲之間。適占三分之一。

據列倍兒篤氏之症例。自二十歲至四十歲。爲最大罹患之時期。自二十歲至三十歲之間。適爲十歲至二十歲間之三倍。參照第二表可也。

一〇—一五歲	(一例)	一七%
一五—二〇歲	(二例)	三三%
二〇—二五歲	(一例)	一七%
二五—三〇歲	(一例)	一七%
三五—四〇歲	(〇例)	〇%
四〇—四五歲以上	(一例)	一七%
六例		

據此以觀自二十歲至三十五歲之間爲罹患最多之時。與列倍兒篤氏之報告相近似。

關于結核性之遺傳說第三之症例及第一表均付缺如。雖石川氏生殖器結核之報告亦無詳細之說明。由是論之子宮結核關于遺傳的要素無直接之影響。抑亦明矣。

月經之來潮。大抵不調。往往無月經。論其症候常伴白帶下。無月經或不定期性子宮出血。如第四例著者曾目擊其每月一次之代償性衄血

就著者之症例而論。不能妊娠。參照第一表。亦無妊娠之機會。石川氏報告之八例中。有一例妊娠。其他則否。

局部所見。著者之第一例。子宮爲處女子宮而前屈。子宮膣部陷于乳嘴狀贅生。呈潰瘍。子宮附屬器。據臨床上理學的診察。絕無何等之變化。

第二例之子宮膣部肥大。陷于潰瘍性。其間有小結節。子宮腔之分泌增加。有乾酪狀物質之排出。觸診上兩側之喇叭管肥厚。

第三例之子宮膣部及外陰部。絕無異常之點。惟右方之子宮周圍。有連累一個腫瘍之索狀。得觸知之。此部腫脹而疼痛。外觀上不能目擊結核性病變。

第四例之子宮膣部無特別之徵候。有數多之米粒大結節。通後膣穹窿部。得觸知之。子宮內腔頗粗雜。分泌物增加。

就第五例而論。子宮前屈。子宮之體積及硬度無變化。通後膣穹窿部。得觸知鵪卵大之腫瘍。并蔓延及

于右膣穹窿部

第六例之子宮前屈。分泌物增加。無特別之乾酪狀分泌、

以上第五第六之兩例。臨床上診斷爲子宮內膜炎。入院行搔爬術。將其組織之細片。行顯微鏡的檢查。遂下結核之斷案。第一例臨床上有子宮膣部肉腫之疑。遂製試驗的切片。行顯微鏡的檢查。亦下結核之診斷、第二例第三例第四例、均據組織的標本而確定結核細菌的試驗、均屬陰性。

要而言之。第一例酷似以馬努利氏之症例、子宮膣部呈乳嘴狀上表有細微之小水泡結節甚多。接觸之易于出血、一見而知其呈肉腫狀、

第二例與路度氏之例相一致。卽子宮膣部呈潰瘍性糜爛。子宮腔內充滿乾酪性物質。就分泌物而檢查桿狀菌。係陰性成蹟。其他之例、桿菌成蹟亦屬陰性。

綜觀上之所述著者之六例。徵諸臨床上及手術後之所見。第一例得目爲原發性症。其他之五例。腹腔臟器中之喇叭管爲其主要之病竈。侵犯子宮係續發性也考查第一例之既往症曾以痔患而行手術或非結核性。或子宮膣部之被其侵犯本係原發性、誤編入續發性中。考其一般之狀況。以編入原發性中爲適當。原發性達一六布仙、續發性達八十四布仙、觀其侵蝕之部位。在著者之例。亦以喇叭管爲主位。子宮體部次之。膣部第三。頸管部幾絕不蒙其浸潤。

療法

豫防法　結核豫防問題。東西各國之學者。唱導之者頗多。如古弗博士、當千八百八十三年。有結核菌

之發見報告。因之結核豫防法、有革新之曙光。天下之人、均稱之爲大恩師。嗚呼、此非結核之革命期乎。徵諸過去二十年間之普魯士結核病死亡統計。千八百八十六年。每人口一萬人結核死亡者三一・一四。千九百〇六年、不過一七・二六之平均數而已。徵諸此種之統計數。自千八百八十六年至千九百〇九年。人口一萬中減少一三・八八之結核死亡數。二十年間對于一萬人之全死亡者之減少數。爲八十三人。由是觀之。結核死亡數與全體之死亡數。有一種之關係也。

一千八百八十六年以前、每人口一萬人之結核死亡數、爲三二・五六、根據是種之成蹟而推考之。結核死亡數、有漸次減少之傾向。抑亦明矣。德國爲保護一般之疾病計、一千八百八十一年。公布國立疾病保險法。講疾病豫防之策。確立勞働者之義務保險之制度。以圖改良社會的狀態。結核死亡數、遂因之減少。

考愛爾蘭之結核死亡數。死亡者之一萬人中。在一千八百六十六年、結核者二十四人。在一千九百〇五年。反有二十七人、由是觀之。結核死亡數之增減。關係於正當療法及豫防法之實行與否。可確定也。

德國設結核治療所、收容結核患者、專心從事治療。自千八百九十九年至千九百〇五年。六年間之結核死亡數。雖無顯著之差異。然千九百〇六年。人口一萬中。結核死亡者減少二人。不可謂非結核治療所之効果也。

結核症增加。生殖器之結核亦增加。此亦一顯著之事實。

關于結核之豫防法。當注意傳播之狀態。加以防壓。實爲今之急務。卽結核性家畜之產出物。例如牛乳牛酪等。當勵行消毒。何則。蓋人工營養之乳兒。其攝取之食物，東西各國，無不仰給于牛乳。若牛乳中含有結核菌。乳兒便感染結核。故對于此種之豫防方法。不可不講。其方法中。以煮沸殺菌法（過度煮沸牛乳之性質，及成分起變化不適于乳兒之飲用）爲最普通。惟煮沸一法。果然令結核原菌之毒性全行消失與否。尚屬疑問。故欲完全達此等之目的。以不用有結核症之母牛（有結核之疑者亦不可用）爲最佳。

第一、以不含結核菌之牛乳或殺菌的牛乳。于無菌之地餵養幼犢。

第二、臨床上或「賁佩爾苦林」試驗有結核性或結核之疑之牛。當與飼育場隔離。

第三、確診爲結核性之牛。速殺戮之。

準上述方法而得完全之牛乳。是爲結核豫防之第一要義。

除上述外。能增進身體抵抗力之材料。供給務多。有素因之不良物品。均避之。與肺患者之結婚。最爲不良。宜以法律取締此種之結婚。若親子間之關係。確有結核。則隔離小兒與兩親。是亦爲避結核傳染之一法也。

萬國結核會議之議題。謂結核患者。法律上當不許出席。不可謂非結核豫防之良策也。

據庫拉存氏之所述。謂上記之議題。惟行于重症患者及住居、職業的關係易于傳播病菌之時。此外假不甚得策。何則。蓋結核患者已及某期之程度。決定之非常困難也。據同氏之意見。凡結核患者。不問其病症之輕重與否。均不許出席。況論結核之傳染性及其危險。無關于個人的地位。實能短縮人類之幸福及生命。如結核病國家及社會。自有制限個人自由之權。一切之傳染病。凡今日醫學上所確定者。文明進步之後。必爲立法上所不許。故因傳染性疾病而剝奪個人之結婚權利。法律上不可不規定也。就吾國而論。結核增加之事實。徵諸統計上而自明。而豫防之機關。救濟之方法。尚未完備。不可謂非遺憾也。今日濟生會之成立。以一般之施藥救療爲目的。救濟貧者之病苦。而對于結核病者之取締。尚無相當之規則。是豈國家成立上至當之設置乎。

有結核病竈之後。宜設法治愈之。若行姑息的方法。望其自然治愈。則以速行出血的療法爲最要。

婦人科及須產科的手術之際。固無論矣。即治療的方法上。單行內診。使用之手指及器具。當嚴行消毒。產褥之中。最適于病原菌之侵入增殖。決不可以不潔之綿布壓定之。醫士及產婆之有結核者。不可延聘。其他如月經之時。一般之婦人。大抵用局部壓定綿或紙片等。此等之物。亦須消毒。至于不潔之手指。插入膣內。及手淫的行爲。均有病菌輸入之機會。不可不注意。除上述外。與結核者之同棲。對于結核者之排泄物及產出物。均須嚴密之注意。不可接觸。

治療法　結核性疾患。雖發于一部分。然有誘起全身症狀之傾向。故吾人治療之方針。不可專行局部療法。須講一般療法。生殖器結核亦然。

(甲)一般療法

(一)強壯療法　不論何種之病症。強壯療法。均爲不可不行之方法。對于結核病者。尤爲緊要。行此療法之後。可減少身體之感染力。停止結核病竈之進行。謀該組織之回復。促瘢痕形成。實爲克奏卓効之療法也。

論其方法。改良一般之生活狀態、使體質之營養佳良。或投以適當之藥餌。閉塞其病根。生殖器結核、症。如他臟器之結核症。可由石灰化變性、或白堊變性、瘢痕形成而治愈。乃吾人之有理的期待。欲達此目的。故古來即用鈣質等療法。

除上述外、圖食慾之亢進、促營養之充實者。如用結利阿曹篤 Creosot 卞野古羅 Guajacol 等。其誘導體、結核免疫大動物之脫纖血低溫乾燥粉末及亞砒酸等。皆有使用之價值。

不論行何種之療法、全身狀態及結核病竈部。不可不詳考之。是等臟器之爲原發竈者。如肺臟及腹膜。其狀態當爲治療上之標準、不可不知。故羅續發性結核之際。手術的療法、反足以增進病勢。苟爲原發性而可行手術時。在手術之前後。必須與一般的療法。同時舉行。自能收佳良之效果。

（二）轉地療法及日光療法　是等之療法。不特呼吸清新之空气。能強壯體質。恢復營養。且山間及海濱之空气中。所含之細菌甚少。於防混和傳染上。頗屬佳良。蓋地層向上、酸素之張力減少。人體組織之血液。其赤血球因之增加。是乃一般學者所共認也。據蔚阿爾氏之業蹟觀之。黎烏市街之人體血液中含八百萬之血球、若在亞爾撒地方（較黎烏市街高千八百九十邁當）滯留三週之久。同量之血液中。得增加一百三十四萬之血球。由此等之事實觀之。山上之生活能補足貧血。抑亦明矣。就呼吸機能而論。肺气房內之通風既盛。能抑制鬱血作用。呼吸機之健康。因是而增進也。

除上述外、高山生活能吸收純良之空气。有完全之日射、清涼之溫度等。患者之食慾因之亢進。消化液之分泌因之旺盛、尿中窒素物之酸化係數因之增加。害毒物之係數因之減少、故山地療養能得種種天然之賜也。

其他之特異療法、如賚佩爾苦林療法、血清療法、刺激療法 Reiztherapie（如力派脫倫 Lipatren 海而平 Helpin）等。對於肺結核患者亦可兼用之。

厚萊氏于千八百八十一年唱一學說。反對生殖器結核性之疾患、用手術的根治法、吾人今日贊成海迦兒氏所唱導之他働的手術。自所患之臟器除去結核病竈。縱令疾患絕無苦痛。該病竈往往起粟粒結核、故行根本的手術、頗爲合理。然生殖器結核與他臟器結核相類似。得由局部性侵蝕而治愈。至于小兒子宮往往得根本的全治。若夫治療上之方法及手技。隨各個人之體質而異。惟末期之肺癆生命之恢復已不可得。縱行根本的手術。絕無効果。故不若行姑息的療法而治療之。

燒灼結核性潰瘍。應用沃度丁幾 Jodtinktur 或沃度倣謨 Jodoform 頗佳。惟不免再發。局部洗滌一日一囘或二囘。於背位行之。嘴管之送入約六仙迷。消毒藥用二%石炭酸溶液、僵利亞林溶液〇・〇三%昇汞液、二—五%硼酸溶液、〇・三%撒里矢爾酸溶液、三%過酸化水素、一%依比知阿兒、一%乳酸、褐赤色之過滿俺里酸加里溶液、一萬倍之仿爾買林 Formalin。收斂劑用最普通者便可。

用沃度加里僵里設林、鹽基性沒食子酸、沃度蒼鉛、沃度倣謨、庫立台氏可溶性銀等浸潤之塡塞子、應用之頗佳。據著者之經驗。沃度倣謨塡塞子。對于子宮膣部結核克奏卓効。對于結核性子宮內膜炎。搔爬術及一般對照的後療法。克收佳良之效果。是乃華斯來爾氏、瓦氏、哈爾佩爾芝氏、海嘉氏等之成蹟。也著者對于子宮結核之理想的方法，主張下之意見，卽療法隨原發性及續發性而異。若係原發性其症狀限于子宮膣部之一部。則倣浦氏之例（子宮膣部結核之呈菌狀者氏發見之後行子宮膣部截斷術果收良好之効果） 行子宮上膣截斷術買路欽、翻爾綸氏等亦賛同之。何則蓋吾人之思考中以爲唯膣部被其侵蝕實際上子宮體部。已被其侵襲也。若限于子宮膣部及頸管部。而一般之狀態呈衰弱之象，則據熱灼電氣法行高位子宮膣部截斷術，吾人對于原發性浸潤及結核性浸潤之已著明者行子宮全剔出術便可。弗伊篤、海迦爾、育氏等。均主張之者也。行子宮全剔出時。卵巢及輸卵管自吾人觀之。雖若健全。然蒙結核性侵蝕者頗多。故以同時剔除爲要。

其浸潤若係續發性，胸部之臟器有變化。則行子宮全剔出。爲無益之事。有此等之現象時。當行姑息的療法。使一般之營養佳良。以待對照的療法

（乙）出血的療法

（一）頸管燒灼切除法（Thermocauter ectomia Cervicis） 存氏

本法用排氏燒灼器代刀。于健全組織燒灼膣穹窿部。凡手技所及之處。罹患組織與健全膣穹窿部同時排除之。

此時所起之出血。不若行一般切除法時之顯著。若用浸漬藥品（千倍之鹽化阿特列那林 Adren

alin 溶液與古加乙涅之混和物）之綿塊。壓定小血管。即得止血。大血管非此種之姑息的手技所能奏効。必須用古海兒氏止血鉗子。復加以結紮術。後淸潔手術部。塡以沃度倣謨絨布。

下膣切斷法（子宮頸切術）

沙雷凱爾氏法　先用兩個之球鉗子。固定子宮兩唇。牽引于下方。然後用拉烏倍爾氏鋏。沿左右兩側。至膣穹窿部。越浸潤界而切開子宮頸。翻轉兩唇。全頸管之粘膜。易于熟視。在健康部與羅患部之間。對子宮壁而行橫切開。此切開斜向上方進行。及子宮實質。

第二切開。卽自唇之外側。準頸管長軸之方向。截斷粘膜。與前切創部卽橫切開相連接。此形成之創面。往往有數多之小動脈出血。故當注意縫合之。殘留之唇瓣。折返其下端。密接于第一斷面之上創緣。穿通全創面下。用縫絲結紮之。出血過多之際。右側之助手。用有鈎鑷子。牽合前創緣于後頸管創緣。卽行結紮。術者行一個或二個之側部縫合。使膣部粘膜及頸管粘膜密接。

術者又準前法。左手把固定後唇之球鉗子。切開後唇。與前唇相同。至浸潤限界部爲止。其次施橫截之間。左側之助手。用長縫絲牽引膣部于下方。

縫合法與前唇相同。將縫針刺入頸管粘膜。自膣部粘膜刺出。此時之助手。須舉上膣部瓣。後唇既縫合之後。右側之助手。以通兩唇之長絲。牽引于右方。術者施二三縫合于左側截創。自上方至下方。右側截創之縫合。與左側同。塗布沃度倣謨末於膣部。兼用消毒絨布。手術至此而終。

買路欽氏法　氏行手術之前。先行子宮粘膜搔爬。然後用球鉗子牽引子宮頸。切開之。其左右兩側。至膣穹窿部。其次于後唇之內側。施橫切開于罹患部。復自外方向內側截斷（稍向上方進行）之。連結于第一截線。以謀患部之分離。前唇之術式。與後唇同。縫合法與沙雷凱爾氏法無異。前後兩唇縫絲須八至十個。各側須三四個。

手術既終。清洗創面及膣腔。塡裝沃度倣謨綿紗。行手術之際。出血若多。往往遮掩創面。有妨作業。然老練之術者。手術之全部。經五分間而完結。受其障礙者甚少。若欲輕減是種之現象。用直針橫穿上頸部。用橡皮管結紮其上部。

行手術之後。患者須平臥八日。然後拔絲。八日之間。每日用一%列曹兒水或二%石炭酸水洗滌局部。復交換沃度倣謨絨布。每日一次。

拔絲之際。視創面之狀態。有一次全行拔除者。有分二三次拔除者。是乃關于術者之巧拙。

限于子宮頸下端者。應用上述之方法。然亦有全頸部之切斷。必須用上述之方法者。

上膣部切斷法（子宮頸高位截除）

上膣部切斷法之要旨。係豫行子宮動脈之結紮。即露出膣部。以球鉗子牽引子宮膣部于下方。用有二重絹絲之彎針。接近子宮體。穿入膣穹窿部。迴轉之。復穿出于穿入部之近隣。由是而隱匿于廣靱帶內之動脈。得結紮之。左右兩側之結紮既終。則切開頸之兩側。達于所要部。頸之後半之截除。大抵于後膣穹窿部之附着部行之。頸之前半部亦同。此時所當注意者。接近前壁之膀胱。若不剝離之。往往損傷之也。切斷既終。行線縫合。使膣緣與子宮頸部膜緣相密着。

膣式子宮全剔出術

施正規之消毒法。子宮膣部。有潰瘍增殖之時。手術之前。先用拔知庫林燒灼之。子宮內腔之分泌過多。尙須勵行內膜之搔爬。創面宜用五%石炭酸水或一%列曹兒水嚴密洗滌。患婦之位置、以尾骶背位爲宜。痲醉劑用篤羅巴古加乙涅。若行腰椎穿刺、須用哥囉倣謨之深痲醉。其次送入半溝鏡及保膣器。露出膣穹窿部、球鉗子鉤頸之後圍。牽引于下方。給一大圈圓或卵圓形。切開其周圍。遇必要之際。施二個之側方切開于膣。達于下方、前方用綿紗布自膣上部剝離排斥膀胱及輸尿管、在此手術之前。先用埡駭氏針刺通右膣穹窿部、以强靱之絹絲結紮之。左膣穹窿部亦然。有是等之準備。後圍繞膣部之截開、不特能輕減出血、苟由助手牽引該絲、且有手術接近視野之利益。子宮易于動搖、能牽引膣部于下方而達膣口。上述之方法。行之甚易。若子宮周圍有炎性癒着等。行之便屬困難、

切開度庫拉斯氏腔後、以屈曲之圓形鈍針。漸次貫通廣靱帶。各結紮之處。以剪刀切斷其一片、各側行二三結紮之後。子宮由喇叭管及卵巢靱帶而連繫。最後復切斷之。此時若有附屬器之炎症。須摘除之。爲手術之易于施行計。未切開之前。自度庫拉斯氏腔結紮靱帶之下部分。切斷之後。用有鉤鉗子把持子宮體部。于膣內翻轉。

若牽引子宮于前方、非常困難、則于左側行一條之希茲加爾度氏補助切開。（兩側行膣壁切開達于膣口坐骨直腸窩亦切開之行廣大之切除于廣靱帶） 於兩側行之亦可。子宮切開之後。檢査創面。遇必要之際。清拭下方腹膜部分。除去凝血。斷端縫絲。前後分爲兩束。各束縫絲。先結節而後切離之。腹腔

下部及膣內。用沃度倣謨綿紗塡充之。

數多之學者。賞讚開孔腹腔之縫合。加爾登氏尤甚。著者亦贊同之。有特別之情狀時。不能施行。固無論矣。

腹式子宮全摘出術（克夏氏術式）

患者痲醉之後。淸拭膣部、塡充沃度仿謨綿紗、其次行腹壁之消毒。以布片淸潔上腹腔、用剪刀端行圓韌帶及精系血管之結紮及切斷。以克夏氏鉗子把握子宮體。在膀胱之上方。于兩圓韌帶間切開腹膜。在各側方者。于圓韌帶與精系血管之間。切開腹膜、終及于後壁。即廣韌帶上行二條之廣徑切創。此切創達于深部。與度庫拉斯皺襞下之橫徑切創相會。且藉削除之力。自頸管及側方韌帶部分。分離膀胱。各側接近骨盤。行一、二個之結紮。至其下方自上方膣部分分離膀胱。使輸尿管（橫列于韌帶下膀胱之間）之部分露出。其次自後方以手指超輸尿管而貫通于前方。用手指捕握子宮血管。自子宮血管離解輸尿管。

由是沿鉗子所扛舉之子宮。向上方繪一凸弓。自側方頸部壁壓排輸尿管。行之之時。藉剪刀之力。使輸尿管遊離。或壓迫骨盤。廣韌帶肥厚之深部。筋纖維部分密接于骨盤。于二三部分結紮之。便行切斷。將子宮提舉于高處。廣韌帶及富于靜脈之前方部分、結紮而切斷之。膣內之綿紗。于此時除去。分離臟器急速排除。縫合創面。此種之縫合。同時捕捉度庫拉斯腹膜。下腹血管及輸尿管遊離之側方骨盤腔。用走行腸線縫合而閉鎖之。結合廣韌帶之腹膜。

此等之縫合。同時捕捉組織深部。此時血管之刺通。最須注意。該縫合須連續兩側之側方膣角。若腹膜被覆創面。用生理的食鹽水淸拭腹腔。且閉鎖之。

膣式及腹式開腹術之優劣

兩者之優劣。約如左之數點。

施術之難易。

死亡率之多少。

再發豫防之程度。

據屋路斯氏弗林斝氏及克夏氏等之所述。膣式子宮全摘出術、對于手術之危險極少。一時的効果。非常佳良、其創面陰匿、不禁有爽快之感。然不免有再發之虞、是乃一般學者所共認也。但此手術之界限。非常狹小。故近今如局爾生氏希茲加爾度氏等。主張擴張切開法及麻肯氏燒灼摘出術、惟此等之方法。尚不能滿意。若夫腹式手術、不特手術區域之廣大。且遠隔之病患淋巴腺。得與其周圍之脂肪組織同時除去。侵蝕狀態、得一一指示。是乃吾人所深爲稱揚者也。

病的浸潤。若及頸膀胱隔壁。則膀胱頂之特異扭屈。及下方輸尿管部分之擴張(基于壓迫)等。雖可由視覺檢定之。觸診則全不能推知之。

其他自腹部觸診之時。得推知子宮近傍部之狀態。固無論矣。自膣及直腸。得觸知之骨盤結締織。雖有硬性之觀。然自腹部接觸之時。柔軟者有之。又骨盤近傍部(接近子宮)之肥厚。自腹部觀察之。有輕度之子宮周圍炎性癒着。其他浸潤之腸骨腺薦骨腺腰腺等。開腹之前。均不能觸知之。就以上之數件而論。非行膣式手術之時、所能推知。吾人對此、似不無疑義。要之膣式手術直接之危險、較開腹術爲少。乃自統計上證明之。至于豫防再發之點。似不甚佳良。腹式摘出術則反是。手術界廣大。近接臟器得安全切除。故豫防再發。實較膣式爲優。據現今治療上之原則。吾人不可不用腹式手術。卽屋路斯氏素以膣式之手術爲最良。現今亦贊揚腹式之優于膣式。

自今以後。吾人所希望者。惟有減少腹式手術之危險。幷發揮腹式手術之効果。是乃醫家唯一之義務也。

結論

(一)子宮結核。關于遺傳的素因。無直接之影響。(二)姙娠一事。大抵被其障礙。(三)破瓜期以前及月經閉止以後。感染之機會甚少。(四)原發性結核與續發性結核相比較。續發性結核。占全數之百分之八十四。原發性結核百分之十六。(五)生殖器結核之占位部。最主要者。爲喇叭管子宮體次之子宮膣部又次之。頸管部幾常不被其侵蝕。(六)與有結核之男子同棲。爲直接之原因。未婚者之手淫、亦爲一誘因。(七)月經時所使用之膣內坦蓬(球形之綿)乃開結核輸入之門戶也。(八)濕潤之氣候土地。有相當之影響。(九)分泌物內之桿狀菌染色。大抵爲陰性。(十)原發性生殖器結核。若限于子宮膣部。貲用子宮全剔出。若已向子宮進行。尙未移轉于他之腹腔臟器。則行子宮全剔出外。其附屬器亦剔除之。

新催眠劑 Phanodorm之臨床經驗

王幾道

Phanodorm爲 Zyklohexenylaethylbarbitursaure。乃 Barbitursaure之苗裔也。其化學的性狀。類似 Luminal。但據 Impens氏動物試驗。知本劑之毒性較 Luminal爲弱。而在體中分解亦較速。故無蓄積之危險。其有效量與致死量之差亦較 Luminal爲大。如狗及家兔約大1 1/3倍(Impens氏)Impens以證明 Veronal之法。在尿中證明 Luminal。但於 Phanodorm則迄未能證明也。

Phanodorm 屢經試用於各種原因之睡眠障礙。而注意其究具若干優點。爲吾人所要求於理想的良催眠劑者。即其作用是否迅速。持續是否適當。對於物質代謝循環器呼吸器及胃是否無副作用也。

偶發性失眠症者。大約與大腦皮質之過度興奮有關。即閾(指刺戟閾 Reizschwelle)下的刺戟。已能醒覺。(睡眠不深) 更有大腦皮質之興奮性可視爲正常。但以精神的 (喜不快、憂愁) 作用之過度刺戟。使睡眠障礙。此類用Phanodorm 0.1-0.3。(用0.6者爲例外) 殆均可得安靜之睡眠也。

Phanodorm 之作用、與 Luminal及 Veronal 異。服後 1/2-1小時(1 1/1-2 小時較少) 即奏效。持續約 6-10 小時。入眠頗速。且無不安或酩酊等狀態。(有三例外見后)

患者醒覺之後。決無上述之副作用。得爲吾人所覺察者。僅有二例。自訴輕度頭昏。及一例之睡眠作用。至翌日上午尚見持續。服用較久。亦決無有害作用及蓄積作用。服之成癮者。幾未之見。即或有之。亦非常鮮少也。本藥常與他藥交互應用。或給以完全相異之品。以作暗示之用。並以比較其作用。因得證明本藥爲完全可靠而無害之品。

Phanodorm 療法。大都爲間歇的。卽先連續投以 Phanodorm (每日0.2) 約4-5日安眠後。隔以 1-2日之歇藥期。於此期中。或投以完全相異之品。或不給藥。再依患者之需要與個體之狀態。逐漸增長其歇藥期。則昔日無藥不成眠之患者。漸於歇藥期中。亦能安眠矣。

因外方病理的刺戟。(如疼痛、發熱、咳嗽、呼吸困難等。僅施原因療法而無效者)而致失眠之患者。亦曾試行 Phanodorm 療法。但其作用遠不如上述之優。有一部分無法安慰之患者。Phanodorm 雖不能使之睡眠。亦可令其安靜愉快。又有一小部分則完全失效。如此情形往往見於重症呼吸困難及劇咳者。此時卽用大量之 Alkaloid。亦鮮相當之反應。各種疼痛僅用鎮痛劑或痲醉劑。不能使安眠。若與 Phanodorm 併用。多數均能見效。

又曾見三例。輕重不同之 Phanodorm 特異質。其中二例。一次投與 0.2 後。發現酩酊及興奮狀態。神識欠清。無意識的談話。重症運動性不安及運動促迫。持續約二小時。次日患者自述。謂服藥後有如酒醉。以後如何。概不自知。其他一例。曾服 Phanodorm 數次。且均奏效。忽於服常用量 0.2 後。發生嘔吐及不快感。第二次亦然。於是不能再用。但別無他害。

總而言之。Phanodorm 可稱爲新催眠劑中之佳品。偶發性睡眠障礙(入眠障礙及睡眠不深)及外方病理的睡眠障礙之多數病人。用中等量 0.2-0.3 作用迅速而確實。且無任何副作用。但在處方時。亦當注意病人個體之狀態及過敏性。一如其他藥品也。

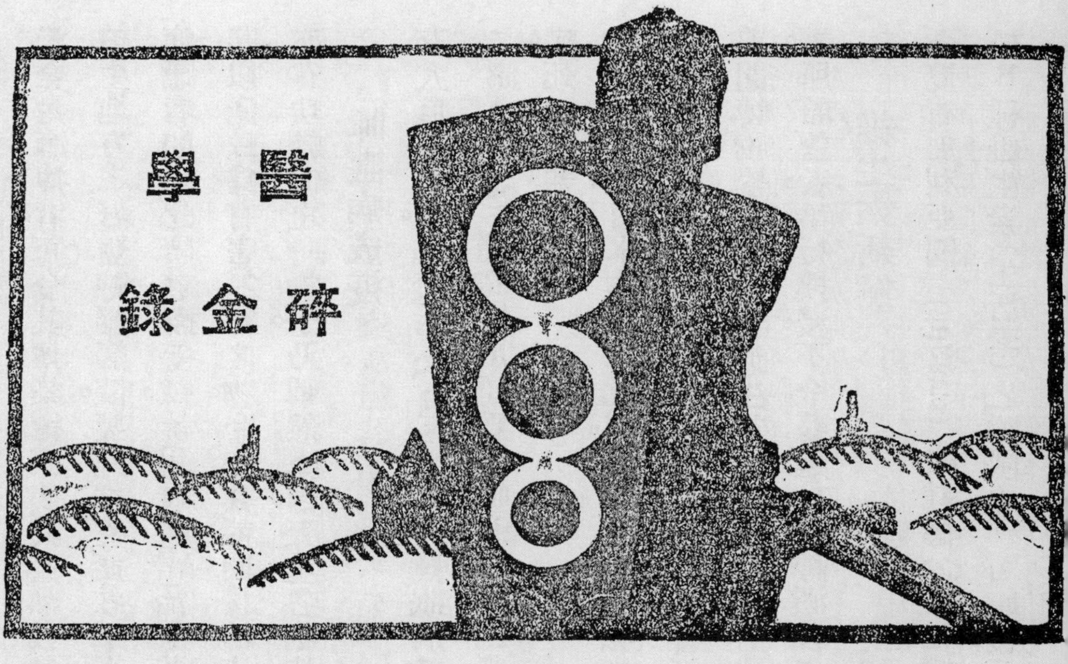

醫學碎金錄

靜能延壽

鳳賓

世人憒憒喜熱鬧者多。愛幽靜者鮮。近時芝加哥有人調查居民之年齡得到一種結果。凡居於城市中日受喧囂聲之刺激者減少壽命七年。居於鬧市中之嬰兒。於生長上每有中阻之弊病。蓋耳鼓常受震激。則腦部日處於不安地位。故成人之年齡。因之折減小孩之發育。亦自有妨。

觀此可知恬淡幽靜之環境。最可寶貴。日在鬧市中生活者。宜移家靜僻之郊。朝出暮歸。亦可得安靜之益。惜乎近世頹風所被。莫不以人類爲聲色貨利之傀儡。而鄙夫之流。亦甘心自處於傀儡之列。其意以爲不受聲色之牽動貨利之刺激。不足以言娛樂。其亦知恬靜之樂。足以養眞元而延年壽。勝於熱鬧之樂萬倍乎。

瘧蚊療病

鳳賓

瘋人之全身麻痺。本屬不治之症。前年美國醫學雜誌內說明治療此症。須令患者發熱。旋又發表論文。述及患全身麻痺者。可令其傳染瘧疾。使其發熱。發熱後。復服理瘧之藥。除去瘧蟲。而麻痺可愈。今歲英國愛拍生地方之好登神經病院。製籠豢養瘧蚊五百頭。患此項麻痺者。令蚊吮啄。用四十至八十蚊治療一症。患者卽得惡寒發熱等徵。旋用雞納霜治療其瘧疾。瘧疾愈而麻痺亦有可除之機會。可謂奇妙向以瘧蚊爲有害無益之物。今知其能間接治療疾病。且其所療之病。乃昔日認爲不治之症。則瘧蚊不亦有功於世之一物乎。乃喟然嘆曰。天生各物。皆有用。惟恐人間不自知。

睡眠病成疫

鳳賓

友人自菲洲來。述康古(Congo)一帶。睡眠病流行頗盛。此症之原因。爲一種錐蟲。其媒介物。爲采采蠅(Tse—tsefly)蠅體較瓜子爲小。嘴峯甚尖銳。能刺入人體。日夜無間。雖隔呢布。亦可置喙吮啄。一染此症。死亡率甚高云。

今年九月間。日本亦流行此症。東京某訪員報告。謂患者共有二百人。死者六十一人。其中幼兒及老者居多數。染病之後。昏睡不醒。至一星期左右。卽逝世云。

前聞博物學家吳和士先生言。中國內地山谷中。亦曾有采采蠅之發見。則睡眠病之媒介。早已在吾中華。所希望者。早行撲滅。不令蔓延於古神洲耳。

維生素新解

鳳賓

今夏布加利亞國(Bulgaria)之駐德公使抱樸夫(Prof Popoff)氏。研究患脚氣病之鴿。通常以富於B種維生素(生活素)之物喂之。卽可康復。氏以鎂化物之溶液。行肌肉注射於鴿腿。旋亦復元。其末

經注射之病鴿則死亡無遺云

抱樸夫氏謂維生素非奇妙不可思議之物。乃一種化學性之刺激物。催促生理中之氣化作用耳。氏亦能使海膽動物之卵。受化學物質或菖蒲類花粉之作用。而成初期發育。是亦單性生殖之試驗成績也。氏並能使化學物質加諸棉麥等植物。而出產品增加什之三。以公使治政之餘暇。勤於科學之試驗。既可使農產增加。又可使維生素有替代之品。雖未經他人共同證實。而其努力治學之精神。不亦與昔年伍秩庸博士相仿乎。

痲風有望

鳳賓

痲風一症。向用大風子油（Chaulmoogra oil）治療。窒礙頗多。自近年製出大風子油之二烷醯（EthylEster of Hydnocarpus oil）以後。各國痲風醫院。爭相用，頗著成效。在美國茫百勒山醫院中。二年以內。已治愈六十四人。

痲風之時期。據繆耳氏（Mnir）言。共分三期。初期卽侵襲期。二期爲傳染期。三期爲靜止期。余昔年曾逢一魯人。患此症者。經十八載而家中人無一傳染。亦爲奇事。某君在滬濱攖斯疾。三年而逝。旋傳染其妻。有幸有不幸也。

據但那氏（Danner）報告。全球平均統計。每八百人中有一人患此病。合全世界統計。患之者近二百萬人。沾痲風之國爲十三。痲風醫院共九十三所。日本佔十一所。今方籌款日幣一百二十萬元。在中國則天津孝感杭州廣州均已設有痲風醫院云。

癌腫消息

鳳賓

據華北明星報云。與國於十七年內。因癌辭世者七十萬人。紐約時報云。美國癌腫。在此二十年內。漸有增加之勢。今其死亡率。每十萬人中。已達一一三・三。云字林西報載英國癌腫之死亡率。每十萬人中有一三三・六。是英人患之者。比較的尤多於美民也。

癌腫之所以難治。實由原因未明。推想者現分三派。甲說以局部受刺激爲變化之因。乙說謂必有微生體入內作祟。丙說謂組織生長上之缺點所致。

吾國丹方中。治癌腫有用風磨銅內服法。英法二國。曾用膠狀銅。以及他種金屬。其效驗不一致。近據紐約通信。謂法人有名樓培 (Loewby) 者。見鉛廠女工。不能得孕。因知鉛質入體。可阻止新生組織之發育。故於癌腫亦可阻止進行。惟于鉛質求合度之施用。與分劑。頗難研究。故療治癌腫者。仍以銧質爲主要藥品也。

傳染病消息之傳遞

鳳賓

日內瓦國際聯盟會中。近年來對於傳染病之預防。非常注意。在日內瓦設立國際衛生總機關以後。更設分局於新加坡。每日由無線電收發消息。每星期刊發報告一次。今聯絡之埠。已有一百三十六處。其範圍之廣。不僅限於遠東。西達亞歷山地亞 Alexandria 與堪魄湯境 Capetown 東至檀香山。南至亞洲奧洲新西蘭之諸城。此遠東各埠。一有重要傳染病發生。立卽傳遞消息。使未沾之區域。得以先事預防。

此項國際衛生事業發軔之時。曾得美國煤油大王之捐款。今在非洲西濱，亦擬建立分局云。

軍人禦敵與偵探捕盜。皆有賴於消息靈通。吾儕於國際間防免傳染病、亦重在消息傳遞之迅速。今世界交通便利。天涯如比鄰。病之傳染亦至速。上述衛生機關。誠爲適應時勢要求之一種計畫也。

治療蛇咬之血清及藥物

鳳賓

印度森林有毒蛇名『可勃拉』Cobra 爲世界最毒之蛇。動物家譯爲眼鏡蛇。頸部背面有眼鏡狀之環紋故名。人被其嚙者，鮮能倖活。今科學家在孟買城。製造抗毒血清焉。

弄蛇者手持竹杖。杖端有四叉之脚。使蛇於木籠內游出。其頭部逐漸膨脹。其下半體蜷伏，上半體伸長作欲嚙狀。見四周無物可嚙。乃以頭向下。正在伏地時。弄蛇者。卽輕輕用杖端壓其頸。乃左手握頭，右手持尾。使蛇嘴與玻璃杯相接觸。杯上有革皮作蓋。令其嚙。毒液隨齒縫而下。流入杯中。液將盡。喂以鷄卵一枚。爲蛇所最喜食之物。乃令其入籠。

杯中之毒液。俟其乾。用科學方法。注射於馬體。馬之血液，漸漸有抗毒素之發生。乃將其血製成抗毒血清。以供人用。凡被嚙者。立刻用之。可以救命。惟血清有特性。僅能抵抗『可勃拉』毒素。被他種蛇所咬者。尙須有他種血清之籌備也。

眼鏡蛇。長四五尺。色淡褐或靑黃。營巢於樹洞亂石廢屋間。晝伏夜出。犬之被嚙者。三分鐘卽全失其自由。不及一小時而斃。唯最畏印度所產之一種小獸。曰蒙貴 Mangoose 卽感受蛇毒。亦無妨礙。常咬其頸而捕食之。所謂『一物有一物剋制』信然。

印度土民。有崇拜『可勃拉』者。亦有視蛇咬爲鬼神所使。以罰負罪之民。故無辜而被咬者。不敢呼救。因此而死者。往往含不白之寃。而對於治療方法。亦遂無志研究矣。

當今血清尚未推廣之時。白人在印度旅行者。恆攜『過錳酸鉀』Potas ium Permanganate 荀達蛇咬。立卽擠去毒汁。用此藥揉擦傷處。以消其毒。各種蛇咬。均可用此法治療。倘咬傷之處在足部。宜用手巾或繩索在腿上緊縛之。蛇咬在手部者。宜縛於臂。乃用刀切開傷口。而後敷藥。則較爲有效也。

傷寒菌穿過皮膚之試驗

鳳賓

日本某醫學教授。近時將傷寒菌置於嚙囓猪(小洋兎)之皮膚上。半小時至一小時後。此傷寒菌。可於其血內肝內腸內脾內檢得之。此項試驗。說明生活的傷寒菌。有穿過健康皮膚之能力。故傳染甚易。而預防者宜於接觸上。防微杜漸焉。

傷寒菌有四類。正式傷寒菌爲一類。副傷寒菌甲乙丙爲三類。如上所述皮膚接觸。卽可傳染。實屬防不勝防。於是不得不思及傷寒菌液之注射。可造成免疫力。此項注射。易行而有效。至於傷寒菌液。在北京中央防疫處有出品。舶來貨則各處商埠之藥房內均有代售。望欲防禦此症者。盍注意之。所謂預防勝於治療。非虛語也。

美國瘋人之增加

美國自一九一〇年至今。低能者之總數。幾乎有倍增之勢。一九一〇年之統計。十萬人中瘋人佔二二・五。査閱一九二三年之統計。十萬人中佔四〇・六。此項增加數中。十之七係白種父母所產之白種子女客籍人民以及別種人所生者僅十分之三耳。

按白人病症中不僅瘋顛漸增。卽近年癌腫一症。亦較前爲多。（參閱前癌腫消息）故近年於神經衞生以及癌腫之原因。加意研究。文明社會中由統計之指示。而定研究之方針。生死統計與疾病統計。均不可少。吾望衞生局推行上項統計時。醫家病家均予以正當助力耳。

治瘧新藥之效能

今夏在德國有『拍拉司馬輕』Plasmochin 之製成。乃由化合作用而產生者。此藥治瘧。較雞納霜爲尤靈。在亨堡熱帶病學院中試用之人。尚未表示中毒之象。此藥能使月彎式之瘧蟲。於五日至七日內。盡行消除。可見其能力之偉矣。

治痢藥之中毒

治療阿米巴赤痢之藥『司多乏沙耳』Stovarsol 在昨今二年中。北京協和醫院之病人。依法服常量。至旬日以上而發生中毒現象者。八人中有三人。此藥含砒素百分之二七·一至二七·四。能消去阿米巴之胞子。但以其含砒。用者宜愼。

製劑所含之成分。必須於說明書或瓶貼上宣述之。文明國家有定爲法律者。凡祕製之藥。不能宣述眞實成分者。在醫藥公開之各外國。絕無推行之餘地也。故一切新藥。苟未明其成分。病者不宜妄自購服。醫家亦不宜輕於試用也。

花柳病之傳染徑路及其種類與病源

花柳病之命意與傳染路徑

蔡禹門

花柳病之發生。大抵是尋花問柳而來。故有此命名。然有未亂之兒童，垂髫之處女。以及謹飭之人士。足跡從未涉及花街柳巷者。亦間有患此病者。則其故又安在。此無他。有尋花問柳之人。攜其病毒以歸家。分惠妻若子。並遺及其親友。於是卽謹飭不作狹邪之人。亦因其媒介而患此病焉。故花柳病之傳染。有直接的傳染。有間接的傳染。直接的傳染，是由不潔之交接而來。間接的傳染。則由罹病者之飲食用具被褥等。爲傳染之媒介也。由娼妓傳染於男子。男子復傳染於家庭。並間接而及於妻子家屬親友。此花柳病之所以蔓延日廣。而爲害日盛也。余前年診得一少女患淋病。病狀頗劇，且此家素謹飭，固知其由於間接傳染。後經再三探索。始知由於親戚某氏之妾。至其家小住。用同一足盆。同一布巾。洗滌下身。遂因而感染。又遇一人。亦爲誠篤之士。可信其決不作狹邪遊者。而亦染淋病，惟甚輕。究其原因，則由於旅館之溺器與被單耳。此種貽害。均於不知不覺之間。殊可怕也。

花柳病之種類　花柳病不外三種。一梅毒。二淋濁。三軟性下疳，

花柳病之病源　花柳病病源。究屬何物。實一極有興味之問題，且藉此可知新舊醫學之相去。實不可以道里計。我國舊醫。於花柳病。均奉一毒說爲圭臬。無論何種。均歸之於一毒氣。其種類如何。不同性質是否各別。均不知研究。止是憑空推想。但求理論上說得過去。不肯從實地上着想。全屬所謂哲學的醫學幻想的醫學也。歐洲醫學家。自近數世紀。卽反是道而行。關於花柳病之病源。此倡彼駁。爭研共究。各著書立說。以闡明學理。並且有將淋病病人之膿液。移種於自己之尿道內。以考察其性質者。今將三種

花柳病之要點分別列舉於下以便讀者知其梗概焉。

甲　淋病

淋菌之發見。(Neisser 氏一八七九年)

淋菌之得以人工培養。(Bumm 氏一八八五年)

淋病之生殖器附近之上行性化膿炎。不待他菌之混合感傳。僅純粹淋菌足以發生之證明。(Werthein 氏)

淋病不僅限於局處的疾患。其菌更出血行轉移及遠隔之臟器能致全身疾患。即如心臟內膜炎之組織中淋菌之發見。(Lejden 氏及 Michaelis 氏一八九三年)

關節炎時於膝關節內淋菌之發見 (Stwichmann 氏)

乙　梅毒

梅毒病狀分三期。第一期黃下疳。第二期侵及皮膚粘膜眼球起全身病狀。第三期侵蝕筋膜骨膜及內臟。(Ricord 氏一八三七年)

第二期梅毒亦有傳染性之說明。(Waller 氏一八五三年)

梅毒菌之發見 (Schaudinn 及 Hoffmann 氏一九〇五年)

梅毒血清診斷法之發見。(Wassermann 氏一九〇五年)

因病原菌及血清診斷法之發見確實證明第三期梅毒之有傳染性梅毒病源菌之人工培養成功 (一

Schereschewsky 及 Mueh'ens 氏一九一〇年）

梅毒診斷用之皮膚反應。（野口英世氏一九一一年）

丙　軟性下疳

下疳菌之發見（Ducrey 氏一八八九年）

下疳菌之自己體內移種（同上）

於便毒之膿汁與組織中下疳菌之發見。（Kreftins氏一八九二年）下疳菌之培養成功。（Besnncon氏等）

觀此可知花柳病之三種皆各有病因。萬不能併爲一談。至其病狀以及療治應注意之處。尙待他日再述之。

蟯蟲入體之預防法

曾立羣

蟯蟲狀如蛔蟲而甚小。色白形圓。雌多雄少。雄者長三五公釐。（約一分許）雌者長一公分。（約三分）多寄生小腸下部盲腸等處。間亦寄生大腸及直腸中。雌蟲常緣腸而下。遺卵肛門左近。或匍匐而出。夜間靜臥時尤多。足使會陰部奇癢難忍。或更遠游。徜徉乎生殖器部分。遂以是與異常之慾感。患者時時搔擦。乃致局部腫痛。甚則潰爛。搔時每有蟲卵附着於指爪之間。大意者遂有機緣傳入口內。所謂自家傳染是也。是卵孵化甚易。能於短時期內由卵而幼蟲而成長蕃殖至極多之數。蔬菜瓜菓來自田園。洗滌未淨。烹煮未透。蠅蚊蟻蚋。或聚糞廁。轉展飛翔。偶附食物。均足爲傳染之大原因。該蟲常引起蚓突炎（一俗誤與盲腸炎相混。）腸炎。痔漏。（俗稱偸糞癮）以及手淫等。務宜及早注意之。

預防之法。重於食物及兩手之清潔。非熟煑勿食。非洗手勿食。屏絕蠅蛟之類。毋近食物。如廁後必須洗手。拭穢時務須自前達後。毋自後向前。癢時宜洗。勿搔。有疑似時。延醫用根本之治療。并詳詢同居之人有無已經染得者。而同時治之。因循足以貽禍。不可忽也。

蕁麻疹（即風疹塊）之預防及治療

曾立羣

蕁麻疹即風疹塊。係一種皮膚上所現之病也。紅腫處處。大小形式無定規。亦有起水泡結疹等狀。則屬稀有者矣。腫處奇癢難忍。能於瞬息間發現。亦能於瞬息間漸歸隱滅。常有時發時愈。感極大痛苦者。其原因甚多。如因蚊蚤蟲蝨所刺。或接觸一種有刺戟物（因着漆而起者俗稱漆咬）而起者。均可謂之外感蕁麻疹。有因一種食品而起者。例如蝦蟹魚酒等。食後頭暈煩悶。偏發此疹。嗣後每食之而必發。勢非屏除不已者。更有因患黃疸慢性腎炎等。而乃常發此疹。則非延醫作根本治療不爲功。

預防之法。注意於減少皮上一切刺戟。若能自知其病原。如接觸或食任何物品而起。則當愼而避之。

普通療治。先須淸除腸胃中宿積。用瀉鹽菓子鹽等。外治用火酒花露水薄荷酒平和性油膏等止癢除病。有奇效焉。

丹毒（即流火）之預防

曾立羣

丹毒現於皮膚或粘膜上局部腫漲熱痛。界限分明。色紅似火。流展極速。故亦名流火。爲創傷傳染病之一。因皮膚粘膜有破損處。侵入丹毒連鎖狀球菌。蕃殖其中而起。是病常現於面部。而由鼻孔口角瞼縫耳道等處起者尤多。殆抓爬揩擦。隨時可使皮膜剝落損裂。而手指甲爪常爲傳播黴菌之媒介也。其潛伏期約一日或二日。患者寒感戰慄。熱度驟增。達四十度左右，頭痛嘔吐。昏迷譫語。局部展延廣大。或起多數膿泡。時則病狀更劇。且將益以腎炎心臟衰弱等。病愈後。常有再發屢發者。是抓爬搔擦之惡習慣未除。而身體抵抗力薄弱亦有以致之。

注意洗手。以常保其清潔。剪短指甲。嚴戒爬耳擦眼挖鼻剔牙咬指等習慣。非徒求預防於未然。亦所以修小節也。癬疥之疾。常起癢感而引抓摸。務須及早治之。偶有小瘡熱瘡，幸毋以手指抓破。或以未曾消毒之刀針輕於嘗試。庶幾可以遠避矣。

預防脊髓麻醉之後患

震旦大學　周紀良

M. C Danid (de Bucarest) 大泥哀而氏。邇來對于此脊髓麻醉後患之預防。深加研究。上月中。以其試驗之所得。報告于法國醫學會。內今譯之于左。以公諸同好。

施脊髓麻醉術後。難免有許多血系與神經系以及臟腑的錯亂發生。此種錯亂。對于植物性神經（System nervend Vege'atif）。頗有關係。有種人受脊髓麻醉術後。甚易發生錯亂。往往因神經過敏。或因橈閣生柏點的錯亂 (Desequilibre Vago Sympathogue)。總之。人之體質。對于此種病象。關係極為密切。所以欲使脊髓麻醉後患之不發生。則當用法變更其體質。使神經不易受感。或使之無過敏之舉。此法厥惟大泥哀而氏新發明之腦脊髓液之靜脈注射是也 Injections Intra veincuses de liginde cephafo-rachidien.

大氏初次試驗。即在施脊髓麻醉術之前。用腰椎穿刺法。于病者身上。採取腦脊髓液少許。再用皮內注射法注射此液於病者之身。繼而又試以此液作靜脈之注射。所得遠近兩種結果。頗爲滿意。

(一) 近結果。靜脈注射後兩三分鐘。脈搏較平時稍快。每分鐘一百至百十跳。呼吸方面則于注射後五分鐘亦覺稍速。然一刻鐘後。脈搏與呼吸皆回復如常。至於面部則一無變動。腸胃之間亦無吐瀉。

(二) 遠結果。甚佳。大氏曾於施脊髓麻醉術前施行此靜脈注射于六十六人。惟四人在注射後之第三日稍覺頭痛而已。

故爲預防後患起見。在施脊髓麻醉術之先。宜用靜脈注射法。注射腦脊髓液少許。

瑞士肺癆病院中之日程記

嚴順章

世間爲害最烈之疾病。莫甚於肺癆。蓋其殺人於不知不覺之間。其始也無痛無楚。其結果則致人於死。醫家研究此病百餘年。竟無良藥以治之。余非醫家。故不能詳此病之如何治療如何預防。顧余身患此病。就醫瑞士達服司 Davos 之士耳本病院。該院爲瑞士最著名之病院。病人由此院治愈者不可勝計。茲將院中之日程詳之於篇。庶幾使我國之肺癆病家知其療治之方。而達治愈之希望也。

達服司地處歐洲之中央。高出海面四千六百餘英尺。故空氣純潔。乾燥少含水氣。宜於肺病之療養。故肺癆病院多設焉。各院對於病人規定之日程。大致相同。故茲僅將士耳本病院中之日程列表如左。

(一) 晨間六時冷水摩擦。

(二) 八時起身。

(三) 早餐後。散步。

(四)九時半至十時半空氣治療。

(五)十時半。飲牛乳。同時醫生訪病人於飯廳。

(六)散步。

(七)十二時至一時。空氣治療。

(八)午餐後二時至四時。空氣治療。

(九)茶後。散步。

(十)六時至七時。空氣治療。

(十一)晚餐後八時至九時半。空氣治療。

(十二)飲牛乳後歸榻。

散步時間之長短。由醫生規定之。所謂空氣治療者。卽置一安樂椅於郊外或亮臺之上。人臥其上。保守安靜。是卽所謂空氣治療也。

余住此三閱月矣。每日如法以行三經診查。皆見痊可。足見此法之有效也。

我國患此病者多矣。死於是者亦多矣。言之痛心。而我國人猶淡漠視之。豈其不知此病之爲害耶。抑知其害而忽之耶。是吾之書此篇。希望吾國人之有肺病者。早日照法療養。俾可早還我康健之身。否則人生幾何。身患此病。對於學問事業。一日曝十日寒。豈有成功之望耶。而又望我國慈善家及熱心醫家。廣其菩薩心腸。擇氣候適宜之地。建設病院。庶幾可普渡衆生於康健之鄉。則吾民幸甚。吾國幸甚。

內務部批准立案中西醫學研究會出版

中西醫學報

The International Medical Journal

June 1927　　Vol. IX No. 6

九卷六號　　十六年六月

The Medical Press Ltd.

121 Myburgh Road, Shanghai

中華郵政特准掛號認為新聞紙類

育嬰珍品

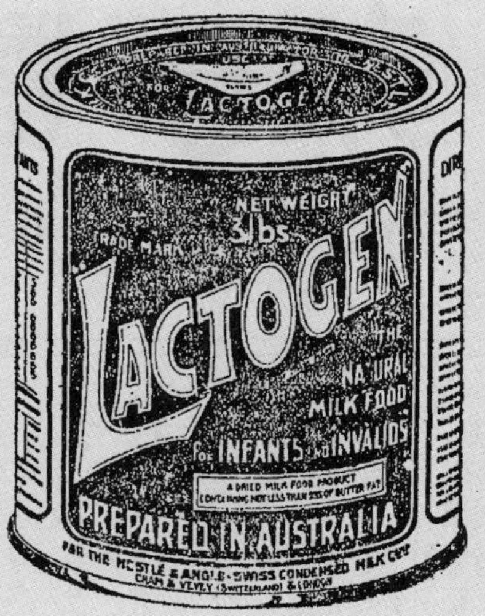

勒吐精代乳粉

用最純潔牛奶以特別方法製成其性質與母乳無異所含脂肪之成分亦與母乳無別嬰孩服之可得十足滋養且極易消化諸君如愛子女請購勒吐精代乳粉

霍亂治療要旨

A few Principles for the Treatment of Cholera.

俞鳳賓

此稿大半已經發表。今因丁惠康兄函囑披露於中西醫學報。乃略爲修改。並加入最近之心得。如緩注法之可免劇烈反應。動物性强心劑之收效較宏。二者皆丙寅秋間實驗所得。用以獻曝。藉副丁君諄諄之盛意也。丁卯夏日鳳賓謹識。

弁言

霍亂之流行。每有周期性。在印度每六年大流行一次。在上海及其附近諸地。每隔三四年有一次之猖獗。民國十四年夏。此症又大流行於上海諸地。經伍連德江上峯兩博士檢查華人自辦之自來水。悉某處之進口水與供給水。俱有霍亂菌。十五年夏。上海又有此症之大流行。經工部局細菌學家化驗之後。知某處自來水。沾染霍亂菌。則家中凡裝該處所供給之自來水管者。均極易傳染。因洗滌盌盆箸匙。人皆用冷水。而不用沸水。宜乎其傳染之烈。以致治療上發生無窮之累。內地河水一經沾污。則用之者。時時與病原菌相接觸。滔滔之禍。庸有涯涘。本篇之旨。在抒述治療此症之管見。於脫水之補救。血液過酸症之防免。預後之吉凶。復發及禁忌之研究。動物性之强心劑緩注法之適應症等等。秉經驗所得。裒集成篇。聊作研究者之參考資料云爾。

(1)少量脫水時之治療法

凡逢霍亂症。宜先辨別其脫水之輕重。在霍亂初起之時。脫水僅屬少量。不必卽用鹽水注射。余於近年試用『三油溶液』內服法。效驗頗著。其成分如下。

以太酒精 (Spt. Ether.) 三十滴

丁香油 (Ol. Caryoph.) 五滴

檜油 (Ol. Jniper.) 五滴

加耶布的油 (Ol. Cajupti.) 五滴

芳香稀硫酸 (Acid. Sulp'i. Arom.) 十五滴

右一次服。溫開水冲下。身體瘦小者減半服。

第一次服後。倘逢嘔吐。不可因吐而中止。靜待十五分或三十分鐘後。可服第二次。每隔三十分鐘服一次。服時有辛辣芳香之味。服後胃部覺暖。腹痛漸減。嘔吐停止。神色漸安。輕症服至三四次。卽見效。較重之症。須八次以上。用此法者。可不必嚴格的禁忌食品。飢餓時。卽可進以米粥藕粉等物。此方早期試用。可令霍亂症狀。一一中止。能藉之以免去注射之手術。較諸往日所常用之高嶺土十滴水、痧藥水、哥羅汀、樟腦白蘭地等藥。自有超然之功效。但在多量脫水之症。或已現癟螺吊脚等象者。不宜全恃此劑。仍以引用鹽水注射法爲宜也。

若不用三油溶液則過錳酸鉀（Pot ssium permanganate）有消毒之功亦可內服每次二喱或四喱每十五分鐘一次可連服二小時至四小時俟大便得綠黃色爲度輕症可減少分量此藥以基拉丁(Keratin)或賽羅爾包面製成丸(Salol coated)爲宜此藥用過後可連服過錳酸鈣溶液(Sol. calcium permanganate)每二十兩水內可溶二喱至六喱使病者頻頻飲服有消毒及防免再發之效如有再發之表示尙可加服也。

（2）霍亂至何種徵象須開始注射鹽水

一、心神煩躁皮膚呈紺色陣痛甚劇血壓在七十粍以下血之比重在一〇六五以上。

二、大吐或大瀉或吐瀉交作口中溫度較常人爲低直腸溫度在法倫表一〇〇以上。

三、眼球下陷聲音斷啞脈搏徵細或脈搏不現。

四、手指縐癟俗稱癟螺腿筋收縮俗稱吊脚。

五、手背及臂上皮膚摺之能起立不卽縮下此乃彈力性缺乏因水分漸少所致。

第五條症狀書籍所未載乃余近十年來觀察上心得之一可用作診斷之助除有合併症或十分肥胖者以及老年人外此摺皮之法頗覺可靠也。

（3）注射鹽水中遇見何種現象必須停止

一、在重症中假使脫水之徵既經注射未見輕減則雖顫抖惡寒注射不宜中止因顫抖一事在鹽水注射中至四磅以上尙屬不可免之徵象但注射之繼續與中止還宜斟酌病者情形而定須視病者體質强弱以及病勢輕重以爲衡。

二、脫水之徵象消退以後宜停止注射消退後之狀態如下。

(甲)皮膚恢復彈力性。

(乙)指尖如常不見癟螺現象。

(丙)聲音漸響不復嘶啞。

(丁)眼球膨突如常不復下陷。

(戊)血比重降至一〇五〇。

三、在注射中大吐大瀉者不可中止宜注射多量鹽水以補其缺有時一次注射須達二十磅以上。

四、注射中如逢呼吸困難吸氣急迫每因循環障礙或肺臟腫脹所致宜停止注射鹽水而用硫酸阿刀平(Atropine sulphate)或腎上腺精(Adrenalin)行皮下注射以補救之。

(4)鹽水過多之弊

鹽水注射貴適其宜倘分量過多則發生下列諸弊一曰血液鬱滯二曰右心室右心耳之膨脹三曰肺臟之水腫以及肺基之發現雜音。

(5)至何種變化須重行注射

病者已得一次鹽水注射後倘逾數小時或一二日後脫水之徵象復臨則宜重行注射注射第二次者。其顫抖惡寒往往可免。

重症有須經二次或三次注射方可得救。惟所需之次數愈多。則豫後愈險。

注射第二第三次者可仍用生理食鹽水或過滲性鹽水等各方詳下。

(甲)生理食鹽水(卽等滲性者)

氯化鈉　八・五

蒸餾水　一〇〇・〇

加熱至沸度。俟溫度適當始可用。

(乙)過滲性鹽水(下方英國衡制)

氯化鈉　一二〇喱

氯化鉀　六喱

氯化鈣　四喱

水分　二〇兩

過濾加熱至沸度。俟溫度適當可用。

分劑八〇喱。用此溶液不宜過多。

(丙)糖鹽水

葡萄糖(Dextrose)　五至七

生理食鹽水　一〇〇・〇

過濾加熱至沸度待溫度適宜始可用。

分劑一日可用一〇〇〇毦或一〇〇〇毦以上。

(丁)樹膠食鹽水

亞拉伯樹膠　　六•〇或七•〇

生理食鹽水　　一〇〇•〇

法蘭絨過濾加熱至沸度待溫度適宜始可用。

分劑二〇〇喴或四〇〇喴亦可用至四〇〇喴以上。

(6)何種預兆暗示豫後之凶

一、一次鹽水注射不夠而須注射二次或三次者豫後不良。

二、懷孕之婦女患霍亂症者胎兒往往中毒而亡必致小產治愈者不多。

三、婦女在行經期內若罹霍亂豫後不良。

四、嘔出膽汁者其症凶腦筋中毒者甚凶。

五、霍亂症後卽患尿中毒或小溲不通者有愈或不愈。(治法詳16節)

六、霍亂症後有血液過酸症者豫後不良。(治法詳16節)

七、小孩或老者患霍亂抵抗力較弱豫後凶吸鴉片者亦然。

八、在虛脫期(Collapse stage)內卽癟螺吊脚之時肚門內熱度達法倫表一〇二度以上者結果凶。

九、乾霍亂無希望。

十、注射鹽水後熱度甚高昏迷妄動者未見有恢復之機會。(見洛求司氏霍亂治療法)

(7)注射鹽水後宜進何種食品

一、三日以內禁止食品。

二、二十四小時內可進鹼性通尿劑和以水分。

三、四十八小時以後可進薏米清湯。(薏米即薏苡仁米粒不宜咽入祇飲其湯)

四、經過第三日可進粥湯或薄藕粉。

五、牛乳、鷄蛋、牛肉汁均當禁止。肉汁恐礙腎臟。乳與蛋可使霍亂菌滋生而重行猖獗。

(8)復發之原因

霍亂症在初愈時。最易復發。其復發之原因如下。

一、飲食不合宜。其病即復發。病者於注射鹽水後。於二三日內。不宜進飲食。祇可進水。

二、病者注射鹽水後雖在暑天亦易受寒。受寒則其病復發。故日夜宜有人看護。使單被時常蓋妥。

(9)鹽水注射時之靜脈檢覓

一、貴要靜脈。貴要正中靜脈。正中靜脈。頭正中靜脈。均可引用。

二、稍肥之婦女。第一項內所述靜脈。不易覓見。時可試用腕部之橈靜脈。

三、踝部之隱靜脈。亦可應用。肘部之後尺靜脈。顯著者多。惟移動殊易。故宜留意。

四、小兒在不得已時。可用頸靜脈。但須施手術。得頸靜脈後。針頭向下刺入。使鹽水向心而流。若向上則離心不合法矣。施行割頸手術。往往爲社會中所惡見。能免去須免去也。

五、倘小兒或婦女不易檢覔靜脈者。余每先行腹膜注射。至四磅以後。靜脈漸顯。如水分未足。再行靜脈注射。

（10）鹽水注入中之禁忌事物

一、在反應已臨之期（Reaction stage）。鴉片嗎啡。爲有大害而無小利之物。其最顯著之禍害。爲阻礙排泄使小溲不通。

二、受寒與不正當之飲食。均須禁忌。

三、空氣混入橡皮管注入靜脈。有時發生障礙。故宜用留氣管。以阻止氣泡之潛入循環系。

四、不可用過熱或過寒之鹽水。（適當溫度詳11節）

（11）溫度之標準

鹽水之溫度。宜以直腸溫度爲標準。

直腸溫度（法倫表）	鹽水溫度（法倫表）
九十八	九十八
九十九	九十七
一百	九十六

一百〇一　九十五
一百〇二　九十五
一百〇三以上　九十五以下

注射中。每二三十分鐘。宜量直腸溫度一次。近年經驗中。倘鹽水溫度較此表略高。病者可較爲適意。

(12)遲速之標準

遲速之標準。以每分鐘注射半嗧至一嗧爲宜。大量脫水時。可稍速。但每分鐘不可逾四嗧。注射終結時。以遲爲妥。

(13)留氣管之裝置

注射鹽水時。宜免除空氣混入靜脈。醫生之具注射常識者。皆可防止。余曾製備留氣管。可裝置於橡皮管中。四留空氣。其構造頗簡易。小玻璃管一。筒入大玻璃管中。小管大管之間。套一橡皮栓塞。一經消菌。卽可應用。用時預將留氣管倒置。使裝足鹽水。乃正置。倘橡皮管中有空氣。先自小管洩出。留於大管之上端。不易沖入靜脈。

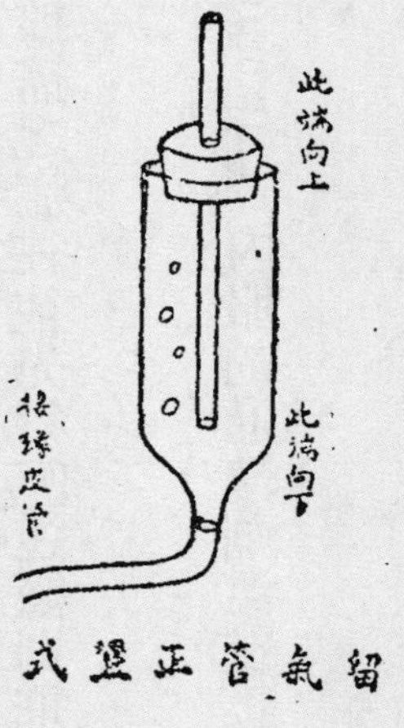

留氣管正置式

(14)生理水之溫暖法

余常用簡易之溫暖法。以溫暖生理食鹽水。其法卽加長鹽水器械之橡皮管。使其盤成圈形。置於溫水盆中時常視察溫水之熱度保持法倫表一百度左右。

(15)霍亂後之尿中毒症

尿中熱之症象爲小溲不通脈搏呼吸較平常爲速有時急促病者現抽搐之症往往先行呃逆繼則驚攣人事不省若抽搐不止豫後極凶。

療法宜用皮下注射之發汗藥(Pilocarpine nitrate gr. 1/6 hypodermically)內服的通溲劑溫熨腰部法費休氏法亦可引用詳見於後。

(16)霍亂後之血液過酸症

患霍亂症後在第一星期內最易發生血液過酸症其徵象爲大渴疲軟沉鬱有時暴躁不寧呼吸不順。嘔吐頻臨譫語昏睡重者沉迷。

療法宜進鹼性藥料如重炭酸鈉六十喱(四五)化入水內一次飲下一日可進數次蘇達水內加以葡萄糖或蜂蜜亦可使之飲下費休氏(Fischer's)液可治過酸與無尿症有甲乙二種甲種用緩注法滴入直腸乙種用靜脈注射法注入二者均鹼性溶液其方如下。

甲種滴入直腸用(滴入時之溫度應得法倫表一〇五度)

氯化鈉　十四克

炭酸鈉(Sodium carbonate crystallized)十五至三十克

蒸餾水　一千竓

乙種、注入靜脈用。溫度宜與體溫相彷。

氯化鈉　十四克

炭酸鈉(Sodium carbonate crystallized)十克

蒸餾水　一千瓱

乙種藥水注入靜脈之分劑。為二千瓱。

(17)病者親友應得之指導

病霍亂者。若經治愈。其大便中往往仍沾霍亂菌。自一星期至六星期不能盡滅。是以其親友宜得正當之指導如下。

一、病者之排泄物。在六星期內。宜切實消毒。

二、與病者接近之人。宜預先注射霍亂菌漿。凡欲預防者。均應注射。

三、撲滅飛蠅。掃除垃圾。用沸水澆洗杯盆盌箸。

四、飲食之清潔。宜特別注意。

(18)霍亂症中注射時鹽水種類之選擇

初次注射。以生理食鹽水為最妥。其分量多少。可依症情而定。二次三次注射時。過滲性鹽水頗屬相宜。以四磅為限。其他如糖鹽水與樹膠鹽水。均可酌量用之。若患血液過酸症。以及無尿症時。則費休氏法(上文已述)有甲乙二種。可逐一試用。余於乙種費休液。尚乏經驗。用糖鹽水者。可減去過酸症之侵襲。

用樹膠鹽水者可減去肺水腫之形成。

(19)動物性之强心劑

通常所用之强心劑。如樟腦製成之藥。毛地黃中提出之品。與咖啡因之化合物。皆屬植物性。在危急之症。倘植物性强心劑不易發生效力。則可改用動物性注射品。以下二種。乃近年來用有佳效者。(甲)松果腺後葉製劑。音譯「辟丟一得靈」(Pituitrin 1/2 to 1 c.c.) 半竓至一竓。皮下或肌肉注射。一日二次至四次。(乙)腎上腺製劑。音譯「阿特里乃靈」(Adrenalin)千分之一溶液。每次注射五滴或八滴。一日三四囘。以上二物。須購自頭等藥廠。凡未經生理的試驗之出品。恐多雜質。切忌引用。余於近年治療中。甲乙二種。均甚得力。甲性較久。乙性較暫。尋常之植物强心劑。僅可作爲輔助品。倘專恃植物性者。則往往效驗不能卓著也。

松果腺後葉製劑。一名「辟丟一得靈」乃加增循環系內緊張性之要藥。能使血壓高昇。脈搏轉緩。於虛脫期內。或震盪期中。用之最宜。而於呼吸困難時。尤可救急。故於霍亂症中。每能保護心臟。以及囘復血壓也。腎上腺製劑。効力略弱。孕婦不宜用「辟丟一得靈」。患腎炎者不宜用「阿特里乃靈」。此二端醫家應注意之。

(20)鹽水之緩注法

若逢大量之脫水。體溫逐漸低降在常度之下。本宜用鹽水靜脈注射法。但於乙丑丙寅所遇之症。往往於脫水徵象中。已見有熱度之增高。在法倫表百度以上。則其反應已臨。若再加以靜脈注射後之反應。

如惡寒發熱等等。病者將熱上加熱。妄動昏迷。不堪其苦。因此而不及救治者。往往有之。近經驗中之心得。凡病者熱度已增。欲補足其脫水。應用茂費氏緩注法。 (Murphy drop) 可免惡寒高熱之弊。而功効與靜脈注射相仿。其法用橡皮管(通尿管亦可用)自肛門深入直腸之內。距肛門約六吋。而用鹽水點滴注入。其溫度須較其發熱時之體溫略低。過熱過冷均非所宜。皮下緩注法 (Hydodermoclysis) 亦可引用。小兒可用腹膜灌注。婦女可由乳下射入皮肉寬弛者。大腿之側亦可注入鹽水。以上所述諸法。以茂費氏直腸灌注法爲最有效驗。

鹽水緩注法之佳點。在於吸收以後。可免惡寒戰慄發熱諸反應。且施行後。可不必嚴格的禁食。其弊有時太緩。不及救治。故用此法者。有時可雙管齊下。腹膜注射與直腸注射二者並進。在脫水太多。熱度未高之症。仍以靜脈注射爲較妥。如逢特殊狀況。則引用緩注法。亦有效驗可觀也。

結論

余既述霍亂之治療法。而不能已於言者。乃恆覺治療之學。雖日精。總不如積極預防之多獲佳果。凡熱心公益者。見社會中有傳播此症之事實。或習慣。應設法喚醒一般民衆。共同改良。不宜緘默。而一任疾病之蔓延。若飲水之來源淸潔與否。汚穢之掃除盡淨與否。飛蠅之撲滅努力與否。病者之隔離切實與否。菌液之注射普及與否。治疫之醫院敷用與否。均當存先覺覺後之心。以圖社會之安寧也。余於乙丑秋。旅行東島。見火車中廁室之下。必置鐵皮屜斗。以承糞穢。至大站。則有僕役更換之。又於輪船中。在進港時。其廁所中另置鐵斗。以承穢。使所遺之物。不至冲入近城之港口。是以旅客跋涉時。卽患霍亂、痢疾等症。亦不易傳及他人。返觀我國鐵路上對於遺矢。尚未注意。假使一人患瀉症。一小時須往廁所三四次。則五六小時內。其穢物可分遺二十處。再經飛蠅或其他媒介。則傳染鄉村城鎮。捷於影響也可知。若以水道而論。吾國人更不加察。沖除穢物之處。往往卽汲水使飲之區。或其水卽用以洗滌盌箸。無怪霍亂一臨。易於成疫。其猛如虎也。凡吾醫家除治療以外。若無提撕警覺之精神。以從事於防患未然。則在此過渡時代。似猶未可自命爲盡職焉。

硫苦靜脈注射之功用

醫學博士丁錫康

節譯美國羅色試驗室報告書

硫苦 Magnesium Sulnhate 一藥。英醫士格魯發見于一千六百九十五年。又名愛潑孫鹽 Ensom Salt。因初時此藥製出時曾用英國愛潑孫地方泉水蒸發而得也。其內服之功用最著者即用爲瀉劑。至十九世紀中有許多醫士用之于黃熱症痢疾等。又以皮下注射法治大便祕結。惟其結果均不甚美滿云。硫苦于廿六年前又用爲局部敷藥。如火燙蟲刺微傷丹毒等類。硫苦之飽和溶液對于丹毒狀之傳染等。確有消腫止痛之功用。現時硫苦又發見許多新性質。醫治疾病。茲約略述之。

(一)痲醉劑　以硫苦極微之分量行靜脈注射。有抑止呼吸機能及呈全身痲痺之作用。如置諸局部之神經上面。神經之傳導性全失。如行皮下注射。能發極深之痲醉性。筋肉完全弛舒。如注入脊髓內。亦有同樣之效果。硫苦行各種注射後。並不發生腹瀉。與內服完全不同。注射法內以靜脈路徑爲最佳。可用爲外科手術之痲醉劑。羅色試驗室曾製成標準之硫苦溶液。量少而濃。赫氏曾言硫苦靜脈注射後。與他種藥物不同。並無興奮期發現。病者即漸漸入于痲醉狀態。赫氏所用之溶液量少而極濃。其分量爲一西西百分之廿五25%溶液。病者不致死。惟呼吸機能甚爲困難。其後配梅二氏用百分之六6%至百分之十 10%之溶液靜脈注射。結果甚爲滿意。注射後病者脈搏如常。血壓力及心臟機能並無變化。惟呼吸方面時感困難。配梅二氏謂硫苦注射其麻醉之性質頗有價値。如有危險發生可愼用 Calcium Chloride 溶液以解除之也。

(二)產褥熱孕婦中毒子癇 Peuteral Fever, Toxemier of Pregnaucy Belawkaia. 赫氏用硫苦靜脈注射以治四例之連鎖狀細菌產褥熱。效果極佳。紐約洛倍氏及哈氏對于產褥熱用之均得同樣之佳果。惟注射期內衞生方面如飮食空氣陽光等亦宜注意者也。注射後之反應爲頭暈及全身覺熱等現象。惟注射時如緩緩行之。反應大都可免去。哈氏謂初時產褥熱之死亡率高至百分之九十三。自用硫苦靜脈注射後。卽降低至百分之二十。

拉柴氏用硫苦靜脈注射治子癇 Eclampsia 凡十七例。效驗頗著。病者均呈中毒症狀。幷有痙攣 Couuilsions 及昏迷。其中一患者有痙攣凡十七次在六小時間注射10% Magnesimn Sulphate 凡三次每次二十西西幷用 Soda 及 Glucoae 灌入肛門。病者竟告痊癒。注射時須緩緩行之。如因注射而發生呼吸困難。亦可用 Calcium Chloride 溶液以解救之。

(三)腎臟炎水腫尿毒症腦間壓力加甚　如因腦腫脹而發生之尿毒症狀。均可用硫苦靜脈注射治之。每十二小時至二十四小時注射一次。直至血壓力降低腦症狀減少爲止。因頭部受傷而發生腦間壓力增加。用10% Magnesium Sulphate 靜脈注射。每次十西西。每四小時一回注射六次或八次。成績甚佳。卽對于肺水腫患者。此藥亦有消腫之效。

(四)肺炎　硫苦及Calcium Chloride靜脈注射。對于肺炎有減少呼吸困難退熱之能力。身體內白血球亦增加。

(五)破傷風Tetanus　硫苦靜脈注射及破傷風血清二者治療破傷風最佳。司確索氏用百分之三之硫苦溶液繼續流入血液。其速率每兩分鐘流入廿五西西。破傷風之症候如痙攣Spasm疼痛均消失。若症候復發可再行注射。對于破傷風患者。硫苦可用皮下筋肉或脊髓注射。其分量均用百分之廿五溶液。惟靜脈注射用百分之六溶液。用硫苦靜脈注射時。破傷風血清仍須同時應用。以中和破傷風之毒質。

(六)硫苦皮下注射如與嗎啡皮下注射同用。其嗎啡之效力。較獨用增加一倍。

(七)Sadium Chloride　靜脈注射。亦有去水功用。惟硫苦靜脈注射。其見效雖略遲。然效力較前者爲永久而安全。

(八)硫苦靜脈注射。如有時呈中毒症狀。(如呼吸困難)則Calcium Chloride溶液實爲最有效之解毒劑。注射手續須緩緩行之。據羅色試驗室之試驗結果。製成一硫苦溶液二十西西中含硫苦2 grams。可用于平常之患者。硫苦靜脈注射宜完全注入血管內。如射入四周組織間。或發生疼痛也。

LEHRBUCH
der
Arzneimittellehre

藥物學大成

丁福保譯　醫學書局出版

每部二册定價四元 四版

是書分總論各論兩大部總論又分爲二一處方學汎論詳論用藥之法二處方學各論詳論製藥之法各論又分爲十一一豫防藥凡寄生物驅除藥防腐藥解毒藥皆屬之二緩和藥凡澱粉藥甘味藥粘漿藥脂肪藥膠質藥皆屬之三機械的藥凡海綿綿花等皆屬之四強壯藥凡苦味藥消化藥鐵劑皆屬之五收斂藥凡有收斂作用之藥皆屬之六拔爾撒謨藥凡樹脂類之藥物皆屬之七清涼藥凡酸味類之藥皆屬之八解熱藥凡能減退體溫之藥皆屬之九變質藥及解凝藥凡鹼類鹽類砒石水銀等能變質及解凝者皆屬之十刺戟藥凡發泡催吐瀉下利尿等藥物皆屬之十一神經藥凡興奮神經麻醉神經之藥物皆屬之西藥無不備製法無不詳其性狀及生理的作用醫療的應用無不實而漢藥之經西洋化學家實驗而確認其有効者亦收錄靡遺較諸我國之本草有過之而無不及研究西藥者不可不讀也

全書一千零三十頁

Tashenbuch der Therapie

西藥實驗談

丁福保譯　醫學書局出版

每部一元六角 五版

共分十七節一序言二退熱劑三下劑四利尿劑五收斂劑六祛痰劑七麻醉劑八興奮劑九強壯劑十防腐消毒劑十一驅蟲劑十二變質劑十三清涼劑十四吐劑十五刺戟劑十六緩和劑十七附錄共載藥品八十九種每種分形狀應用貯法處方四項處方少則八九多則數十每方之下復註所治之病眉目清晰效驗如神按病調劑應手可愈醫家不可不各置一編惟西藥之種類甚多驟涉其藩茫無涯涘兹特選出最普通最常用之藥約百餘種顏曰西藥錄要附入西藥實驗談中學者可案照藥名之次第肄習之習一種即可實驗一種所習皆歸有用可免望洋興嘆之感矣

全書四百三十餘頁

外科學大綱

丁惠康

第一編　總論

第一章　損傷所起之全身障礙

損傷所起之全身障礙。計有次述三種。而此三症之區別。雖非容易。然經驗宏深之醫士。不難一見而知為何症。苟知為何種。則當施以適切之救急策。以奏起死回生之效。

一　失神 Ohnmacht

本症由意識突然障礙而成。其原因為精神的刺戟。惹起貧血。大抵可迅速治愈。

原因　精神易受刺戟之人。及常有恐怖憂慮之患者。每易犯之。例如目睹他人出血。或在手術之際。心中恐懼。及自身將受手術之前。將行局處割切之時。

症候　突然眩暈卒倒。喪失意識。脈搏如常。數秒或數分卽治。

豫後　通常豫後佳良。然亦有意外之結果。致於殞命者。

療法　先命仰臥。頭低腳高。寬解衣服。飲赤酒少許。並以冷水拂拭顏面。俟其自醒。既醒。宜靜臥若干時。勿可起立。若失神時間過長者。治法同虛脫。

心力體力二者劇烈萎痺之象也。

原因　以大出血與急性中毒（如哥羅仿謨痲醉、蛇毒、全身傳染病等）爲多。

症候　顏面呈紫藍色與蒼白色。出冷汗。脉搏細數不正。呼吸淺表。體溫下降。宛如瀕死之狀。

療法　先施以失神療法、再用樟腦劑注射食鹽水皮下注射或直腸及靜脉注射。服熱茶咖啡。飲微溫赤酒。並以熱布包裹全身。輕摩心臟部。與人工呼吸。

三　震盪症Schock

心力體力衰沈。類於虛脫症。然其原因爲反射的。故與虛脫異。

原因　因於知覺神經部域受劇烈、之震盪。及特殊之神經受刺戟而成。例如器械損傷。砲火損傷。大手術。胸部跌打。腹部損傷。腸胃穿孔。歇爾尼亞（卽脫腸症Hernien）手術時腸管過度刺戟。皆易罹之。餘則全身衰弱、貧血、與神經過敏之人。均爲本症誘因。

症候　略同虛脫症。脉搏細而遲。且不規則。瞳孔反射遲鈍。大小便失禁。然其意識未嘗喪失。患者自知苦痛。常叫喚呻吟。此震盪症狀持續過久。卽爲內出血與初期炎症之徵。本症起於重傷之後者。與虛脫最難區別。起於熱性病與肺栓塞之後者。則區別甚易。

豫後　本症豫後不良。體溫在三十五度以下。脉性不良者。豫後尤險惡。

療法　先去外部之刺戟。（例如痛傷）恢復心力及血液循流。處理創傷之際。切忌使傷部作痛。故不可以刷毛洗滌創面。及以芥子貼於皮膚。頭部宜低。足部宜高。時時以樟腦油注射。用熱布包裹冷體。行心臟按摩與人工呼吸。又以微溫肉汁或酒精劑內服。不能咽者。改作灌腸。若見患者有劇甚之不安狀態。須以以的兒(以脫)吸入。若其病因在失血過多。可用食鹽水注入。高其血壓。又斯篤幾尼涅 Strophantin ○・○○五——○・○○七。注於皮下。有刺戟興奮之効。亦可用。在本症未回復之前。禁用痲醉劑及氣管切開血管結紮、開腹術等。雖在萬不得已時而偶用之。其危險實甚。

第二章　淋巴管炎及淋巴腺炎Rymphangitis und Lymphadenitis

一　淋巴管炎Lymphangitis

症候　(一)得在一局部認出若干赤色條痕。自末梢炎竈走至中樞淋巴腺。此條痕爲淋巴腺腫脹而成壓之疼痛。其周圍腫脹作痛。皮膚緊張。感沈重。(二)全身戰慄發熱。及有全身障礙。

經過　本症輕者數日消失。重者管內成栓塞。化膿。終成淋巴管周圍蜂窩織炎。

療法　有二目的。(一)防傳染性物質進入淋巴系統。(二)圖局部之安靜。行怕里斯尼芝氏罨法。酒精濕布、鬱血療法。(一日中二十二時間縛鬱血帶、二時間將患部高舉、)

二　淋巴腺炎Rymphadenitis

因起炎菌之性質。有急性慢性二別。吾人更分爲五種論之。

(一)單純性淋巴腺炎。其炎症僅及於腺內。不害及腺周圍之組織。腺腫痛。觸之有結節。然不與皮膚相癒着。此炎症能由適當治法速治之。

(二)化膿性淋巴腺炎。腺之囊壁破潰。腺周圍發炎。四周有化膿狀。膿汁或破皮自潰。或非開刀不能外出。患此者概有熱候。

(三)連瑣狀球菌所起之淋巴腺炎。能蔓延他部。有全身症狀。兼患筋間蜂窩織炎。

(四)淋毒菌所起之淋巴腺炎。疼痛最甚。軟性下疳菌所起之淋巴腺炎亦劇痛。二者俱患於鼠蹊部。別名橫痃。

(五)慢性淋巴腺炎。概因於黴毒結核。其由結核菌生成者。硬固癒著成腺團。後則變爲乾酪性軟化。

診斷　本症診斷最易。因淋巴腺之位置與腫瘍之成球狀。及附近有炎症病竈。三者爲特異他病之處。若猶不明瞭。可就次舉三項考察之。(一)考其傳染之根源地爲何。(二)考其腺炎爲急性或慢性。(三)考起炎菌之性質。更觀炎竈之部位。發生之遲速。疼痛之强弱。發熱之有無。附近浮腫之模樣。則不難與他病分別。又如黴毒性淋巴腺炎。堅硬不劇痛。多生於鼠蹊腺與肘腺。結核性淋巴腺炎常生於頸部。鼠蹊部(股關節炎及痔瘻所生者)、與腋窩肘部。尤易與他症相別。

療法　急性炎治法。重在治療傳染根源地。單純性炎。宜塗擦灰白軟膏。促腺腫吸收。化膿性炎。宜就膿瘍已成者切開排去膿汁。切開大者兼行吸引療法。如連瑣狀球菌之進行性化膿性症。必用大切開。兼吸引療法治之。

有將炎性腺腫、一概取出者。此雖爲根治之方法。然易阻害淋巴腺循環。他日因此成象皮病肥厚。(其故由於手術之時腺附近之脂肪組織被破壞所致)最爲不利。且全腺取去之後。苟有細菌或毒素傳染。則防禦之器官已去。難保不直入血中。故非萬不得已。不可取去全腺。

淋菌。下疳菌所生之淋巴腺炎。亦由同樣原則處治之。卽一面治淋疾與下疳。一面治腺腫是也。化膿者亦用切開術及吸引療法。結核性淋巴腺炎須摘去腺腫。有膿者穿刺之。而後注入十%沃度仿讀甘油。或單切開排除之。用吸角抽出之。膿瘍壁不宜搔爬。

第三章　靜脈炎Phlebitis (Venenentzuendung)

本症由淋巴管炎、丹毒、膿瘍、蜂窩織炎等。波及於靜脈管壁。或病原菌隨血行而寄生於靜脈所生。概有血栓形成。化膿性者。尤與生命有關。每使靜脈管陷於壞疽。兼生血栓於遠處。

診斷　疼痛。發赤。自外部觸之。有堅硬索條物。患部不能行動。感沈重。皮膚浮腫。發熱。

豫後　本症實爲危險之病徵。苟有血栓起於肺。(肺栓塞)卽無生存之望。

療法　安靜爲要。患部舉高。包溫布。有膿瘍者切開之。

四肢上之靜脈炎。概起於靜脈瘤者居多。股靜脈之血栓性靜脈炎。一名白股腫。產婦患產褥性骨盤結締織炎者生之。患者全肢浮腫青色。有劇痛。能在外部觸知之。

動脈炎比靜脈炎極少。

第四章　蜂窩織炎Phregmon

症候　發生迅速。化膿急劇者。概稱之曰蜂窩織炎。疼痛。腫赤。與他症同。然比他症劇烈。最易犯之部位。爲血管鞘、筋間裂隙、鬆粗結締織、脂肪組織等。

經過良好之蜂窩織炎。常於一小部分化膿。其不化膿者。爲進行性蜂窩織炎。最危險。若其原因爲連鎖狀球菌病毒。侵入結締織間隙。進襲腱鞘、粘液囊、骨及關節諸隣近器官。同時惹起淋巴管炎、淋巴腺炎、血栓性靜脈炎、膿毒症。敗血症。則危險尤甚。又有連鎖狀球菌、大腸菌、實扶的里（舊譯作時疫白喉。卽鎖喉風、）菌等混合傳染之例。常使廣大部位變爲壞疽。

豫後 本症豫後無定。概可名之曰重症。蓋單弱之人。糖尿病之人。每因此喪其生命。强壯之人。亦因此遭重劇傳染。不能快復也。進行性蜂窩織炎多致命。其故由血栓脫離。入於肺。成肺血栓。或肺膿瘍。又菌毒入於血。傳播全身。亦足以致死。

療法 已知其化膿者。速切開而排除之。卽未化膿者。亦可行切開。以緩和組織之緊張。防病毒之傳播。切開雖宜大。然可分爲數處小切開。普通醫士每待膿瘍及於表面而始切開。爲時已晚。不如從早切破。插排膿管以排之。排膿後宜用濕布、酒精繃帶。鬱血療法、吸引療法等。炎症進行迅速。防其傳於遠方。可行切斷術。關節離斷術。但非不得已時。不宜妄用。

第五章 破傷風 Tetanus

原因 原因爲破傷風菌。由皮膚粘膜損傷。及產褥子宮、初生兒臍帶等。侵入吾人之身體。最易犯於手指與足趾。該菌之毒素。常從創傷部沿血行與末梢神經上行。侵犯延髓、脊髓之運動神經中樞。致起筋肉痙攣。

症候 本病之潛伏期。爲一二週。發病時牙關緊急。項筋强直。顏面筋强直。（破傷風顏面）後弓反張。軀幹四肢聲門等筋肉均起痙攣，痙攣之後。繼以發汗。意識明瞭。發熱無定。

豫後　急性數日死。慢性可治。一般豫後不良。死因爲窒息、肺炎、心痲痺、衰弱等。有破傷風菌侵入頭部。痙攣專限於頭部者。名頭部破傷風。其豫後概佳。

療法　(一)速用大量破傷風治療血清注射。然其毒素已與神經中樞結合者。効力甚少。(二)原創傷之小者。剔出之或切斷之。(三)居患者於安靜黑暗之室。以痲醉劑（嗎啡、抱水格魯拉爾等）服之。忌一切刺戟。

第六章　化膿性全身傳染Sepsis

一　膿毒症(化膿性轉移性全身傳染)Pyaemie

症候　(一)自覺症如頭痛、昏睡、肢節疼痛、譫語、失禁、惡心、嘔吐、口渴、食慾不振等。(二)他覺症爲皮膚乾燥、發熱、舌苔、脉搏呼吸頻數、及下痢、黃疸、痺腫、蛋白尿、心內膜炎等。

診斷　本症或突然戰慄。體溫上昇。或因菌力減弱。體溫下降。或有弛張熱。（朝夕溫度相差二三度）或高熱稽留不退。脉搏之多少。概隨體溫爲增減。轉移之器官。以肺、關節、漿液膜、皮下組織、筋肉、腎臟爲多。

豫後　常險惡。轉移至身體各部者。尤然。若經過緩慢。成慢性症。其豫後較良。

二　敗血症(化膿性非轉移性全身傳染)Septikaemie

症候　本症不如前症之或輕或重。熱型常一定。每稽留至三十九度、四十度。無戰慄。脉搏初速而實。至後變爲細小。早期有此現象者。更不易救。全身症狀概與膿毒症相似。且有區別此二症甚難者。是名混合傳染稱爲敗血膿毒症。

療法　兩症最要之處置爲防細菌與毒素侵入血中。故破開炎性之創面。塞以乾燥絲紗。插入排膿管。排去創液。卽可達此目的。若損傷過重。須行切斷術與關節離斷術。而此種方術。尤必行之早速。方有救生之望。萬一膿瘍轉移他處。宜從早切開。以杜後患。故常注意軟部、（筋肉部）關節等是否腫痛。有無膿瘍。如有可疑。速用穿刺或切開。惟轉移至內臟者。無法可治。又本症之全身療法。主在增進心力體力。故多用滋養品强心劑利尿劑。或以食鹽水注皮下。注直腸。均有効。又當注意其褥創。及試用消毒劑。如 Kollargol, Methylenbue, Chinin, Jod, Urotropin, Trypaflavin　血清療法多無効。

第七章　狂犬病（恐水病）Lyssa

症候　（一）潛伏期自二週至八週不等。（二）前驅期凡一日或三日。其時咬傷部疼痛發赤。精神異常。（憂鬱不安）食欲缺乏。（三）發揚期咽頭筋痙攣。不能咽食。四肢軀幹筋痙攣。多反射運動。身熱脈速。（四）痲痺期多數筋痲痺。呼吸筋心臟俱痲痺。由是不起。故本症豫後多不良。診斷上防與頭部破傷風歇斯的里等混淆。

療法　（一）防發作。行派司脫爾 Pasteur 氏豫防注射。患處滴以硝酸。（二）既發作用痲劑醉。（三）咬傷部行切去術。或截斷肢節之一部。

第八章　昆蟲刺傷蛇咬傷及鼠毒症

一　昆蟲刺傷 Insekten-Stich

蛇與蜘蛛蝎類之咬傷屬之。

症候　局處症候爲疼痛腫脹。全身症候爲呼吸淺表。脉搏頻數。失神虛脫嘔吐等。

豫後　概無性命之虞。然亦有因此斃命者。

療法　傷部塗稀亞摩尼亞水。腫脹甚者。施冷罨法。

二　蛇咬傷Schlangen (Kreuzottern) Biss

症候　局處全身兩症候。比前者更重。咬傷部壞死。全身發熱。虛脫。頭痛。呼吸困難。心臟痲痺。其豫後每每不良。

療法　(一)應急處置。可以口唇用力吸引傷口。(口中唾液頻頻吐去、不可咽下)同時緊縛咬傷之周圍。壓迫創傷之上部。防其毒素上行。(二)局處療法。切開腫脹部。排出毒液。若患部已用繩紐緊縛。則非切開後排去毒液。不可驟然解去。蓋恐創液吸收於體中也。切開後宜用鬱血療法。不宜用藥品。如過錳酸鉀、綠化鈣水注射於皮內。吸角與亂刺法可用。肢節切斷術亦可試行。不宜燒灼創面或腐蝕創面。使創液難外出。切開之部分。須完全消毒。高舉患部。令患者絕對安靜。(三)全身療法用强心劑

三　鼠毒症(鼠咬症)

病原爲一種細菌。名 Sp. murismorsus。

症候　(一)潛伏期一週至三週。(二)局處症候。咬傷部腫痛。兼有淋巴管炎、淋巴腺炎。(三)全身症候。間歇熱。倦怠。譫語。昏睡。痲痺。皮膚生丘疹紅斑。

豫後　不良。死亡率凡十之一。經過有在半載以上者。

療法　無特殊之療法。可以咬傷部燒灼創傷周圍注射石炭酸試之。又或注射洒爾汸散塗擦水銀軟膏亦有效。

第九章　筋膜筋腱之損傷疾患Sehnen und Muskel-Verletzung

一　皮下損傷

若有一筋收縮過度。則該筋肉筋膜、筋腱必有一部破裂。或全部破裂。

(甲)筋膜破裂　多見於二頭膊筋大腿內轉筋、四頭股筋等。　症候　筋肉弛緩時。筋膜有裂縫。能在外部觸知之。筋肉緊張時。筋肉從其隙縫中漏出。形成硬瘤。(筋肉歇爾尼亞)　療法　大抵自然治愈。不用手術。若長時障碍不治。則行筋膜縫合。(見後)

(乙)筋肉挫傷　筋肉之抵抗力較小。易爲外力破壞。　症候　機能障碍。筋血腫。筋緊張時。作痛。筋肉震顫。　療法　疼痛甚者。施濕布繃帶。命患者十分安靜。(當筋肉不緊張之時。方可繃帶、)時時按摩患部。

(丙)筋肉斷裂　筋收縮伸張過度。則遭斷裂。四頭股筋、三角筋、二頭膊筋最易犯之。又筋肉變性者。尤易斷裂。

診斷　筋斷裂之瞬時。局處劇烈疼痛。發一種爆聲。負傷者得自知之。外部膨大如腫瘤。不能運動。成血腫。例如二頭膊筋上方斷裂。則其下有腫瘍。前膊屈曲困難。是也。有時斷裂不完全。則症候較輕。

療法　斷後速行縫合術。以兩斷端密接而密縫之。約六週治愈。筋膜斷裂者。兩斷端上下相重。然後縫之名曰階段狀縫合階段狀縫合。亦可行於筋縫合。縫合之後。用按摩術消去血腫。又用自動的他動的運動反抗運動強練筋肉。若斷裂不完全者。毋庸縫合。單治其血腫與由各種運動強練其筋力足矣。

，二　急性化膿性筋炎Myositis purulenta

症候　患部腫脹、浸潤、疼痛、短縮、機能障礙、高熱(三十九度以上)化膿、筋纖維死滅、化膿早止者。筋炎僅及於一方。膿化長久者。數多筋屬皆發炎

診斷　因其炎症限於筋內。故炎症之廣袤與筋肉相等。可由外部察知該筋肉之形狀。以定病之眞僞。若不得觸診者。可觀其短縮之模樣。例如腸腰筋炎者。股關節屈曲異常。卽腸腰筋短縮之徵也。再此症若有細菌侵入之門戶可發見。如哆開性創傷及癤類生於附近。則必爲是等病竈傳染。可爲診斷之一助。惟其由他處轉移而來者。則難鑑定之

豫後　多良。老人與衰弱者不良。多數筋肉接續侵犯。或身體各處同時發生。則身體衰弱過甚。豫後益危險。又若患筋之大部分爲壞疽。則愈後遺存瘢痕、筋攣縮、不能運動。

療法　病初起。行一般消炎法。(濕布、鬱血療法、安靜等)已化膿。須速切開排膿。

三　筋黴毒

黴毒在第二期初。各筋肉有僂麻質斯性牽痛。第二期之後。更一年有筋攣縮。其時上膊筋肉最多犯之。肘關節微屈。不能伸展。二頭膊筋、三頭膊筋硬固。至第三期則有次之二症。曰筋肉橡皮腫與瀰蔓性間

質性筋炎。

甲　筋肉橡皮腫

症候　黴毒傳染後十年或二三十年。始生此症。筋肉成圓結節。無彈性。壓之不痛。其先皮膚正常。其後結節與皮膚相合。皮膚呈紫藍色。久則結節橫於四圍。變爲扁平。又或結節軟化。自然破潰。然筋肉之機能障碍甚微。仍能運動。

本症多見於筋腹。時或起於筋附着部。罕有生於腱者。一筋肉或生數個橡皮腫。或數筋肉同時發生。尤以對側同生者爲多。好發部位如點頭筋、咬筋、舌筋、肩胛筋、臀筋、上膊筋、腓腸筋等。

診斷　腫已壞者易診斷。未壞者當與各種腫瘤相分別。然筋肉有腫瘤生成。大都爲橡皮腫。尤以點頭筋爲然。肉腫與本症雖相類。然本症只限於一筋。而肉腫起於近隣之諸筋肉。

豫後　良好。療治愈早則愈易。但筋肉有瘢痕生存者。其處筋肉短縮。永遠不治。例如點頭筋起本症。即爲斜頸之原因。無術撥正之。

乙　瀰蔓性間質性筋炎

症候　比前者發生較早。傳染後數年。即患之。患筋硬固疼痛。夜間尤甚。然亦有安靜時不覺痛者。患筋攣縮。且機能障碍。故牙關緊急。頸項歪斜。不能運動。好發於四肢中之腓腸筋、二頭膊筋。其次則咬筋、點頭筋、外肛門括約筋等屬之。

療法　舍驅黴療法外無良法。碘化鉀用之頗宜。

第十章　粘液囊及腱鞘疾患Schleimbentel und Sehnenscheide-Erkrankung

一　結節樣腫Ganglion

結節樣腫者。關節囊腱腱鞘及其周圍之組織因膠樣變性生成新物之謂也。又稱剩骨。

原因　或因外傷或原因不明。多見於年輕女子。有腱性與關節性二大別。

症候　發育徐徐無自覺症。既達一定之大。則關節運動障害。兼有神經痛樣疼痛。然亦有毫無障碍者。

形狀爲半球形。表面平滑。稍有凹凸。限於一處。不能移動。發於腱鞘者。手指屈伸之際能移動。發於關節者不能移動。大小約與豌豆或胡桃相稱。有彈性。如軟骨。內容物爲膠樣或黃色蜜樣之固體所充滿。經過慢性。

好發部位。如手背橈骨側。卽橈腕伸筋。示指伸筋之中間。罕有發於掌面者。(此卽異於水瘤之處也)、此外或生於足關節背面及膝關節部。其他身體各部分。皆不多見。

本腫瘤之被膜。自腱樣之結締織所成。有光亮。其內腔不與近傍之關節及腱鞘相通。或爲單房性。或爲多房性。無定例。

療法　往時所行之治法。用木槌壓打腫瘤。使之破潰。或又以壓迫繃帶壓迫之。然用此法治愈者。他日仍再發。不如用摘出法治之。

二　水瘤

原因　是爲腱鞘與粘液囊之慢性漿液性炎症。因原因之不同。有外傷性、結核性、黴毒性、僂麻質斯性四種。最初爲漿液性水瘤。後則瘤壁肥厚。成繁殖性水瘤。又或生米粒體。名米粒體水瘤。結核性所起者。尤易成之。

症候 (一)腱鞘水瘤。好發於手掌之前膊屈筋、手背之總指伸筋、拇指伸筋等腱鞘。其次爲下肢之腓骨筋、後脛骨筋、下腿屈筋等腱鞘。(二)粘液囊水瘤。好發於膝蓋前粘液囊(下婢最多)鷲嘴突起粘液囊(礦夫最多)肩胛粘液囊股關節粘液囊。今舉手背與膝蓋前兩種水瘤之症狀。以爲本病一般之標準。

(一)手背腱鞘水瘤症候 手背之中央。前膊之下端。生一腫瘤。軟而無痛。以手按之。覺其瘤由腕骨背側靱帶劃分爲二。宛如葫蘆狀。又觸診之有摩擦音。因其中含有米粒體。經過慢性或亞急性。慢性者屬結核性。然亦有屬黴毒性及其他者。慢性之腫瘤漸大。則該部緊張。指節運動困難。兼有神經痛樣疼痛。亞急性者易誤爲化膿性腱鞘炎。然皮膚不潮紅。不高熱。無劇痛。卽其異點也。本症至末期。腱鞘緊張。變爲非薄。其內面發赤。以肉芽被之。內容物爲水樣或黃色透明之體。

(二)膝蓋前粘液囊水瘤症候 膝蓋骨前面生球狀或半球狀之腫瘤。最大者有小兒頭大。柔軟有彈性。膝關節屈時腫瘍緊張益甚。瘤壁有時增厚。內腔狹小。瘤之內充滿粘稠之液體。混有米粒體。

療法 有壓迫、穿刺、切開、割除等。

三 軋轢性腱鞘炎

原因 同樣運動不有變換之職業。如洗濯人、樂手、木工等。易生此症。外傷及過勞與操不馴熟之作業。

亦同之。其症由腱鞘內面、沈着纖維素。多生於密接骨骼之腱鞘。

症候　(一)運動時作痛。壓迫之尤甚。(二)初起有輕度之炎症症狀。(三)以手按其腱鞘而運動。覺鞘內生一種轢聲。(四)好發於長外轉拇筋、短屈拇筋、前脛骨筋、長伸趾筋、手指伸展筋、腱阿喜利斯腱、Ahiles-Sehne 腓骨筋等。

療法　輕者用副木靜養。卽治。重者用熱氣療法、鬱血療法、按摩法。已愈之人。不可卽操工作。須隔長時休養。始無再發之患。治療經過。至多不出數週。

四　粘溶囊及腱鞘之淋毒性炎症

淋疾除侵犯關節之外。又侵犯粘液囊與腱鞘。若有急性粘液囊炎。不知其傳染之門戶爲何。則大都屬淋毒性炎。本症疼痛非常難堪。附近浮腫極著。最多見者爲阿喜利斯腱下粘液囊之淋毒性炎症。其劇痛名阿喜利斯腱痛。手與足之腱鞘。亦常患之。

療法　患部高舉。用副木。起初可用冰囊。然不及從速按摩。并行鬱血療法爲有效。

第十一章　動脈瘤及靜脈瘤

一　動脈瘤Aneurysma

症候　自覺的爲局部緊張、運動障碍、痛疼、痲痺等。他覺的能以手觸知柔軟易壓縮之腫瘤。其發生部位。與動脈通路相一致。其瘤壁因血液循環。得觸知其搏動。故可依聽診聽其搏動之音。

診斷　由上述之症候。不難與他症相分別。然寒性腫瘍、囊腫狀腫瘍、搏動性肉腫、及一切動脈管上之腫瘤。頗與本症相似。宜從腫瘍各方向有無搏動分別之。蓋他種動脈上之腫瘍。惟在脈管之通路上有搏動。本症則腫瘍各側俱有搏動可試也。

豫後　雖有自然就治者。然頗危險。每有破裂出血。因以斃命。不可不愼也。

療法　身體精神安靜。忌食興奮性物。對於腫瘤。用壓低繃帶及絆創膏。古來之治法甚多。然不能奏奇効。惟有一法。以手指或彈性物質。壓迫患部二三日。俾副枝血行旺盛。其法頗可爲今日手術療法之一助。例如將動脈瘤上下兩端之動脈結紮。以患部摘出之初。其先必行壓迫療法。否則摘出之後。有大危險。有時尙於末梢部遺留疼痛、壞疽、萎縮、痙攣、知覺異常諸症。故用環狀血管縫合法。縫合上下之斷端。最爲完善。今日加來爾氏法。排依夜氏法。結果最良。若腫瘤過大。兩斷端距離甚遠。則宜用結紮摘出法。或以上下動脈結紮之後。切破動脈瘤囊。俟肉芽生成。瘤囊癒合。

二　靜脈瘤Phleboektasie

原因　中年、高年之人爲多。原因不明。大抵由於靜脈壁抵抗薄弱之故。常時起立與腫瘍、姙娠子宮、便秘等靜脈不時壓迫。鬱血。及房事過度。手淫等。精系靜脈不時充血者。皆易犯之。

症候　自覺的局部重感。疲勞。疼痛。痙攣。例如下腿靜脈瘤患者。步行時脛腸筋有此現象。他覺的能於外部認青色之靜脈。蜿蜒皮膚之中。觸之頗軟。指壓之則消失。然去指又如故。患部少浮腫。兼有慢性濕疹、潰瘍。或多汗。若其瘤深居於體中。則無此等他覺症狀。惟見患肢腫脹而已。本症好發于下肢、薔薇靜脈、痔靜脈（痔核）精系蔓狀靜脈叢（精系靜脈瘤）等。

靜脈瘤最易成靜脈炎。生血栓。管壁破裂出血。深部之靜脈瘤。易於筋膜下生血腫。

診斷　從上記之症狀。不難與他病相區別。

療法　(甲)保守療法　第一除去原因。例如郵政信差。多發本症。其原因爲步行過多。當改換職業。或兼用脚踏車。以圖恢復。第二用壓迫綳帶。例如先將患肢高舉。消去浮腫、鬱血。而後鋪棉花薄層於其上。再縛闊八糎長六密達之佛蘭絨腿帶。自下方足部。漸纏至上方。約經一週間。更換新帶。若有潰瘍發生。則以軟膏貼之。隔二三日卽調換。如此五六回。脚部鬱血與浮腫。必減退。以後常用腿布。永不再發。但患部有靜脈炎存在者。須就床安臥。舉高下肢。始謂要善。妊婦下肢靜脈瘤。亦可用本療法治之。

(乙)手術的療法　(一)結紮法　今以薔薇靜脈論之。本靜脈之結紮。惟阿德氏現象陽性時。適用。卽以患脚鉛直舉起。驅逐下肢之血液。用力壓迫薔薇靜脈幹。徐徐垂下患肢。若薔薇靜脈區域內之靜脈。仍然腫脹。則爲阿德氏陰性。不適用本結紮法。結紮點在大腿中央三分之一與上方三分之一之相界處。腹壁靜脈與外陰部靜脈開通於薔薇靜脈者。亦須同時結紮之。本手術雖多成功。然亦有結果不良者。

(二)摘出法　切去鬱血之靜脈。爲治靜脈瘤之根本方法。但仍有再發之虞。

靜脈瘤若有破損出血不止。則以患部高舉。用壓迫綳帶壓迫血流。卽可止血。

第十二章　末梢神經之疾患 Verletzung der Nerven

一　損傷 Nervenquetschung

症候　末梢神經受外傷時。其官能多停止。先之以運動知覺障碍。繼之以血管運動幷營養障碍。故皮膚起青白色、厥冷、筋萎縮、皮膚萎縮、蓐瘡、潰瘍、次第形成。又有神經痛、神經炎等。今述其損傷之種類有三種。

一哆開性損傷　神經中斷或挫碎。同時附近之筋、腱、血管等亦受損傷。故本症極易證明。然正中神經損傷時。往往不易判斷。須檢查對小指拇筋之機能。(以伸直之拇指接近於小指)以爲決定之標準。

療法　哆開性損傷。舍縫合外。無他法。

二皮下損傷　(甲)由於外力之瞬間作用　曲肱而枕時。橈骨神經麻痺。名曰睡眠麻痺。手術行不適當時。橈骨神經、膊神經叢等麻痺。名曰麻醉麻痺。此等麻痺。皆有蟻走、感、疼痛、搐搦。然容易快復。輕者不須治療。重者單用按摩術、熱氣療法、自動他動運動、電氣療法。亦無不治。

(乙)由於永續之壓迫　例如骨折治療中。神經常爲繃帶壓迫。於兩斷骨間。又如神經包鎖於瘢痕中。壓迫於腫瘍、外骨腫中。皆有神經麻痺。呈知覺運動障礙。療法僅以被壓之神經。去其壓迫。即治。

(丙)挫傷　神經受强烈之外力。如衝突、墜落。卽成挫傷。而神經之位於外表。接於骨面者。(上膊橈骨神經肘部尺骨神經)受害尤大。輕者與(甲)症候相似。重者麻痺及于數月。

(丁)震盪　例如尺骨神經在肘部衝突。則有短時期之機能障害。不療治而自愈。

(戊)離斷　神經在皮下離斷。與挫傷症候相似。頗難一見判別之。然用電氣試驗離斷部以下之觸電情形。與上部不同。而挫傷則無此差異。故兩症容易區別也。離斷之神經。須速行神經縫合。否則神經機能不易完全恢復。

三神經脫臼　屢見於尺骨神經及腓骨神經。脫臼之際有劇烈放散性疼痛及蟻走感。療法或整復之於原位。或固定於附近結締織及筋肉間。後法比前法較有效。

二　神經痛Neueae_ie

原因　(一)全身病　黴毒、流行性感冒、瘧疾、窒扶斯、痘瘡、糖尿病、常習便秘症、感冒、諸種中毒症。

(二)局處的原因　瘢痕、外骨腫、假骨、折骨片、動脈瘤、靜脈瘤、腫瘍、附近之炎症、蓄便等。

症候　以沿神經之通路有發作性疼痛爲特徵。(在神經炎則爲持續的疼痛)故病者常能自道神經之解剖的經路。遇寒氣震盪及精神的影響。卽發生疼痛。又以手指壓於神經之通路。疼痛尤甚。是曰神經通路之壓點。本病診斷最重要之事項也。神經痛之最多者爲三叉神經、坐骨神經、肋間神經、後頭神經、腰神經叢、陰部痔神經叢、尾閭神經叢、及各種肢部神經。

診斷　由上記症候雖易診斷本病。然欲探知其原因。屬於局處或全身。則爲至難之事。苟不知其原因爲何。治療上頗難奏効。例如因瘧疾而起之神經痛。但以金鷄納服之。卽有奇効。因骨盤內腫瘍而起之坐骨神經痛。須以手術除去腫瘍。方有治愈之望。此外如兩側神經痛者。其原因概存於中樞(例如三叉神經痛由於頭蓋及腦底部腫瘍、肋間神經痛由於脊髓腫瘍、脊髓加里愛斯等)一側神經痛者。必有其他症候。可供原因之搜索。又如歇斯的里患者。往往自言神經痛。而其症狀極不明瞭。非詳細考究其原因。不易定治療之方針。均醫者所宜注意者也。本症屢與神經炎相混淆。當分別之。

豫後　因原因的疾患不同。其豫後不一定。凡原因在局處者。此在中樞者易治。

療法　以除去原因的疾病爲主。眼原因在瘢痕、腫瘍、骨折片、異物等。須速治愈。此等原因。原因在炎症者。須速消炎。他如一般生活狀態之有害作用。務宜除盡。便通務求通利。皆療法上至要之事。原因療法無成効。或不能探求原因之所在。則惟有施以姑息療法。例如服金雞納、注列兒、水臭、剝亞克尼精、阿斯必林、別臘蜜童、安知必林等。又用溫罨法、電氣療法、注射療法。大抵可以一時奏効。疼痛劇烈者。用嗎啡等爲鎮痛劑。或以古加乙涅生理食鹽水一%酒精等。注射於病的神經幹附近。(神經鞘內或鞘外)亦有大効。但後二藥破壞神經纖維。不能注射之於運動神經。

諸種藥劑療法無効。疼痛時發時止。全身狀態逐漸加惡者。當改用手術療法。以達完全根治之目的。但手術只宜行之于神經痛原因在局部者。不可不注意也。

第十三章　壞疽Gangraen

原因　壞疽之原因。皆由於榮養障礙。例如循環障礙、組織損傷、高熱、寒冷、化學藥品、病毒傳染等。皆屬之。自榮養障礙以至生壞疽之時間。各部不同。約言之。(一)由於組織之種類。例如骨、腱、軟骨、筋膜之抵抗較強。腺、細胞、筋肉、神經、皮膚之抵抗最弱。易成壞疽。(二)由於個人之榮養狀態。榮養佳良。心力旺盛者。難成壞疽。反是者易成壞疽。(三)由於患部曾否已有障礙。例如局部有炎症或外傷。加以榮養障礙。則壞疽更易。(四)由于局處榮養障礙之遲速。例如以股動脈結紮之時。其末梢部速成壞疽。因榮養障礙急速也。然股動脈近旁有腫瘍。該腫瘍壓迫股動脈。起循環障礙。而末梢部反無壞疽。因榮養障礙逐漸生成也。(五)由於副行血行之難易。青年比老人易生副行血行。故其組織之變壞死難。

症候　壞疽有乾濕二種。二者皆於壞死部分之周圍稍生炎症。呈分界線。此線愈明瞭。卽組織壞死將停止之時。乾性壞疽障碍及於全身者少。濕性壞疽有腐敗產物及毒素。最易危害於人體。故濕性壞疽化爲乾性壞疽。係醫術上重大之業務。如切開水泡。排洩內容。切開濕性組織。排去液質。撒布粉末。用酒精繃帶。卽爲化濕變乾之方法。至於診斷初期壞疽之道。亦甚易易。但觀局部蒼白或黑色。皮膚厥冷。脈搏缺亡。知覺異常麻痺。卽可知壞疽已成。今舉緊要壞疽數種。論其生成原因如次。

一　血管結紮與血栓生成。血行閉塞。末梢部成壞疽。其難易不定。因各血管部位不同。而副行血行有難易之別也。例如鎖骨下動脈被結紮者。壞疽僅有百分之二。膝膕動脈被結紮者。約百分之五十。膝膕靜脈動脈俱結紮者百%。股動脈被結紮者百分之二十。股動脈股靜脈俱結紮者。百分之六十。倘結紮血管之附近。多量失血化膿。則其成壞疽更易。

二　化學藥品如酸鹼等腐蝕組織所成之壞疽。易使該部血管成血栓。同時破壞細胞。例如一%、二%之稀薄石炭酸。塗於皮膚。卽生壞疽。故用石炭酸治炎症及創傷。實爲最危險之治法。今日尙有人信用此法。遺憾之尤者也。他如列曹爾、倔利亞林酒精濕布(醫家用以消炎)亦有此弊。用時不可不愼。古加乙涅之陳舊者注射後。亦起壞疽。

三　外界久時壓迫所成之壞疽。以蓐瘡最多。好發於踵部、阿喜利斯腱部、大轉子部、肘部、肩胛部等。副本固形繃帶常用之人。亦生壞疽。麻痺者尤易犯之。

四　血管硬變與心力衰弱之年老者。多生壞疽。名曰老人壞疽。例如指趾厥冷。紫藍色。知覺缺亡或異常。其次卽成壞疽。

五　糖尿病性壞疽。多見於足趾。其始以外傷、炎症等爲原因。其繼則皮膚起蒼白色。形成水疱。終則陷於壞疽。然亦有卒然生成者。

六　特發壞疽多見於青年之血管壁有變化。屢生於肢節之末端。須由該肢節重要動脈幹路。有無搏動、以斷定之。

療法　在去其原因。以求病根斷絕。對於患部之處置。不外注意淸潔。用防腐粉劑、藥浴、及防腐繃帶等。若有分界線出現。則在上方切斷之。是爲一般壞疽之療法。

蓐瘡療法。在去外壓。臥床須平坦柔軟。未生之前。可以酒精拂拭皮膚。爲强固皮膚之用。已潰瘍則行防腐的創傷處置可也。

糖尿病性壞疽。注意食物之種類。減少尿中糖分之排泄。卽能治愈壞疽。同時可爲糖尿病治療之助。若有分界線出現。從速切斷之。但本病患者。行切斷手術時。往往昏睡。須注意。

特發性壞疽。宜從早切斷。但從何處切起。極難決定。今有一法以決定之。先於患部用愛司買爾皮氏驅血帶五分間。杜絕該部之血行。然後解除此帶。以待皮膚潮紅。觀潮紅之部位。限於何處。卽知循環障礙限於何部。然亦有解帶之後。潮紅部與不潮紅部。境界不分明。終不得切實之決定者。在此時非就脈搏。試其有無。不可。

第十四章　潰瘍

原因　潰瘍者。有治愈傾向而物質缺乏之謂也。治療本病。以探求原因最要。原因中之最要者。爲徽毒結核。其次爲癌腫、肉腫。又或因於血管變化。（阿推洛姆 Aoenom 變性、靜脉、瘤血栓等）或因於神經原因。（脊髓癆脊髓空洞症、癩、神經麻痹）其原因甚多。

何故潰瘍之爲物。不易治愈乎。其原因亦非一律。例若徽毒、結核之潰瘍。徽毒結核不治。則潰瘍自然難治。又若體質特別及有惡液質之人。患部榮養不良。新生肉芽。常歸頹敗。故亦不能速治。此外縱無特殊之病因。而有器械的損傷。其潰瘍亦多難治。譬之長期步行。持續起立之人。患部不能淸潔之勞工。多患此症。荏苒難治。又如易受創傷之部位。一朝潰瘍既治。偶然遭遇新傷。又復創傷哆開。其例亦甚多。下腿鬱血最易。故潰瘍尤多。

症候診斷　潰瘍之形狀與底面。邊緣及分泌物之性質。周圍之狀態。發生之部位。潰瘍之多寡。皆爲診斷上有價値之要件。宜熟考之。論如次。

潰瘍之形狀。雖無一定。然每有觀其形狀。便可確診病之原因爲何者。例如徽毒性潰瘍。常爲圓形或腎臟形。皺裂狀潰瘍常生於肛門緣、口脣、腋窩等。瘍底之模樣。成平滑。或有凹凸。或有義膜豚脂樣物。壞死組織附着於瘍底。或底面有肉芽。或瘍底變浸潤。是皆決潰瘍性質所不可不知者。有時潰瘍底面反高於附近之皮膚。其故因處置潰瘍。不得宜。器械刺戟過甚。或潰瘍深部。臟有腐骨片。及患硬性下疳。均有此現象。癌腫性潰瘍。底面不平不整。能壓出面皰狀上皮塞子。爲其特點。結核性潰瘍平坦。肉芽蒼白。有多數粟粒結節。作灰白色。黴毒性潰瘍底深而有豚脂樣物。其瘻管易化膿。瘻管之四周易出血。肉芽叢生。作堤塘狀。腐骨殘留於管內深部。他若瘍緣之性質。亦當考慮。例如結核性瘍緣。平坦。黴毒性癌腫性瘍緣硬起。將愈之潰瘍。其邊緣傾斜緩徐。帶灰白色之赤暈。軟性下疳之邊緣傾斜峻急。宛若被鼠齧然。又有邊緣作堤岸狀。硬固而突起。其原因不在癌腫與黴毒者。是曰胼胝性潰瘍。乃潰瘍已患數月或數年。慢性結締織增殖所致也。此種潰瘍。下腿最多見之。

潰瘍附近若有瘢痕存在。則可疑以前亦患本病。而爲現在潰瘍診斷、豫後之助。癌性潰瘍附近。常有硬固之小結節。下腿潰瘍形大。黴毒潰瘍形小。傳染性潰瘍數多。器械外傷性潰瘍數少。腓腸部、大腿等皮下軟厚之處。多生傳染性潰瘍。脛骨前面、踝部、皮薄顯骨之處。易受外傷。多生外傷性潰瘍。是等皆診斷之資料也。

診斷潰瘍之時。不獨考察潰瘍之狀態爲已足。即如全身狀態。亦宜精查之。例如黴毒、結核、糖尿病、動脉硬變、神經疾患、知覺障碍有無等。皆診斷潰瘍所不可缺也。考究上述諸症狀。尚不能決定診斷。則須行組織之顯微鏡的檢查。（癌腫、肉腫）動物試驗。（結核、馬鼻疽）賚佩爾苦林 Tuberkxlin 注射（結核）瓦塞滿氏 Wassermann 反應及驅黴療法（黴毒）等。

潰瘍之三大型。曰黴毒、結核及癌腫。三者之鑑別最必要。故揭左表以供參考。但下腿爲潰瘍之好發部位。下腿潰瘍往往與黴毒、癌腫二者相混。故下腿潰瘍亦附記之。

潰瘍	形	底	緣	其他
橡皮腫	圓形或腎臟形(無巨大者)	有豚脂樣壞死組織附着底深不出血	硬固隆起(但蛇行性時不然)	好發於下肢之膝部施以驅黴療法則有反應
癌腫	不規則	顆粒狀肉芽增殖且有裂隙能壓出上皮塞子易出血	堅硬翻花狀或爲堤岸狀	淋巴腺最易發之有轉移性
下腿潰瘍	不規則(有巨大者)	淺深不一肉芽多弛緩易出血	堅硬隆起平滑爲胼胝狀	好發於下腿下部兼患靜脈瘤及足部象皮病
結核	不規則	淺而平坦肉芽弛緩	軟而平坦呈紫藍色彎入	常自瘻孔分泌稀薄物

療法　潰瘍之治療。全在其原因。本書不能論結核、黴毒、癌腫及他潰瘍原因之各種疾病治法。僅能以潰瘍局處療法之大要述之。

潰瘍局處療法之原則。亦如一般外科創傷療法。以防腐爲目的。有不良肉芽生成。則用銳匙搔去之。成瘻管則切開之。瘍緣彎入則除去之。尤必要者。常使患者安靜爲要。例如下腿潰瘍之人。宜高舉下腿而仰臥。繃帶中最廣用者。爲軟膏繃帶、乾燥繃帶。分泌液不多時。用一%醋酸礬土水、鉛糖水等濕性繃帶。已有表皮形成時。可撒沃度仿謨。次沒食子酸蒼鉛等乾燥粉末劑。遇日光强烈之時。可以潰瘍裸出於日中。結核性潰瘍用此法尤有奇效。潰瘍之大者。行持續浴。潰瘍之爲弛緩性者。行熱性洗滌。瘍緣不能移動之時行環狀切開(下腿潰瘍常用之)有時治潰瘍可用鬱血療法與熱氣療法如皮膚缺損過多。當用皮膚移植術。

第十五章　骨之疾患Die Krankheiten der Knochen

一　急性化膿性骨髓炎Osteomyelitis acuta

原因　多起于骨之發育期故過半數見於八歲至十六歲之少年者二十五歲以後其數漸減高齡者極稀老人之犯此者大抵年輕時已患本病也男子比女子易受外傷過勞感冒故男子罹本症多於女子。又田舍之居民比都會人士易接觸汚物故田舍居民易罹之他如濕潤季節天候激變之期最易罹此症。故春秋二季爲多。

本症好生於長管狀骨尤以骨中間部 Metaphyse 爲多短骨及扁平骨最少今以易犯之骨名列舉如次。(在前者比在後者易罹本病。)

大腿骨下端、脛骨上端、上膊骨上端、脛骨下端、橈骨、腓骨、尺骨、鎖骨、肩胛骨、骨盤骨等。

症候　分次之三時期。

(A)前徵及全身傳染期。

(一)精神沈鬱。不好運動。肢節疼痛。少者不過數時。間多者二三日。爲前驅症。

(二)戰慄高熱。發現諸種全身傳染症狀。每誤認爲窒扶斯。

(B)局在性急性骨炎期

患部感痛。不能運動。宛如骨折之狀。又有强烈之壓痛。患部浮腫。(骨外形消失)皮膚靜脉怒張。稽留熱。脉數。譫妄。神識朦朧。蛋白尿。輕度黃疸。腫脹部逐漸加大。生軟部蜂窩織炎。化膿。若不開刀去其膿。則皮膚菲薄而自潰。附近之關節。同時腫脹疼痛。艱於運動。淋巴腺亦腫痛。若有多數病竈。出現於諸骨。則其症狀恰如急性多發性關節僂麻質斯。多數關節作痛。誤爲關節僂麻質斯。迨各處化膿。骨端線離開。方始知爲骨髓炎。

本病之膿汁濃厚。呈黃綠色。含有多量脂肪滴。排濃之後。一切炎症自然消去。自發病至化膿。爲時不過三五日。

骨端線之離開者。骨幹轉移側方。運動異常。附近關節腫脹者。關節囊轉移側方。運動異常。例如半脫臼、病的脫臼、波動等。膿汁流入關節中者。併發化膿性關節炎。(如戰慄、高熱、關節腫痛、機能障碍等)此關節炎經過較速。無重大之後患。

(C)亞急性(慢性)骨傳染期

骨膜下與軟部膿瘍自潰時。急性轉爲亞急性。其時體溫雖不加高。然並不復爲正常。普通在午後體溫略升。若有左列諸原因。則體溫升高必甚。

(一)排膿不足。(二)膿液吸入血中。(三)骨病竈擴大。(四)新生骨病竈。(五)轉移於他器官。

此期膿汁洩出多。軟部腫脹逐日消退。然骨部周圍增大。形成骨枷。小骨枷約數週形成。大骨枷須數月始成。骨枷既成。則腐骨脫離分解。當其時。患者僅感微痛。例如患在下肢者。尙得扶杖步行於地。然腐骨過大者。因此生骨折。或成假關節。

此種慢性膿分泌多量。損失體液。並不爲青年之害。因青年體力足以勝任也。若排膿過多。則有貧血、腎臟炎、下痢。甚且斃於衰弱之下。

腐骨完全脫離之時。其一端顯於外表肉芽面中。（小者多自然脫落。）測定腐骨已否完全脫離。並無一定之標準。但據左之事實以爲推考而已。例如（一）瘻管有特發的大出血。（二）運動時劇痛。（三）以前無熱者忽體溫略高。（四）分泌物已減少。忽然加多。（五）巨大腐骨之脫離期間約八週以上十二週以下。（大腿骨、脛骨等全幹之爲腐骨者。不在此例。）

診斷　發病第一日全身症狀劇烈。往往誤認爲窒扶斯、敗血症、腦膜炎、中心性肺炎。宜注意骨之部位。（於青年尤然）關節端之打診。各關節之自動、他動運動。而鑑別之。

腫脹疼痛深居內部。不能確知其已否化膿者。行試驗的穿刺。苟有膿速排出之。膿瘍在骨膜下者。易誤爲深部之血管炎症、淋巴管炎症及筋膿瘍。須注意診斷。

慢性期內欲確知腐骨之位置、大小、數量與其脫離與否。又骨棺之大小如何。不外用次二法。（一）借消息子檢查。（二）用X光透射。（二）比（一）雖較明瞭。有時其像仍不確實。

本症兼患關節者。易誤爲骨腫瘍、關節腫瘍、關節炎等。

豫後　全身症候劇烈。局處症候不易發見者。局處症候雖已發見。而病骨有數處同時發生者。其豫後常險惡反之全身症候雖極劇烈。不數日而病竈僅限於一骨者。其豫後佳良。此外起炎菌之性質。患者之抵抗力。治療之方法。均與豫後有關。亦有早施適當之治療。而仍不可救治者。不可不注意也。

療法　約分左之諸項。

（一）發見可爲本病之原因者。如癤、膿瘍、蜂窩織炎、傳染創等。宜從早療治。杜絕後患。

（二）有全身傳染者。先施全身療法。（如食鹽水注入、銀鹽靜脈內注入等）

（三）病竈僅及於一處者。速用手術根治。以圖全身症狀輕快。且免敗血症狀。

（四）有膿者。速排膿。所以防骨與關節之續發症也。其法於腫脹部擇軟部切開。注意神經血管損壞。由筋間通至骨。設法排去膿液。用沃度仿謨棉紗之球於創傷面。若骨髓炎診斷不確實。穿孔於骨腔以試驗之。

上述之手術。行之早速。可使骨病竈蔓延不廣。全身傳染及腐骨形成艱難。其利甚大。

（五）全骨幹爲膿液包裹。全部壞死。則分離而除去之。用牽引繃帶。或有窗石膏繃帶。苟骨膜未傷。卽有新骨代之。

（六）骨端線脫離者。命靜臥於適當位置。防後日之轉位及變相。

（七）病竈穿破於關節內。化膿者。宜切開排除之。小兒患此者。但穿刺關節而洗滌之。卽得。但有漿液性滲出時。用小套管針穿刺後。施壓迫繃帶。命之安臥靜養。

（八）病竈早期穿破於關節。起全身症狀者。速用切斷術、關節離斷術。始有更生之望。

(九)骨髓炎患者就外科醫診治時。大抵膿瘍已現於皮下。不久將自潰敗。故見此等膿瘍。須速切破排膿。以防周圍惹起蜂窩織炎。將來切開更變廣汎。

(十)初發以來。膿瘍自潰或人工切開排膿之後。須注意膿液有無從創口漏泄。若切開口小。膿豬溜多。宜更切大。以俟膿汁流出。

(十一)鬱血療法。只宜用於本症之輕者。重者無効。

(十二)慢性期之療法。全在摘出腐骨。(腐骨摘出術)

二　骨結核 Tuberculose der Knochen

原因　本病主見於年少者。其誘因大都爲外傷。長管狀骨之關節端、(例如大腿骨髁部)短骨扁平骨之骨幹部、(例如骨盤骨肩胛骨、腕骨、蹠骨、掌骨、指趾骨) 均犯之。分骨瘍、腐骨及瀰蔓性骨炎三種。病竈起於軟部組織。成寒性膿瘍。更於遠隔部有流注膿瘍。

症候　長管狀骨之骨端結核。見後關節結核。玆專就關節囊外之病竈論之。

(一)疼痛　無故作痛。其持續時間甚長。

(二)腫脹　軟部浮腫。壓之則痛。是爲骨結核之第一症候。其發生極徐徐。漸爲寒性膿瘍。

(三)寒性膿瘍發育極徐。並無炎症狀。膿瘍或經時縮小。膿瘍之大小。與病竈廣狹無關係。極小之病竈。每成巨大之膿瘍。流注膿瘍內瘢痕樣結締織形成。與原病竈全不相通。有時結締織增殖。則膿瘍與病竈自然治愈。

（四）全身狀態。惟於午後體溫略升。兼有惡寒。若有混合傳染。則體溫升騰。寒性膿瘍變爲熱性膿瘍。本來結核性膿汁稀薄。微黃色。混有乾酪變性組織片。及纖維素塊。如爲混合傳染。則膿厚黃色。成乳酪樣。易從皮膚外出排洩。不混合傳染之結核性膿瘍。亦能自潰而洩出。當其將潰時。皮膚先呈紫藍色。漸菲薄成水泡。遂自潰流出膿汁。

（五）又有不成寒性膿瘍。而表皮自潰。成持久性瘻孔者。瘻孔生結核性肉芽。其中分泌薄膿液。混有細骨片與纖維素。用消息子插入瘻管。得探知骨病竈之情狀。其時患者常感疼痛。然消息子不能觸知病竈者。亦有之。（腐骨之觸知甚難。是爲異於骨髓炎者。）

（六）結核性病機罕有限於一骨者。每波及於周圍之腱鞘、粘液囊、筋肉等。故是等續發疾病。多於原發骨病竈。其骨病竈之現於關節端者。屢在關節囊外。成瘻孔。

（七）患骨之外形常變異。例如短管狀骨變爲紡錘形或罎狀。長管狀骨一部膨大。間有骨折及缺損空洞。幼年者往往結核病竈發生於各部。其豫後良好者多。

（八）結核性骨化膿之轉歸。有種種。有局處或遠隔部成巨大之膿瘍者。有破壞於體表、關節及近旁之內臟者。混合傳染之人。瘻管在廣汎部位。成蜂窩織炎。瀦膿多量積於軟部。終流出於外表。同時排出腐骨。

結核性骨化膿患者過久。則內臟有澱粉樣變性。於腎尤甚。若結締織發生新骨。生成骨結核。便自然治愈。但須視患者營養狀態如何爲定。

診斷　以徐徐發生徐徐經過爲特性。注意其遺傳有無。他臟器（肺、肋膜、淋巴腺、副睪丸等）結核病竈有無。則診斷極易。瘻管之模樣。與寒性膿瘍。亦本病診斷所必要也。若用X光線診斷。則更爲確實。

鑑別　須與骨髓炎、黴毒、放線狀菌病、腫瘍相鑑別。尤要者本症與骨髓炎之分別也。今表示之如次。

	骨髓炎	骨結核
體質	强健。	腺病質。
起始	急劇。	緩徐。
經過	初有高熱。不久卽復爲平溫。	雖無高熱重症。然漸次衰弱疲頓。
好發部位	一般爲管狀骨骨幹。	短骨及管狀骨骨端。
分泌物	濃厚牛酪樣膿汁。	稀薄漿液樣膿汁。
肉芽	健全旺盛。	蒼白色。往往有灰色小結節。
腐骨性質	尖銳之皮質腐骨。	球狀之海棉質腐骨。

豫後　關於（一）原發性結核病竈之有無。（二）骨病竈之位置闊狹及周圍狀態。（三）全身狀態。（四）瘻孔有無。混合傳染有無。（五）社會的地位（貧富）不能概論。

療法　（一）保守的療法。見關節結核。玆不述。

（二）手術的療法。雖以根治爲目的。然非各病竈皆能行之。

手術所要之器具。如槌、鑿、切除刀、銳匙、燒灼器等。手術時不可傷重要之神經、血管、骨病竈與軟部之結核須一律除去除去骨病竈之後空洞內補塡有下三法。

甲、軟部瓣法　用皮膚脂肪筋肉之瓣狀以補塡溝狀或鉢狀之凹陷。待其與骨癒合成爲瘢痕。

乙、骨充塡法　用於深在廣大之缺損。凡骨皮質不損壞時尤宜用之。先以空洞清淨除去血液用熱氣消毒乾燥注入次之混合物。

沃度仿謨　六〇　胡麻油　六〇　鯨蠟　四〇

三者在重湯上溶化爲液狀殺菌。充塡骨空洞。則迅速凝固在骨中成瘢痕。

丙、骨成形術　有二種。一取附近有莖骨膜骨瓣蔽於骨缺損部。二爲遊離骨膜骨移植術。(多在下腿)二者尙無確切之方法。

(三)寒性膿瘍已穿刺者。須塡入沃度仿謨倔利攝林。Jodoformglycerin　寒性膿瘍之下有骨病竈者。不可切開膿瘍宜與骨病竈一同取去。混合傳染之膿瘍雖以大切開爲貴。然創面過大傳染機會愈多。故當禁之。

(四)結核性瘻管潰瘍既切除後。或撒沃度仿謨。或注入沃度仿謨倔利攝林。均有良効。原骨病竈亦被除去者。尤宜之。沃度丁幾可治弛緩性肉芽。一%沃度依的兒有時用以注射瘻管中可治骨結核。

三　骨黴毒 Syplilis der Knochen

骨黴毒分二類。一先天性骨黴毒。二後天性骨黴毒。先天性骨黴毒又分早發性、晚發性之二。表如下。

- 先天性骨黴毒
  - 早發性遺傳黴毒（出產後即發生）
    - 黴毒性骨軟骨炎
    - 化骨性骨膜炎
    - 橡皮腫性骨炎及骨髓炎
  - 晚發性遺傳黴毒（春機發動期發生）
- 後天性骨黴毒
  - 橡皮腫性骨膜炎
  - 橡皮腫性骨炎
  - 橡皮腫性骨髓炎

（A）先天性骨黴毒

症候　（一）骨軟骨炎　起於管狀大骨及肋骨之骨軟骨境界部。例如大腿前下端最多。下腿骨、前膊骨下端、脛骨上端次之。大腿骨上端、腓骨上端、上膊骨上端、前膊骨上方關節端、上膊骨下端又次之。最初僅有輕度之骨端軟骨層肥厚。其後骨端線逐漸脫開（異常運動位置異常捻髮音等）但脫開極徐徐。故患者不發熱不疼痛。有時成骨壞疽與化膿。或呈初生兒黴毒性假性痲痺之症狀。

（二）化骨性骨膜炎　骨幹極肥大。

（三）骨炎及骨髓炎　本症爲多發性、有痛性骨膨大。每成骨折症。大腿骨、脛骨屢見之。若發於指骨趾骨。則其症宛似風薊病。在指趾第一節發生者。經過緩徐無疼痛。多自然治愈。

診斷　易誤爲外傷、佝僂及結核病變。宜參考身體他部位之變化。又用X光線以決定之。如爲晚發性遺傳黴毒。可檢查次之排子欽氏三症候以爲標準。

（1）上列第一門齒下緣半月狀陷凹。

(2)實質性角膜炎。

(3)迷路疾患(聾)

(B)後天性骨黴毒

症候 (一)骨膜炎 黴毒早期所生之炎症性骨膜浸潤。多自然消退。然末期變爲橡皮腫性。形成外骨腫與骨膜瘤 Tophus 或又化膿破潰。

第三期骨膜橡皮腫爲圓形扁平彈力性之瘤腫。觸之覺波動。當其發育時。疼痛劇烈。後則疼痛減少。瘤破後成瘻孔。有輕度分泌物。以消息子探之。可知粗糙之骨面。瘻孔四圍爲黴毒性皮膚潰瘍。若爲混合傳染則潰瘍巨大。有惡臭。

(二)骨炎及骨髓炎 黴毒末期骨成紡綞狀(或蠟狀)膨隆。有撚髮音。同時起骨折。全身骨骼犯脆弱症。骨炎之消耗骨質最盛。肉芽組織均被侵害。然無腐骨與膿瘍。間有如骨膜橡皮腫。破壞於體表。或周圍新生腐骨。包裹於肥厚之骨中。及骨格變爲畸形。

骨橡皮腫多發於骨幹部。起時雖多無痛。亦有劇烈作痛。如刺如打。夜臥更甚者。骨病竈上部之軟部雖不浮腫。然或呈筋攣縮。患部不能運動。

診斷 頗不易言。宜由身體他部之黴毒症狀。與有無潰瘍、瘢痕、骨壘等。以決定之。瓦塞滿氏反應 Wassermann 驅黴療法。X光線等。雖爲確實之診斷法。然尚有與結核、囊腫、寄生蟲腫瘍、骨髓炎等混淆者。尤以結核性最與本症易混同。左分別之。

黴毒	結核
1 好發於骨幹部	好發於骨端部
2 疼痛劇甚	疼痛輕微
3 化膿之傾向少	化膿迅速
4 有新生骨	無新生骨
5 不起全身症狀	有全身症狀
6 多爲年長者	多爲年少者

四　骨腫瘍Gummata des Periosts und des Knocheumarks

分原發性、續發性、單發性、多發性各種。又由發生部位之不同。有骨髓性、骨膜性之別。多起於骨中間部。罕犯及隣近之關節。有良性、惡性二別。原發性者。概爲結締織屬。以炎症外傷等爲發生之誘因。

良性腫瘍分骨腫、軟骨腫之二。不及惡性腫瘍重要。茲從略。

一　骨肉腫

是爲骨腫瘍中最多見者。青年易生之。

症候　(一)疼痛　其初全然無痛。有時發牽引樣及神經痛樣疼痛。

(二)骨腫大　在骨之上面腫大。與周圍軟部癒着。又或作成骨殼。有羊皮紙樣捻髮音。

(三)壓迫症狀　腫大漸增。則靜脈受壓。生血栓。腫瘍部突出隆起。皮膚面着色。壓之感痛。若壓於筋腱。

則運動不靈。

(四)骨髓性肉腫因血管多受損傷故有搏動與動脈雜音。隣接關節多滲出物。然無炎症症狀。有時成特發骨折。爲骨髓性肉腫第一症候。骨質多軟化。但彎曲畸形者甚少。骨腫瘍在周圍之軟部破壞則轉移至遠處附近淋巴腺同時腫脹。有中等度發熱。

診斷　本症有滲出物於關節。須防誤診爲血友病、關節慢性骨髓炎、黴毒、結核等。有急性炎症症狀發現。須防誤診爲骨髓炎。可由經過及發育之速度以區別之。若其腫瘍生於關節端。滲出物不多。不能知爲本病。則宜試驗關節運動。有無異常。或用試驗的穿刺與切除。以爲決定。最良之診斷法。莫如由X光線透射。可見薄骨殼及骨之微細變化。至於與黴毒之鑑別。則用瓦塞滿氏反應及驅黴療法最宜。

豫後　不良。

療法　(一)早期腫瘍被包裹者。可用腫瘍摘出及骨切除術。若僅限於髓腔。骨壁無損傷。則可用銳匙搔除之。

(二)腫瘍擴爲廣大部位之時。宜用切斷術與關節離斷術。

二　癌腫

轉移腫瘍中本病爲最多。好發於大腿骨頸部大腿骨下端等。或爲單發性。或爲多發性。亦易成特發骨折。原病竈大都在乳腺、胃、甲狀腺、攝護腺等。

療法　除嗎啡劑之類以外。無方法。

第十六章 關節之疾患Krankheiten der Gelenke

一 關節疾患之診斷法

關節疾患。爲外科中最重要之病症。其診斷極難。必由一定之方法。愼重考察之。今舉其大要如次。

一 既往症。

二 全身檢查。如黴毒、結核、淋疾、神經病之類。皆須詳細考問。

三 局部視診 調査其(一)變形腫脹。(二)關節位置異常。(屈曲、內外轉、內外旋、廻前廻後等)(三)皮膚與軟部狀態。

四 局部觸診 是爲解決關節疾患最要者。行時宜穩和謹愼。不可有粗暴之舉。(一)皮膚及軟部狀態。(二)囊粘滯觸診。腫脹硬度。波動有無。(三)關節部骨觸疹。(四)限局性疼痛點之有無。(五)測尺。

五 機能檢查 是亦診斷中之重要者。宜與健側比照考察。有下列四項。(一)自動的運動檢查。(二)他動的運動檢查。(三)異常運動有無。(四)摩擦音軋音有無。

二 急性關節炎Die acute Entzuendung der Gelenke

A 非化膿性症

症候 本症間有爲乾性纖維素性炎症。(關節囊腫脹、關節運動時疼痛、及摩擦音、關節部熱感等)然以關節水腫爲多。

關節水腫之關節腫脹形狀與關節囊解剖外形相一致關節囊緊張充滿關節機能障礙運動時劇痛。全身狀態不險惡體溫上升亦少。

診斷　由上記症狀可確診本病之情狀如可疑則嚴重消毒行試驗的穿刺術。

預後　常良乾性者或遺高度之機能障礙不能回復。

療法　急性症極輕時安靜爲要兼用醋酸礬土水罨法冰罨法與壓迫繃帶以促吸收又或高舉患肢用石膏繃帶或牽引繃帶（能止痛）以固定關節部他如熱氣浴鬱血帶可以緩和疼痛催促機能之回復均宜試用。

關節水腫重症且有漿液纖維素性滲出物宜以套管針穿刺而後洗滌關節（用生理的食鹽水〇•五乃至一%石炭酸水有時竟用濃厚石炭酸水）更行壓迫繃帶。

B　化膿性症

症候　本症爲重篤之疾病。

（一）劇痛早期見筋性固定機能障礙極重。

（二）關節部軟部腫脹關節內豬溜多量之膿液關節解剖外形因之不明了皮膚起炎症性浮腫、潮紅、鬱血附近淋巴腺腫脹。

（三）病初屢起戰慄高熱有重篤之全身傳染狀態如高熱譫妄、舌乾口渴、皮膚黃疸色、顏貌憔悴脈搏細數等。

(四)局處變化漸次增加。則有劇痛。運動時觸接時尤甚。久則患關節上形成熱性皮下膿瘍。自然潰敗。關節韌帶因膿汁浸潤。呈異常側方運動。關節軟骨破壞。發粗糙捻髮音。關節端生腐骨及骨端離開。由是關節囊與韌帶破壞。關節搖動。膿液流注於附近軟部。同時關節諸裝置變壞。關節位置異常。(側方轉位、內外轉半脫臼、病的脫臼等)卽無是等重大變化。亦因關節化膿之結果。關節囊內生壞死組織。或由其化爲結締織。成關節癒着。甚者關節軟骨消滅。關節端起骨性癒着。關節腔消失。運動絕對不能。

診斷　從上記局處與全身重篤症狀。及機能之障礙。關節附近軟部之變化。可以診斷本病。又宜行試驗的穿刺。以定滲出物之性質。

豫後　本病癒後仍有機能障礙。大關節化膿之結果。每招生命之危險。故豫後常不良。偶有機能不障礙而完全治愈。乃例外之例外。不可多得。

療法　(一)以排泄滲出物爲必要條件。先試穿刺與洗滌。無效則行切開。(轉移性之關節化膿、不由於連鎖狀球菌者、易爲穿刺洗滌所治愈)　切開後注意排膿之法。

(二)切開須擇適當之部位。以滲出物最多。排膿最便之部位。爲最適宜。切開時勿損傷韌帶裝置、筋腱、神經、血管。勿失之過小。勿使膿液仍殘存於關節囊薄弱之處。關節附近膿瘍及有蜂窩織炎時。切開尤宜廣大。

上述之方法。有時不奏効。故其術漸不爲醫界信用。現今用關節切除術。將全關節部完全開放。排去膿汁。不令膿汁點滴留存關節內。如關節部有軟骨被覆與關節端破壞過度者。尤適用之。若骨髓炎之關節化膿仍以切開爲便。

（三）症候劇重速起全身傳染者。舍用切斷術以圖救命之道。無他法。

（四）鬱血療法雖易使滑液膜化膿及有轉位之不利。然關節囊幷周圍軟部組織生廣大之蜂窩織炎。者用之頗有奇効。苟與切開療法並用之。則排膿便利。運動障礙寡少。

（五）本症尤要之療法。爲後療法。如浴治法、熱氣浴、按摩術、關節運動、藥物注射等。皆是。關節固定過久。則易運動障害。關節運動過早。則炎症機轉反復。不利於患者。故後療法之久暫。當隨各人斟酌之。

三　慢性關節疾患 Die Cron. Gelenkentzuendungen

A　慢性關節水腫 Die Arthritis chronica Serosa

原因　本症多起於各關節疾患之後。又爲併發症。（急性關節水腫、關節血腫、慢性關節僂麻質斯、關節結核、關節黴毒、畸形性關節炎、神經性關節炎）次爲單發性。最多見於膝關節、肘、足、手腕關節等。

症候　滲出物多。關節囊緊張。疼痛輕微。關節部感沈重與緊張。關節運動或無礙或稍障礙。（若發於下肢、則步履艱難、運用不靈）然長久不治。則關節囊肥厚。絨毛形成。遂運動障礙。又因靱帶伸長。關節動搖。關節位置異常。半脫臼等。愈不能運動。

診斷　本症診斷雖易。然欲決其初發症狀爲何。則甚難。須憑經過以判斷之。

療法　輕者用彈力性壓迫繃帶、熱氣浴、按摩、關節運動術等。卽治。滲出物多者。穿刺之後。以食鹽水洗滌。更用三%石炭酸水或沃度丁幾注射。安臥數日。間更施繃帶。

B　慢性關節僂麻質斯Chron. Gelenkrheumatismas

原因　不明。寒氣及潮濕。每爲本病之誘因。多見于中年婦人。又爲急性症之續發症。

症候　爲多發性。好發於膝、肩胛、指趾關節等。經過爲慢性。

（一）單純者先有微痛。漸則腫脹。所患關節運動障害。及四周筋肉萎縮。關節腫脹愈著。又因强直之結果。關節位置異常。大關節發此病者。能觸診滑夜膜之絨毛發生。運動時得聞軋鳴。

（二）本症重篤者。其症候雖亦同前。然有急性症狀。疼痛、浮腫、發赤。體溫上升。運動障碍甚。運動時劇痛。筋肉萎縮腫脹著明。類於白腫。如此多數關節同犯此症。則運動完全不能。衰弱而死。

（三）本症之强直者。關節囊萎縮。關節面癒着。由此結締織之强直。關節强度屈曲。半脫臼或骨性癒着。三症中以此爲最劇重。

診斷　注意勿與慢性淋毒性關節炎、痛風、畸形性關節炎、關節結核等相混。

預後　本症決無治癒之望。縱在輕症。亦不能絕根。僅得保護身體全部之關節。不同時侵害。及無劇烈之痛苦而已。

療法　大部分屬於內科。以撒里矢爾酸劑、Atophan 水治療法、按摩、體操、浴治法。爲外科主治法。若欲緩和疼痛。預防結締織性癒着。鬱血療法最有效。可與熱氣療法並行之。欲除去攣縮。可施伸直繃帶。或令患者麻醉。强力伸直之。劇痛者用石膏繃帶。艱於步行者用支持器。關節囊增殖與絨毛形成者。用手術除去。强直症行切除術。

C　畸形性關節炎附老人病 Arthritis deformans

原因　與前症類似之點甚多。然其病理解剖之原因則全反對。故兩症之關節囊俱肥厚。俱有絨毛形成。然本症變化在骨與軟骨。一方破壞。他方增殖。又不若慢性僂麻質斯必成骨癒着。本症之原因不明。多犯於中年男子。一關節或數關節犯此者。俱爲大關節。如股關節、膝關節、肘關節、手腕關節、肩胛關節最多。有所謂老人病 Mnalum senie 亦與本症相似。惟其異處在骨與軟骨無增殖。僅有破壞。

症候　病起之初。爲潛行性。有不定疼痛與運動時摩擦音。及關節剛强之感。是等症狀。在運動後消失。安靜則復發。病久則有關節內漿液豬瀦。關節部畸形、運動障碍、關節搖動、半脫臼、脫臼等。

診斷　用上記症候與X光線透射。可確知本症。且與慢性僂麻質斯、神經性關節疾患、關節結核等無混同之處。

豫後　無生命危險。但病勢爲進行性。不能全治。

療法　同慢性關節僂麻質斯。

D　神經性關節炎

原因　由脊髓癆、脊髓空洞症、痲痺性痴呆、神經損傷等而起。與畸形性關節炎相似。然關節之畸形更著。經過亦迅速。

症候　解剖的變化極大。而機能之障礙較少。是爲本症特點。無疼痛與炎症症狀。易由外傷變爲腫脹。

形成滲出物。又成高度之畸形。

豫後　不良。

療法　安靜爲要。有時用穿刺術或用支持器保護關節。

E　血友病性關節

血友病者。易由輕微外傷出血於關節內。其時劇痛發熱。十日至二週。始被吸收。常出血者豫後不良。易誤爲關節內血液滲漏。（急性傳染病經過中所發之病也、）關節結核等。

療法　安靜爲主。又用壓抵綳帶及穿刺術。（可以細針刺之）

F　關節遊體（關節鼠）

原因　（一）外傷之結果。關節端骨與軟骨破壞。乃有游離。（二）由於畸形性關節炎、神經性關節疾患等病的原因。（三）原因不明。

本遊離骨。或自由脫離於關節內。或一部遊離。一部仍附着於關節。有硬軟二種。硬者爲骨與軟骨所成。軟者爲滑液膜絨毛、樹枝樣脂肪腫、米粒體等。

症候　（一）能從外部觸知之。（二）忽然關節障礙。不久則復常。名曰鼠症狀。（三）有亞急性慢性關節炎。分泌滲出物。

療法　不外以手術除去之。

四　淋毒性關節炎 Arthritis Gonnorhoica

本症起於淋疾之後期。(亞急性或慢性淋疾)有左之數種。

症候　(一)水腫　無全身症狀無疼痛機能障礙亦少數日卽治。

(二)漿液纖維素性炎　關節囊肥厚關節炎症候著明。(如疼痛機能障礙、全身症狀)

(三)蓄膿　是爲輕度之化膿性滑液膜炎不有關節化膿。愈後仍有多少之機能障礙。(前症亦然)然不完全强直。諸症中此爲稀有。

(四)蜂窩織炎性症　本症最多。有輕微之漿液性纖維素及膿性滲出物。(或無此滲出物)常因關節裝置之損壞起强直。但脫臼之例。不多見之。

病初爲急性。以後經過爲慢性。關節囊蜂窩織炎侵及附近之軟部。腫脹爲軟泥狀。外面不能見出關節之形狀。皮膚發赤灼熱。然不化膿。本症之特徵爲劇痛。例如被褥輕觸患部。痛楚不堪言狀。全身狀態如常。體溫略升。劇痛經時則消失。留有餘痛。每合併附近筋肉之萎縮、腱鞘炎、粘液囊炎、神經痛、(如坐骨神經痛)筋肉痛。單發性最多。有多發性。多發性之關節變化較微。

經過頗長。數週或數月始治。容易再發。

診斷　尿道與膣內有淋菌。尿中有淋絲。穿刺液中有淋菌。(滲出物中含有淋菌極少、然屢含有葡萄狀球菌、連鎖狀球菌等。)是皆診斷上重要之資料也。他如劇痛爲本病之特點。好發於膝關節(男)腕關節(女)亦不可不注意。

蜂窩織炎性症屢誤爲痛風。水腫性屢誤爲結核。尤常與關節僂痲質斯相混淆。然關節僂痲質斯爲多發性。能以撒里矢爾酸奏効。本症則異是也。

預後 不皆佳良。因其併發淋毒性心臟內膜炎者。有生命之虞也。卽無生命之虞。亦機能障礙之人爲多。於蜂窩織炎性症尤然。

療法 滲出物多者易治之。若爲蜂窩織炎性。其治療頗難。

(一)水腫 安靜臥養於患部。行彈性壓迫綳帶。高舉患肢。滲出物多不易吸收者。穿刺之。以○・五乃至一%石炭酸洗滌。或用濃石炭酸水(五%七立方糎)及沃度丁幾(五立方糎)洗後。用壓迫綳帶固定該部。數日間。

(二)漿液纖維素性及蓄膿性 如前排除液體。最爲重要。在蓄膿症。更以切開及排膿法爲有效。

(三)蜂窩織炎性症 高舉關節靜養。可使疼痛緩解。副木、牽引綳帶、石膏綳帶。雖可用。然其缺點易使關節强直。故用此等綳帶。當從早解除。速以後療法代之。鬱血帶可減少疼痛。且於炎症有良好之結果。故比他療法。運動靈敏。亞急性或慢性之療法。熱氣療法亦適宜。關節部皮膚敷沃度丁幾。或注射Atophan, Neurin皆有効。

炎症症狀變輕時。固定綳帶須速解去。試行關節運動。以免他日運動不靈。若第一回運動之後。發熱則仍以固定綳帶用之。按摩、熱氣浴、砂浴、注射。亦可治本症。若欲剝離癒着。須用麻醉藥而後行手術。撒里矢爾酸製劑。縱無効於本症。然試用一二次。亦無妨。

五 關節結核Gelenktuberculose

原因　常以輕度外傷爲前驅。多見於二十歲以下之青年。體格剛强外貌健全之人。亦每有之。蓋非衛生的生活狀態之患者。與有結核素因者及身體他部有結核性病竈者。均易犯此症也

症候　起病之初。多爲潛行性。有時急性發現。爲其例外。蓋骨端部伏處之結核病竈。忽然破壞於健全之關節內也。主起於小兒。發病前驅症狀。有全身倦怠。不好嬉遊諸現象。卽在游戲之時。常避該關節使用。兼訴疼痛。通常分次之三症。但其區別不明瞭。

(一)結核性水腫　關節內豬溜漿液與漿液纖維素性滲出物。多見於大人之膝關節。其原因爲輕微外傷、過勞。水腫初起。並無疼痛。有時如急性關節僂痲質斯病。起之初。突然發熱。及有關節痛。關節運動障礙較輕。滲出物加多時。關節囊漸緊張膨隆。能在外部觸知之。然軟部不起腫脹。故骨突起部與腱等外形不消失。仍如平時。運動時得聞捻髮音(握雪音)。亦有關節游體米粒體及滑液膜絨毛。穿刺所得之液體。爲微黃色。含有微細纖維素、絮片。纖維素量多者。變爲溷濁白色。兼有膿球滲出物或速被吸收。或吸收之後。又重發。有時滲出物吸收。關節囊肥厚。成肉芽性滲出物過多者。(百立方糎以上)　關節繃帶裝置弛緩。運動異常。半脫臼。

(二)肉芽性關節炎(白腫)　此爲最多之症。或爲原發症。或自(一)症變成。本症之原因。亦以外傷爲主要。

關節內肉芽增殖過盛。其周圍組織惹起反應性炎症。關節均等腫脹。生理的外形完全消失。同時關節上下兩端之筋肉瘦削。變爲紡錘狀腫脹。此腫脹時或呈彈性。又或爲軟泥狀。可以手指壓之。皮膚浮腫。

表皮滑澤緊張。呈蠟樣白色。（白腫）滑液膜肥厚頗甚。可在翻轉部觸知之。

本症之關節運動。亦不靈敏。因關節內容膨隆。關節囊肥厚。關節附近筋屬屈曲攣縮也。有時運動障碍。僅限於一方向。他方向仍能活動。筋攣縮之症。施以痲醉則消失。

本症常於關節部作痛。勉强運動或壓迫之衝突之。尤甚。然非必發疼痛者。

關節因病而起異常位置。如半脫臼、病的脫臼。髀臼內遊走等。有種種狀況。從本病末期運用患肢時間之長短而異。

（三）結核性化膿性關節炎（寒性膿瘍）此爲結核性組織崩壞所成。初期成本症者甚少。大抵水腫性與肉芽性之末期轉成者爲多。

關節內膿瘍之量甚多。常流注於各處。皮下軟熟呈紫藍色。則膿瘍自潰。而有稀薄之膿汁排出。膿汁中含乾酪樣物質。排膿後顯出紫藍色之彎曲瘻孔。是皆營養不良之徵。結核小兒最易見之。該瘻管受續發的傳染。關節變化益大。則關節周圍軟部。成廣大之蜂窩織炎。又有巨大腐骨。或全身傳染。遂以斃命。

上述三種病症之全身狀態。由局處變化。與他部位結核病竈有無而異。無結核病竈者。午後體溫略升。否則有高熱。患者多全身貧血。衰弱羸瘦。混合傳染者。高熱口渴。舌燥。皮膚作黃疸色。若敗血症。

本症患者。或早期卽覺步行困難。或雖有重症之結核。而仍能長時步行。此因生活狀態之不同。境遇之貧富各異。且病竈存在之部位不一故也。

轉歸　關節結核轉歸。有種種。

(一)自然治癒及治療奏効者爲良性。然完全機能回復之人。百無一二。至多不過關節運動無障礙而已。水腫性之機能障礙比他二種爲輕。

(二)最普通之轉歸爲筋肉攣縮。一部機能障碍。完全强直。關節變形。患肢異常發育。半脫臼。病的脫臼。關節動搖等。

(三)瘻孔多而排膿多者。混合傳染者。他部分有結核症者。其豫後俱不良。必至於死。有因用猛烈之矯正法。發生粟粒結核與腦膜炎者。是爲必死之症。

診斷　本症在病症已成。不論何人易診斷之。若在病初。則診斷極難。滲出物多者。尤與他症容易混淆。然本症之治療。全在早期診斷。例如畸形性關節炎與本症相比。治法正相反對。苟不明確診斷爲何病。則療法之方針。亦不可决定也。確診之法。不外用穿刺液行動物試驗。切滑液膜用顯微鏡檢查。切瘻口部肉芽行鏡檢。又以X光線透射。但仍有不能斷定其爲何症者。須詳考其已往症、遺傳的關係、經過、全身反應、及吐佩苦林反應。以决定之。

多種疾患中最易誤爲本病者。曰關節黴毒、血友病性關節、淋毒性關節炎、關節肉腫、畸形性關節炎、慢性漿液關節炎、慢性關節僂麻質斯等。

豫後　關於全身狀態之良否。關節病竈之大小。身體他部結核之有無。不能一定。化膿者之豫後。概不良。大人比小兒難治。他如職業之如何。貧富之程度。大與豫後有關。結核性化膿性關節炎。一時似已全愈。然因外傷與過勞再發者亦不少。

療法　(一)保守的療法　甲、安靜固定　是爲關節結核之主要療法。先以石膏繃帶施患部。疼痛卽可消失。腫脹亦漸減少。一囘石膏繃帶用二三個月後。檢查關節狀態。應否更換新者。或以支持器代之。不論何法。均以關節長時安靜固定爲目的。

本症發生較急性。疼痛不堪者。可用牽引繃帶。此帶以除攣縮爲最有効。

乙、藥品注入　穿刺關節內容液之後。以十%沃度仿謨倔利攝林注入。滲出物不多者。注射後或有疼痛。然由注射減少關節之腫脹。增加關節之運動性。甚爲有效。如兼用甲療法。其效尤大。水腫性症以一乃至二%石炭酸水(或用五%)洗滌關節腔。再施壓迫繃帶。效驗極著。又可用沕諸兒酸樟腦治之。

丙、鬱血療法　用橡皮帶緊縛關節部。起鬱血。(一日以數時間爲度、)宜治肉芽性。若因此成寒性膿瘍。則行小切開。施防腐繃帶。本療法有豫防機能障碍之利益。

丁、光線療法　骨與關節結核之治療新法。爲光線療法。(X光線及日光療法、)X光線雖爲最有用之新法。然難普及於一般患者。日光療法各人皆能實行。其方法甚簡單。日以創面直射日光數時間。能使良性肉芽發生。分泌物減少。腐骨分離。上皮形成。

戊、全身强壯療法　內科結核療法(如肺結核尤然、)以本法爲最重。關節結核、骨結核亦然。苟患者境遇職業適當。須注意滋養品之攝取。轉地療治。適當運動。藥物療法。以類脂肪劑砒劑注射。以圖全身之强壯。雖在固定繃帶使用期間。每日一定時間。至屋外曠地。吸取新鮮空氣。直射日光之下。亦不可少。

(二)手術的療法　有甲、滑液膜切除術、乙、關節切除術、丙、非定型的手術、(關節外病竈除却、瘻管切開病竈切開搔爬燒灼）　戊關節異常位置矯正術、已切斷術及關節離斷術。六種。

（三）各種療法之適應症　是由患者之年齡、病症之程度、全身狀態、貧富的關係。療法不一律。春機發動期以前之結核易治。宜用保守療法。小兒成多發性關節結核。不能各關節俱行手術療法。故尤宜用保守療法。若有瘻管形成。易混合傳染。宜用滑液膜切除術。腐敗性全身傳染宜用切斷術。關節切除術易損傷骨端軟骨。不宜輕用。

大人患水腫與寒性膿瘍者。可注入沃度仿謨偑利攝林同時用石膏固定綳帶。無須先行手術。肉芽性與開口性結核病竈宜行鬱血療法。構造復雜之腕關節、跗關節。尤有大效。惟不宜用以治水腫與膿瘍。滑液膜切除術用於滑液膜性關節結核不甚重者。關節切除術用於骨性關節結核、滑液膜性關節結核末期骨侵蝕重大者。當行手術之前。須先辨明病症爲骨性或爲滑液膜性。故宜開放關節。觀察其病的變化屬於何者。而後以適當手術施行之。滑液膜切除術與關節切除術兩法。均須開放關節。除去病竈。其方法無甚差別。不過程度高下之分耳。切斷術惟關節結核病症增重。諸法試行無效。萬不得已時。偶一用之。（混合傳染、他部結核、高度衰弱、高年患者等）　行此術後。如榮養快復。可保其天年。

保存的療法之優點。決不及手術的療法之確切。但亦因各人之情狀不同。未可一概論。例如小兒宜用保守療法。大人宜用手術療法。大人若用保守療法者。常遷延時日。坐失治愈之機。再以手術治之。亦難見効。富裕之患者。可行保守療法。體質中强榮養優良者同之。手術之成蹟不能一定。視關節種類不同。膝、肘、肩胛諸關節成蹟都良。其餘之關節奏効難。滑液膜性者成蹟良。骨性者奏効亦難。要之關節結核之手術療法。須詳審其適應症而後定之。不可輕易舉行也。然如保守療法•以固定繃帶爲主。旣無危險。又常有多少之效果。故某學者主張關節結核之療法。以固定繃帶爲最宜。其他一切法術。皆當屏棄。此說在今日稍不適用。蓋因其治療期間長。且於大人無利益也。是故關節結核最良之治法。先以保守療法試之。觀其有無效驗。若無效。則速用手術療法。乃爲穩妥之方策。至如小兒之患此者。則僅以保守療法治之足矣。

六 關節黴毒 Gelenk Syphilis

A 由於遺傳黴毒者

症候 先天性黴毒小兒。在數多關節發生滲出物。不痛亦不化膿。是爲先天性黴毒性骨軟骨炎、及骨端滑液膜之橡皮腫性炎症所成也。多發於膝肘兩關節。

診斷 已知家族之黴毒已往症、黴毒現在症。(角膜實質炎等)則易診斷本病。須防誤爲佝僂病、骨端部骨髓炎。亦可以瓦塞滿氏反應試之。

療法 塗擦療法、昇汞洛沃度加里等。

B 由於後天性黴毒者

症候 分第二期發疹期所生者(甲)與第三期所生者(橡皮腫)(乙)二種。

(甲)似急性關節僂痲質斯。痛腫。有滲出物。靜養數週。用繃帶醫治。兼顧全身療法。容易治愈。治後無機能障碍。

(乙)爲滑液膜與關節軟骨成橡皮腫性病竈。有慢性關節水腫。不化膿。(間亦有之)關節囊肥厚。呈彈性。多犯兩側膝關節。疼痛與運動障礙甚微。骨性者比滑液膜性者症候較重。且易化膿。他動的强使運動。有爆聲及捻髮音。筋肉萎縮極微。全身症狀寡少。經過爲慢性。有時變急性或亞急性。

診斷 不易須憑他部分之黴毒症狀、夜間之疼痛、所患關節之多、機能障礙之少、及病症之時輕時重、關節附近之橡皮腫、骨端之肥厚等。以決定之。若恐與關節結核混同。用瓦塞滿氏反應及驅黴法成蹟爲判斷可也。

療法 施全身驅黴療法。排除關節之內容。用壓迫繃帶。關節囊肥厚、關節軟骨破壞時。宜避運動靜養。關節囊肥厚如腫瘍者摘去之。

第十七章 骨折 Fraktur

診斷 外傷患者常有骨折之症。凡診骨折患者及其疑似者。須依一定之手續。先令患者徐徐脫衣服。(損傷部位最後)詢問其既往症。如外力之種類、强度、作用之久暫等。次詳視其損傷部。注意肢節有無腫脹、肢軸之移動、屈曲機能障礙之多寡。次觸診損傷部之病狀。調查其機能之變常。此時若患者覺劇痛。則檢查終止。倘必要檢查之宜。行全身麻醉。小兒尤必要之。若有X光透射。則可免麻醉之煩。且便於確實之診斷。

骨折患者診察之際。須注意外力(筋收縮力之內力亦然)果否有使骨折之能力。若外力甚微而骨折之徵候確實。則此骨折當名之曰特發骨折。其人必患骨髓炎、結核、黴毒等骨炎症。與肉腫、轉移癌、囊腫等骨腫瘍。或有骨軟化症、佝僂病、年老、神經系統疾患等之全身骨折素因。非必由於外力也。

又骨折之原因。爲直接的外力與間接的外力。皆與骨豫後有大關係。直接的外力因骨折部位與軟部損傷部位一致。妨害治療之經過。其豫後不良。上膊骨上下端、脛骨橈骨下端。多起骨端線離關之症。妨害骨之成長。

症候 (一)自覺的症候。如(甲)骨折痛。(乙)機能障礙。由骨折之種類與局處之關係不同。不全骨折之障礙輕。四肢之障礙多。有時機能障礙之原因。由於疼痛。

(二)他覺的症候 (甲)變形有次之二者。

(1)腫脹 因出血及反應性炎症之故。

(2)折片轉位(角狀側方縱經周邊轉位)因次之四因。

(一)外力之方向。 (二)筋肉之牽引。 (三)末梢折片之重力。 (四)處置不良。

(乙)異常運動 完全骨折者見之。

(丙)咿軋音 折片之間無物嵌入與縱經轉位者不聞之。

骨折之人將就治愈。平均二週乃至十五週。爲通常。然由骨之大小、患者之年齡、部位之如何。(骨幹比骨兩端易治) 及全身榮養狀態不同。

有左之原因者。常妨害假骨形成。

(一)全身原因 結核、黴毒、糖尿病、神經系統疾患、急性傳染病等。一切障礙榮養之疾患。

（二）局處原因　轉位、篏入軟部、局部動搖、骨折部傳染等。

療法　凡治骨折。以鄭重謹愼爲第一義。如長途運搬。必施救急繃帶。例如以三角巾縛上肢。固定身體。以副木用於下肢。固定他足。救急用副木。可以杖、棒、竹枝代之。戰時又可用刀槍之類作副木。患者若有震盪症。面色蒼白。脈搏細小。則速以副木固定患部。設法使之蘇醒。在未蘇醒以前。忌用痲醉劑。次舉骨折療法之梗概。

（一）不全骨折與楔合骨折之療法。以固定爲主。完全骨折及有轉位者。速整復之。

（二）整復之法。如在周圍軟部不甚肥厚之處。單以上下骨折牽引。或手指壓迫。卽得。無須痲醉。若大腿等筋肉強大之所。必全身痲醉而後行之。

（三）欲知整復術已否成功。則在周圍筋肉薄層處。觸診能知其究竟。在筋肉肥厚之處。不能觸診者。可與健側之情狀。互相比較。或以X光透視之。

（四）整復術既成。卽行固定法。固定法分次之三種。

甲　石膏繃帶　Gipsverband

（1）此物不宜用於骨折新鮮及周圍筋肉腫脹過甚之時。故負傷後數日。腫脹減退。方可施用。有時不待腫脹減退。暫行試用。俟腫脹完全消失。（在下腿約一週或十日）則復改爲固定石膏繃帶。

（2）本繃帶必將骨折部上下兩關節。俱收容於一繃帶內。例如骨折於下腿者。足膝兩關節。皆不可不包容於繃帶之內。本繃帶用之過緊。則起無血性筋攣縮症。豫後不良。故下腿骨折。足關節縛石膏繃帶者足趾必露出帶外。以便注意縛帶之過緊與否。

又有因用石膏繃帶。關節變爲强直。及筋肉高度萎縮者。老人與僂痲質斯性尤然。（二）過間用此繃帶即起斯症者）故牽引繃帶較優。

（3）將達骨折癒合之時。須從早練習運動。但不可去繃帶。或改用縱破之石膏繃帶。可隨時解放繃帶。按摩患部。尤爲便利。

乙　副木繃帶

（1）局處之腫脹高度。短時日內不得不交換他種者。適用之。

（2）腫脹既退。宜如前述改用石膏繃帶。

（3）副木繃帶亦如石膏繃帶。上下兩關節必同時固定之。副木繃帶比石膏繃帶之固定力較弱。故惟折片不轉位或轉位不著時用之。然骨折後腫脹不去。及石膏繃帶一時無可取用之時。本繃帶最爲適用。蓋副木可以隨時隨地得之也。

丙　牽引繃帶

最有固定之力。但一定時命患者絕對安靜。爲其缺點。故不宜用于小兒。近時有裴釘牽引法發明。尚未爲醫界廣用。

（五）骨縫合　固定法無效者。行此法。

（六）後療法　骨癒合既成。速行後療法。如按摩、運動、浴治法、電氣療法等。

(七)假關節　若有假關節生成。須施適當刺戟。防其發育。例如

1,局處運動按摩。　2,注射沃度丁幾於骨折部。　3,用鬱血滯起局部鬱血。

既成假關節。則作成新創面。施骨縫合術。最要如在下腿前膊有二骨平行者。一骨缺損過大。可行骨成形術。又或令患者自己以骨片插入骨折端。名曰骨挺串法。Knochenbolzung

(八)複雜折骨　骨折療法之外。兼施筋肉創傷療法。例如有異物則除去之。禁用手術與一切運動。恐有傳染之虞也。令患者安靜。用有窗石膏繃帶或副木繃帶。

第十八章　關節脫臼關節捻挫及關節挫傷

一　關節脫臼 Luxation

外傷性脫臼(先天性及病的脫臼從略)為次於骨折之重症。然比骨折較少。小兒老人尤然。

原因　(一)由於間接外力。(二)由於直接外力。(三)由於筋肉之牽引。(二)(三)較少。

症候　(一)自覺的　脫臼瞬時劇痛。兼有機能障碍。

(二)他覺的　異常位置。(髀臼空虛。或骨端脫離髀臼)及骨端固定於異常位置。

療法　除整復術外。無他法。脫臼後不滿二三日者易行之。(新鮮脫臼)脫臼後時日較長者難。(陳舊性脫臼)

新鮮脫臼療法　由手術之難易。或用痲醉。或不用痲醉。整復術成功時。關節間發一種音響。同時關節機能快復。確知其術成功者。固定該部七日至十日。以待關節囊癒合。十日之後。徐徐練習運動。並行按

摩。當整復之時。若有障碍物阻隔。則非用流血的整復術不爲功。

陳舊脫臼療法　或用流血的整復術。或不用整復任其自然。亦無傷關節之運動。

二　關節捻挫

關節捻挫者。關節之運動過度。關節囊伸張或斷裂。其與脫骱不同之處。惟外力消去則關節驟復爲正常是也。

症候　關節內出血。現青色腫脹。軟動壓之動之則劇痛。或靭帶與關節囊破壞。關節異常運動。例如膝關節向左右運動。肘關節能伸直至百八十度。但此異常運動。必有劇痛隨之。不用痲醉。不能偵知其變狀也。

療法　靜養八乃至十日。待關節囊關節損傷平復。將癒時。每日練習運動。以防關節固定過久。筋肉攣縮。

三　關節挫傷

原因　本症概起於關節部之直接外傷。骨與靭帶損傷僅少。惟於關節內略出血。若出血過多。必兼有骨折及捻挫之症。

症候　關節部有壓痛、溢血、腫脹。關節內血液瀦溜爲時頗久。外部得觸知握雪音。犯本病者。易成關節水腫。

療法　關節內血液瀦溜過多者。須行穿刺。否則安靜一二週卽愈。又可按摩與關節運動練習。以防他日運動障碍。

第十九章　放線狀菌症 Die Actinomycose

原因　五穀(大麥尤甚)與家畜所存在之放線狀菌。傳染於人身。則成本症。其潛伏期極長。

症候　由傳入門戶之異。有次之四種。

(一)由口腔咽頭腔侵入。發生於下顎頸部、頰部者。是以粘膜炎症部、粘膜損傷、齲齒等爲侵入門戶。被傳染者。頭蓋骨脊椎骨受傷。頰粘膜至顎骨間。有索狀物可觸知。

(二)由肺侵入者。皆由塵埃之吸入。症候與氣管支肺炎、肺結核相似。末期於咯痰中混有黃色之小顆粒狀物。又侵犯肋膜胸壁。破潰外表。或穿破橫隔膜。

(三)由傷侵入者。皆由飮食物之媒介。主在廻盲部成慢性腫瘍。與腹壁癒着。成廣汎性浸潤。兼害附近之內臟。如膀胱、肝臟、脾臟等。又常侵犯脊椎。

(四)由皮膚侵入者。主自他部轉移而來。罕有因於皮膚損傷者。故多爲續發的。其始皮膚有板樣扁平浸潤。皮膚面發暗赤色。旣有數多之結節。又有波動。生小瘻管。自潰排出膿汁。膿色褐。內含黃灰色之粟粒大顆粒。癒後形成瘢痕。更生新結節於他部。

本症經過極慢性。自覺的症候。雖不明瞭。然病症進行。終至於死而後已。

診斷　板樣硬度之浸潤、暗紅之皮膚、膿瘍、瘻管、膿中之顆粒、痰內之黃色小顆粒。爲本病所特有者。最難區別之疾病。莫如木樣蜂窩織炎、橡皮腫、結核腫瘍等。若有混合傳染。則膿瘍、蜂窩織炎同時發生。無特有之板樣硬度更不易診斷。

豫後 不良絕無自然治愈之望病竈爲表在性者易治爲深在性者（肺、腹腔等）外科手術不能達者。全身障碍重者有轉移性者豫後皆險惡。

療法 切開瘻管行搔爬燒灼之後塞入沃度仿謨依創傷療法治之其症能全愈病竈小者雖以剔出法爲最佳然行之極難。

病竈內注射沃度丁幾一％、沃度加里二十五％、沃奇必涅等亦能奏效用沃剝爲內服劑（一日數克）從來視爲特效藥然陳舊頑固之症用之亦無大效近時賞用X光線療法。

第二十章 腫瘍 Geschwulst

一 腫瘍診斷總論

診斷腫瘍之際必依一定之次序第一詳問患者之既往症第二檢查局處第三檢查全身必要時更試行種種補助診斷法。（如試驗穿刺試驗切開切除X光線照射等）

（一）既往症 遺傳的關係爲惡性腫瘍之要項良性腫瘍亦有大關係不可不考之其餘如患者之年齡、性別、職業、習慣亦於診斷上有重大之價値須詳考之。

腫瘍發育遲之速亦爲診斷上重要事項發生遲者爲良性速者爲惡性亦有良性經過之腫瘍忽然變爲惡性者故其初發育徐徐中途驟然急速者一般豫後不良每有數小時內腫瘍異常膨大者皆腫瘍組織出血變爲惡性肉腫之徵也此時防與動脈瘤破裂相混淆。

更如腫瘍擴大之模樣、原因之有無、自覺症之多寡、亦當詳細問明。一般自覺症狀少、壓之不痛者。爲良性腫瘍。有重大痛苦者爲惡性腫瘍。

(二)局處檢查

甲望診要項　分(1)部位廣狹。(2)形狀。(3)大小。(4)表面狀況。(例如腫瘍上面之皮膚與粘膜情狀、有無破壞及潰瘍狀態、瘍緣瘍底瘍周之情狀)(5)境界爲瀰蔓性或限局性。

乙觸診要項　(1)腫瘍表面之形狀。(2)腫瘍與上層被物之關係。(3)腫瘍與下層及周圍之關係。(4)腫瘍之境界。(5)腫瘍之處在。(6)腫瘍之硬度。

(三)全身檢查

甲、附近淋巴腺觸診有無腫脹異狀。

乙、調查其爲多發性或單發性有無轉移。

丙、精查各臟器之情形。

丁、全身狀態有無障碍。凡良性者全身無障碍。惡性者起初雖亦無障碍。至末期則有惡液質、貧血及他種種危險症候。

二　腫瘍診斷各論

本書不能將各腫瘍細論。單舉左表以供診斷上之參考。

腫瘍診斷概表

外科學大綱

腫瘍	年齡	形狀表面	硬度	部位	數	與周圍之關係	皮膚情形	疼痛程度
脂肪腫	不定	葉狀	軟	脂肪組織	單發性	能移動	普通或菲薄	無
粘液腫	同	同	軟而有波動	脂肪組織皮下組織		同	同	同
纖維腫	同	圓形	硬或軟	皮下組織粘膜	無定	同	同	同
骨腫	幼年	不平	骨樣	骨	同	同	同	同
軟骨腫	同	同	軟骨或硬軟混合	耳下腺睪丸骨端	同	略能移動	同	同
筋腫	幼年最少	圓形	稍硬	子宮最多其餘絕少	同	能移動	同	同
神經腫	不定	橢圓形小結節	同	皮膚皮下組織	同	同	同	劇痛
血管腫	先天性後天性	扁平或圓形	軟而有壓縮性	結皮膚締織	多爲單發	明劃或不明劃	菲薄或青色及赤色	無
動脈瘤	中年	圓形	硬而有搏動	動脈幹	同	能移動	普通或菲薄	有壓痛
囊腫	先天性後天性	球形	軟而有波動	無定	同	同	同	無
皮樣囊腫	先天性	同	同	卵巢睪丸頭部	同	同	同	同
畸形腫	先天性	同	軟不齊	睪丸卵巢薦骨	單發	同	普通	無
乳嘴腫	不定	疣狀突起	硬(皮膚)軟(粘膜)	皮膚粘膜	單發或多發	同	同	同
腺腫	多爲中年	結節或不定	軟(粘膜)硬(腺)	同	單發	境界不明	不定	同

癌腫	老年	結節浸潤潰瘍	硬	皮膚粘膜腺	同	境界不明	與皮膚癒着	初無痛後劇痛
肉腫	壯年	圓形結節	無定	結締織屬諸器（骨）	同	姑限局性後瀰蔓性	久則與皮膚癒着	多無痛

三　腫瘍療法總論

各腫瘍最確實之療法。莫如將腫瘍全部摘去之。腫瘍過大與轉移至他臟器及淋巴腺者。手術不能實行。可用X光線及鐳 Radium 療法。

X光線療法治血管腫、瘢痕息肉、子宮筋腫等良性腫瘍。及癌腫、肉腫等惡性腫瘍。皆有大效。腫瘍之不能應用手術者。以X光線照射。能使癌組織萎縮。潰瘍面形成上皮。又如癌腫摘出有再發之處者。用X光線可免再發。肉腫之屬於淋巴腺與皮膚者。X光線效果更大。實腫瘍療法中最新之治法也。

鐳之光線與X光線相似。尤於惡性腫瘍（癌腫、肉腫）有效。良性腫瘍如母斑等。亦可用之。

在手術不能行之際。用此二法最有效。因其能崩壞腫瘍之一部。將腫瘍化爲瘢痕故也。此外用酒精注射、二十乃至五十%綠化鋅注射、砒素及沃剝內服。亦爲一種姑息的療法。潰瘍面覆防腐的繃帶。有惡臭之分泌物時。施三乃至十%過養化輕、醋酸礬土水、稀薄昇汞水罨法。及可用燒灼法、腐蝕法等。

亞砒酸　五。〇　辰砂　一五。〇　植物性炭素末　一。〇　混和爲泥膏百克。貼於癌腫。則下層剝離。驟視之若全治。患者爲之大樂。同時以硅酸鹽內服。（硅酸鈉〇。五克一回每日三回）或可奏效。惡性腫瘍至末期疼痛高度者。除用嗎啡外無良法。

外科學大綱

六四

對於實施霍亂預防注射之意見

公立上海醫院醫務長周楚良

上海爲通商巨埠。人烟稠密。每屆夏令。霍亂橫行。里巷之間。喪亡纍纍。吾人防患未然。在衞生方面。固有種種計劃。顧就目前狀况言。限於經濟。恐不克充分實施。卽克實施。亦非短時間內所克奏功。就楚良個人經驗所及。竊謂預防霍亂之法。最簡易切效而能得社會信仰者。殆莫如實行預防注射。此項方法。距今數十年前。已嘗行之於印度日本俄羅斯波蘭等國。而見效。注射以後。不致沾染。症候亦輕。是故凡有霍亂之地。一用此法。卽可阻遏其蔓延。若其蔓延之區域。已極擴大。亦可減少其死亡率。上海霍亂。無年蔑有。而最甚者。在清光緒二十八年。及民國九年。從前並無新醫治療。輓近始有時疫醫院等之設立。然猶覺收效未宏。前昨兩年。楚良在上海市公所衞生行政委員會席上。建議試行預防注射。經議決。卽託楚良擔任辦理。當爲劃定區域。分別進行。而各慈善家。亦紛就城鄉各地。酌設注射處。按期注射。事後調查。每一地點。受注射者人數。恆以千計。而據醫家報告。亦僉認爲成績甚佳。人人樂於注射。今淞滬衞生局。以夏令已至。霍亂且起。繼續實施預防注射。楚良謬被推委協助辦理。謹提出實施應行注意之點。藉供研究。以利進行。

(一)宜多設注射之所　上海地方遼闊。故注射處所。宜遍設各處。以期普及。而免向隅。或託附近醫院代辦。或借公共機關組織。總以愈多爲愈妙。各規定時日。按期注射。注射次數。每人至少二次。最好三次。一面先行登報。將地點及時期明白公佈。俾衆週知。

(二)宜添設巡廻注射隊　注射處係固定性質。須使人家自往注射。故宜更設巡廻注射隊。臨時聘請醫生若干人。並僱用或訓練女看護若干人。分駐相當地點。每日出發至工廠學校監獄等團體。爲其工人學生囚犯等注射。其居家人口衆多者。亦可特約前往注射。注射時並卽爲講述種種衛生常識。

(三)宜注重生活簡單之人民　車夫工人苦力等。生活簡單。飲食起居。往往不合衛生。常爲霍亂發生之源。而其死亡率亦獨高。證諸各醫院報告。無不皆然。故預防注射。宜以此輩爲先。如以必要。更不妨將霍亂發生地點周圍之車夫工人苦力等。一律强制注射。

(四)宜注重團體之機關　羣居雜處。亦最易傳佈霍亂。如在工廠學校監獄。乃至軍隊警察署等處。一經蔓延。必至不可收拾。故實施預防注射。對於此種地方。應特別注意。最好商得各該機關同意。一律注射。

(五)宜注意霍亂發源地　通告各警察所各醫院以及各醫生。遇見某地發生霍亂。應立卽報告衛生局。由局檢取病者排泄物等。交衛生試驗所查驗其眞性或假性。一面將其地劃作有疫區域。嚴厲注射。以免蔓延。

(六)宜預備充分之預防注射液　上海尋常所用霍亂預防注射液。均購自外洋。照往年情形。每以市上存貨缺乏。於實行注射時。深感困難。且市儈居奇。故昂其價。尤於經濟上有巨大之損失。謂宜事前量所需要充分購備。至此項注射液。大抵德日兩國出品價較便宜。然北京中央防疫處蘇州中華傳染病學院。亦有自製。頗聞價廉物美。似宜先行酌購樣品。交衛生試驗所試驗。如果認爲相當。儘可廣爲採用。則於推銷國產。尤有裨益。再外國出品亦不盡可恃。且經過長途之運輸。或因保藏不愼。難免變壞。似並宜抽交衛生試驗所檢驗。以示鄭重。

(七)宜考查預防注射之成績　指定一區域。調查其戶口總數。令區內居民。一律注射。然後再調查其後患霍亂者若干。因以致命者若干。作一精密之統計。同時對於各醫院救治霍亂病人者。亦調查其此項病人。是否曾經注射。以及注射之次數。病狀之輕重。死亡之比例。製爲統計。如此注射之功能自可顯然。增進社會之信仰。減少實施時之障礙。

上海人士。對於霍亂。固非常注意。如往年霍亂盛時。臨時設立之時疫醫院甚夥。即尋常醫院。亦多有一種臨機之特殊處置。甚至因原有地位不敷。另搭涼棚。然種種設備。損失甚大。而醫生看護缺乏。一時爭相羅致。亦使尋常診務。感受障礙。如能先期實施預防注射。必可減殺疫勢。即可減少上述諸多損失及障礙。且在民衆方面。略受極簡易之處置。便可減免極危險之傳染。亦必樂於從事。故使當事者果能熱心提倡。切實舉辦。廣爲宣傳。其收效定極宏遠也。

河豚毒之研究

濟川

近報載駐長江北岸某港口之聯軍。又因食河豚中毒死甚衆。疑鄉人下毒。大加戳殺。嘗億聯軍在浙時。亦有同様之事發生。夫河豚有毒。人皆知之。民間有拚死吃河豚之諺。相戒弗食。豈竟以其味之鮮美。不竟忍一時口慾之衝動。一嘗再嘗。甯死於毒。不甘饞絲歟。爰略述關於河豚毒之學說。願一般軍醫官特別注意焉。

▲河豚毒之化學性狀　河豚之毒。全存卵中。在化學上雖未充分發明其構造。然已能由其卵中。用一般化學方法分離得之。爲一種非結晶形之白色粉狀物質。易溶於水。而於有機溶劑中。如絕對火酒哥羅仿二硫化炭及以太等。則極難溶化。無臭無味。不甚固定。易起變位作用（Totoumerism）。含窒素約二・八一三・五。初疑爲動物鹽基。如Ptomaine之屬。惟無確據。據一般研究之結果。查得其分子量爲四九三。分子式爲 $C_{16}H_{31}NO_{16}$。

▲河豚毒之生理作用　河豚毒之生理作用。極似嗎啡。能使運動神經及知覺神經麻醉。其中毒症狀。始則四肢末端知覺異常。唇舌亦然。如中僧鞋無毒。繼則血脈弛緩。血壓低降。直至隔膜痲痹。呼吸停止而死。然能用之適量。則非惟不能爲害。且有鎮痛甯神之效。用治各種神經痛。吃逆。頑固嘔吐。及陰痿等

病。較嗎啡爲尤驗。他日醫家如能按損益之理。去其不良之副作用。製成新化合物。以利病家。寶匪淺鮮。河豚之毒。既爲痲醉。則中毒後之急救法。似應用對症之奮興劑。如行咖啡精。腎上核精。或新藥之赫破弗辛樂百齡等之注射。以恢復其血壓。挽回其呼吸。或更進以葡萄酒。樟腦劑之類。並行人工呼吸。翻復行之。諒必有效。

痔之成因及預防

曾立羣

血液循環。自離心臟入動脈毛細管而靜脈。其壓力以次漸減。以是苟以些微壓迫加動脈上。其中血液流動尚能通行無阻者。轉以加諸靜脈。則流行滯緩而遂壅積。試以巾或帶鬆纏上膊部。卽見下膊及手背等部青紫紋暴露。如樹枝狀。是卽壅積之靜脈也。

肛門之周圍多靜脈。密組成網。苟其向心臟前進之途徑有阻。則亦壅積。四周較鬆之處更怒張。乃成核狀。小者如豆。大無如銀杏。凸露肛外者曰外痔。隱藏肛內者曰內痔。痔破則流血。核乃暫縮。內痔小而較進者。外間不易覺察。核破血流。其色殷紅。俗謂之腸紅是也。

痔疾之原因甚多。如直腸瘤。肝臟病。及懷孕等。均足使血流滯緩壅積。而促成痔核者也。最常見者爲習慣性之便閉。俗以內熱燥結稱之。大便久積多而且乾。每逢如廁。痛苦異常。遂視爲畏途。不知乾積愈多。

其壓迫於靜脈上之力亦愈大。痔疾既成。痛苦更劇。循環不已。無復已時。十人九痔。太都如此經過也。普通預防之法。當於通暢大便上着想。晨起飲鹽湯。餐後食水菓。運動洗浴。更依一定時間而每日如厠。使成習慣。用眞蜂蜜代糖。每日服一二匙。亦頗有效。

痔初成。用藥錠能自斂。既大須動手術。注射或割去之。雖然此後仍須注意通暢大便。免得復發也。

阿片及嗎啡中毒的病理實驗

林幾

在海外聞得國內上海各地拒毒會的努力吶喊聲不覺對國內禁烟情形生十分的感歎。茲將新近所研究的「阿片及嗎啡中毒的病理實驗」一篇。節錄數行公諸報端。亦所以聊促黑籍諸君的猛省。用動物中毒的實驗。考其死體解剖及病理組織的變化。證明在中央神經系統無論有慢性或急性中毒。均有下列的著明變化。

在急性中毒動物死體腦部。起急性腦細胞的壞死。腦膠質的溷濁澱粉樣變性。內皮的剝裂及出血。

在慢性中毒動物死體腦部。起腦細胞之脂肪化。乃至於壞死等退行性變化。此外腦組織內之小血管鬱血或出血。

其他臟器內當急性中毒時不過充血或小出血。當慢性時則肝腎心肌組織每起脂肪變性。鬱血。

全身有惡液質及浮腫等副症象。

故凡因阿片或嗎啡中毒而死者可謂之腦死。(Hirn-tod) 以前謂在數種急性傳染病（如傷寒敗血症猩紅熱及赤痢）及其他毒物的中毒（如炭酸燐 Voronal 等）時往往亦呈此現象惟對阿片及嗎啡中毒之腦現象猶罕議及之者。

凡嗜阿片嗎啡者因主精神之腦中樞發生上言之腦變化故精神皆形退化。其初雖暫因藥力毒性的刺戟引起一時精神的亢進而日久則非受此毒力刺激不能提神此腦細胞及膠質之變化則爲受毒性的猛烈刺戟後一時營加劇的靈敏工作遂漸呈衰疲乃至死滅的一種現象吾人既知腦細胞是既死卽不能復生於是因腦力之衰疲遂成爲精神障礙。(Psychioschen Storung) 既成習慣則精神對此刺戟的反應力量日趨微弱當初用一定少量毒力刺戟後精神的一時亢進可以支持至一定較久的時間迨後非漸加用量此有效時間必至縮短終至腦中樞雖有該毒力刺戟而精神亦不起一時的亢進。腦之機能遂完全消失。

牙齒之衛生

彭菊洲

牙齒之衛生法。可概分爲三。曰牙齒强健法。曰牙齒淸潔法。曰齒石除去法。

第一章　牙齒强健法

我人欲圖牙齒之强健。祗能相對的。難能絕對的。蓋牙齒之中。新陳代謝極微。苟以藥劑食餌處之。影響極少。故必欲得强健之牙齒。須在牙齒未成之時。使早期的營養充足。方能有效。然乳齒之構成。始於胎身第二個月。故强健牙齒。不得不在此時十分注意。可知苟然者。方可謂爲絕能的强健法。

第一節　胎生期內之法意

胎兒之骨質及牙齒之構成。在母體內發育旺盛時。多取給於母體之骨質及牙齒之石灰鹽。故在此期內。須進緊要之滋養物。或多量之石灰鹽。俾母體不致有供不應求之憾。惟母體需要營養物之種類。諸家主張不一。千八百九十八年。Deninger 氏主張每日用弗化鈣〇・〇一二。Bartelo 氏及 Fenchel 氏等之說。則一日需牛乳三回。混以一二食匙之石灰水。功效甚偉。此法世多韙之。挽近學者。則多以石灰鹽或石灰含量豐富之食物。供給母體。茲略舉其石灰含量豐富之食物如左。

品目　　一〇〇・〇中石灰之含量(千分之一格蘭)

糖	〇·七〇
蜜	六·七
牛肉	二九·〇
白色麵麵	四六·〇
梨	九五·〇
馬鈴薯	一〇〇·〇
鷄蛋白	一三〇·〇
人乳	二四三·〇
牛乳	五一〇·〇

第二節　初生兒期內之注意

生後一二歲。乳齒漸次發育。透出齒齦。而永久齒之化灰。亦同時萌動。是故欲得永久齒之强健。又不可不注意於此時。

(一)勵行母乳營養　凡以母乳養兒。謂之天然營養。母乳外之各品養兒。謂之人工營養。人工營養之於初生兒發育上。最易惹起障害。此人所共知者也。牙齒爲體之一部。自有聯帶關係。故以人工營養之小兒。其牙齒及顎骨之發育。恆多不足。挽近各國學者。於齒科矯正學中。已確證無疑。母乳營養。於小兒之牙齒與顎骨。確有重大之關係。蓋母乳之所以恆較勝於他品者。因其中所含物質。

與小兒之消化力最適當也。此外如初生兒吸取母乳。常運動其口腔。周圍之筋肉。因以發達。故牙齒與顎骨獲益蓁多。

(二)母體宜攝取充分之營養品　下流社會之牙齒。恆較上流社會之牙齒爲強。世殆公認。然徵Pllie氏之說。適得其反。就其每年所診治三千人以上之病者而統計之。上流社會較下流社會。確多佳良之牙齒。其說曰。下流社會之婦人。因營養不足。乃初生兒之牙齒構成時。恆有缺乏營養要素之憾。故吾人欲補此缺陷。宜供給石灰含量最多之食物。若牛乳。鷄蛋。馬鈴薯等。最較適當。惟遇必要時。則再給以石灰水和牛乳尤妙。

第三節　乳齒期內之注意

生後三歲至六歲時。謂之乳齒期。蓋乳齒全出時。卽永久齒化灰最盛之時也。此際最宜注意之事項。如下

(一)使小兒攝取多含石灰質之食物。如牛乳。卵白。馬鈴薯等。

(二)令小兒十分使用其咀嚼器官。

小兒天賦之乳齒。及咀嚼器官。宜用不宜藏。除一二極難碎嚼之品外。雖較硬之粗雜物。亦不必避忌。蓋能十分使用。則牙齒及其周圍筋肉。能起勞動充血。乃牙齒及其顎骨之發育上。必須之血液。常得十分供給。惟乳齒之使用。宜受定期的檢查。須豫防其破壞故也。

第四節　牙齒構成後之注意

一齒完成之後。其新陳代謝機能。已極遲鈍。故吾人積極的欲得牙齒之强健法。大非容易。此時每日祇須攝取多含石灰質之食物。及少量之石灰水已足。然其效果。亦不甚確實。不得已吾人祇能以消極的預防牙齒之齲蝕。反較有益。預防牙齒齲蝕之法維何。曰日常之清潔與夫牙齒堆積物之除去而已。

第二章　牙齒日常清潔法

牙齒日常之清潔。不但對於牙齒能長久保存。卽對於身體之强健。亦有重大之關係。茲試述之。

(一)咀嚼不完全則早晚必發生消化障害之疾病。

(二)牙齒不完全則爲病原微生物侵入之門戶。如放線狀珠菌病。結核。燐毒。骨疽。及黴毒等症。由朽傷牙齒侵入人身者。比比皆是也。

(三)因齲蝕而誘起齒膜炎。齒槽膿瘍。骨膜下膿瘍。「俗名牙癰脹」顎骨骨髓炎。「俗名骨槽瘋」膿毒症等之危險病症。

(四)因齒痛而誘起許多全身官能之障害。

(五)勞動者及被雇者之在社會生活上。有多大之損害。如因前齒之缺損而失職者。或因口气惡臭而被嫌惡者。亦屢見不一。

第一節　清潔牙齒用之材品

清潔牙齒用之材品。普通有三種。曰牙刷。曰牙籤。曰磨齒劑。

(一)牙刷　牙刷之物質。形狀。大小。及剛柔等。不可不注意。牙刷之物質。大概取材獸毛。亦有製以橡皮者。橡皮之牙刷。有柔軟彈力性。對於牙齦之磨擦。頗爲適當。而對於齒表之窩溝。及齒間腔等。則最難清潔。故日常清潔牙齒。須選毛製之牙刷。而牙刷之形狀。種種不同。大概刷毛面須稍帶凹形。而刷毛束宜互有幾何離隔。尤以末端尖銳者爲良。牙刷之大小。宜隨口腔之大小而選擇之。揀選刷毛之剛柔。極不容易。大概較弱之牙齒。及易出血之牙齦。則宜選柔軟之刷毛。而較强之牙齒。則宜粗硬之刷毛。

牙刷之保存法。亦須注意。新購之牙刷。非經一次之煑沸。不可使用。又日常使用之後。須以多量之水。或硼酸水。洗去其附着於刷毛之異物。又宜貯於乾燥之處。而時時煑沸之。

(二)牙籤　嵌入牙齒間腔之異物。而不能以牙刷除去者。則可用牙籤。　牙籤爲薄而有彈力性之物。故無論何處。均可達到。然宜選難破折之物。　美國多製以鵝毛管。我國則多以木質。均甚適宜。亦有以金屬製者。然有刺戟牙齦之弊。

牙籤使用之注意事項。　牙籤爲物甚微。若亂用之。則刺戟牙齦。其尖端不潔。則有傳染病毒之危險。故最善宜先用水含漱。或清刷。俟大部之異物除去後。再用牙籤。

(三)磨齒劑　磨齒劑種類極多。然須具有以下性質者爲最佳。(甲)須對於牙齒口腔粘膜。無何等之毒作用。(乙)宜有清凉香味。(丙)須有豫防牙齒之堆積物。(丁)宜帶有多少之防腐性質。

磨齒劑形態種種不同。有牙粉。牙膠。牙皂。洗口液等。茲舉其二三處方於下。

▲處方

(一)牙粉

沈降炭酸石灰　九〇・〇
藥用石鹼　六・〇
樟腦　六・〇
薄荷油　十五滴
右混和爲粉

(二)牙膠

▲處方

沈降炭酸石灰　一〇〇・〇
樟腦　一・五
薄荷油　〇・七
甘油　適宜爲糊狀
右混和爲牙膠

(三)牙皂

▲處方

沈降炭酸石灰　五〇・〇
加司的兒石鹼　五〇・〇

薄荷油　二・〇

甘油　適宜爲肥皂相等硬度

右混和爲磨齒牙皂

(四)洗口液

▲處方

替莫兒　一・〇

安息香酸　一三・〇

有加里丁幾　六〇・〇

薄荷油　一二・〇

酒精　四〇〇・〇

右混和爲洗口液

用時以一酒杯水稀釋之

第二節　清潔法

日常清潔牙齒。宜審口腔及全身之狀態。並日常職業與嗜好等之生活情形。間有不同。然普通可依左法行之。

(一)朝起應用牙刷和磨齒劑。淸刷牙齒。含漱口腔。其次序約略如下。

(甲)先取多量之清水。或漱口水。如硼酸水等。含漱數回。洗去其附着於齒表及齒間腔之粘液與異物。

(乙)其次用牙刷與磨齒劑。於上下牙齒之唇頰面磨刷之。然後再及於後面及咬合面。其齒間腔或齒頸部。容易積垢之處。尤宜注意。

(二)每食後用含漱水與牙籤掃清口腔。尤爲緊要。若此時能再用牙刷與磨齒劑。則更佳。

(甲)使用牙籤時。宜先以多量之清水或漱口水含漱數回。方爲妥當。蓋不潔之口腔。若先用牙籤。則易致傳染諸症。而漱口之後。亦宜限制其使用。免致牙齦受傷。

(乙)齒齦若受傷後。每起牙齒緣炎。齒齦出血。齒間乳頭萎縮等症。如再爲微生物侵入。則續發齒齦緣膿瘍。齒膜炎。膿毒症等。因是牙籤能少用最佳。卽用亦宜十分留意。

(三)吾人日常生活時。最宜切記者。爲臨臥前之清潔口腔是也。蓋晝間因飲食物。談話。頰脣運動。等均於口腔有自淨之作用。晚間安寢。諸部休息。乃口腔內殘留之物。最易醱酵分解。卽齲蝕及其他病變之所由發生。故臨臥前之口腔清潔。尤重於早起。是講求牙科衛生者。不可不三注意也。

●第三章　齒石除去法

附着齒表之硬質。謂之齒石。此物非經牙醫生之手術。而欲自除去。頗不容易。故各國於身體衛生上。凡經一年或半年。必須受牙醫生一度之檢查。如發生齒石。卽可除去。

齒石爲唾液中所含之石灰質。日常堆積於齒表而成。然亦有內外來之飲食物。或嗜好品中之物質。偶然混合而成者。故可概稱曰堆積物。或石灰性堆積物。

第一節　齒石之害處

齒石之種類與積滯之部位。較有不同。然於人身。均有損無益。茲姑言其大概。

(一)器械的刺戟。　凡堆積於齒頸部之齒石。則齒齦常受器械的刺戟。其部早晚必起齒齦緣炎。或朋頸性齒膜炎。而齒齦緣下堆積之血石。刺戟齒齦之表面。卽爲發生齒槽膿漏之主因。

(二)汚染口腔。　齒石中之含有多少之有機質。及微生物。卽可爲微生物繁殖之所。此等微生物。能使飲食物醱酵分解。乃口腔卽被汚染。又齒石堆積於齒表。則食物碎片。容易積留。故齒石多生。則唾液易變。口發惡臭。粘膜因之最易發炎。而牙齒亦卽最易齲蝕。往往他種疾病。亦由是而生。

(三)外觀不雅。　齒石恆帶汚穢暗黑色。且附於齒之前表。外觀頗感醜惡。在文明社會中。惹人生厭。

(四)齒表疾病。　往往被齒石所蔽。於診斷治療上。被障易誤。

第二節　齒石之種類

齒石之種類。可大別爲三。(一)曰唾石性堆積物。(二)曰血石性堆積物。(三)曰偶成性堆物是也。

(一)唾液性堆積物。　卽唾液中之成分。積於齒表者。是亦有三種。

(甲)唾石。　唾石爲唾液積下之硬塊。附於齒表者。其形不一。有淡黃色。有褐色，有灰白綠色。淡黃色唾石。爲最柔軟粗鬆之物。其表面滯汚穢白色。又帶黃色。若其斷面則常帶白堊樣色。而積滯極速。除去又生。且容積亦大。爲其特徵。褐色唾石。質頗堅密。無粗大結塊。多生於下顎前齒之內面。其堆積頗遲。

灰白綠色唾石質亦堅密爲半月小片狀恆堆積於齒頸之周圍其積成亦頗遲。

(乙)齒垢。 齒垢爲唾液中有機物質附於齒頸附近狀如蘚苔口腔清潔不足或體質不良或唾液變性顯著之幼弱並患熱病之婦女等最易發生。

(丙)綠色堆積物。 恆堆積於上顎前齒齒頸部之表面爲綠色柔軟苔狀之物質體質不良之婦女及口腔不潔之幼弱者最爲多見。

(二)血液性堆積物。 乃堆積於齒齦之內齒根之表者此物爲害最烈卽局所受刺戟最著故生有此種堆積物者其齒齦緣或齒膜早晚必發慢性炎症而齒槽膿漏等症隨起其結果致牙齒第次脫落。

(三)偶成性堆積物。 爲飲食物嗜好品藥品等外來食物中所含色素偶然堆積於齒表者外觀上極爲醜惡茲述其種類於下。

(甲)吸烟者堆積烟油呈黃褐色。

(乙)飲茶與酒過多者則堆積醋酸鹽類呈黑色此外如好食水菓等類往往暫時亦附有顏色均吾人日常屢見不一者也。

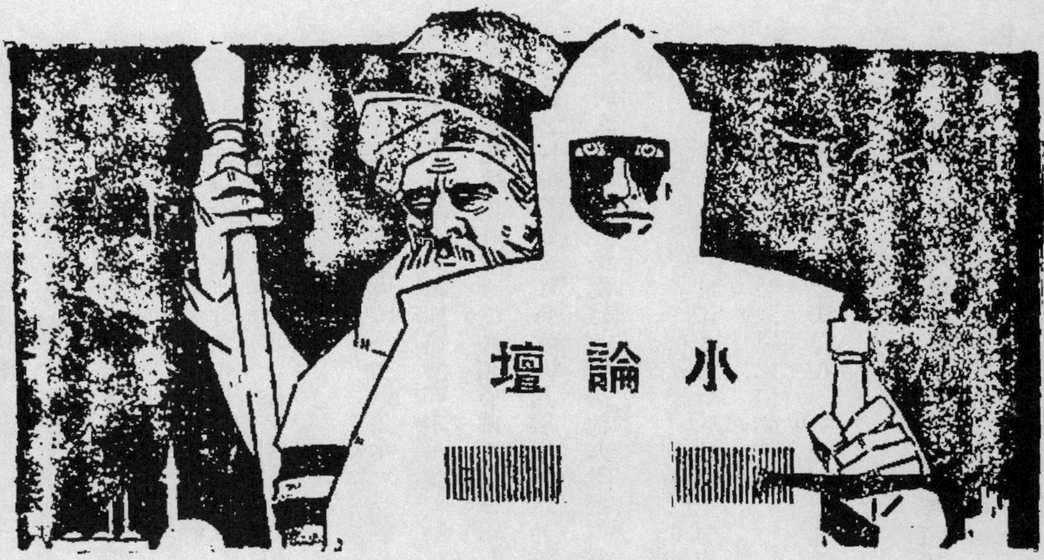

◉豫防霍亂痢疾法

衛生教育會

炎暑爲霍亂痢疾一切腸症流行之時。患者甚多。且有因而死亡者。此症傳染最易。小兒尤多。患者卽幸不死。必呻吟床榻。耗費金錢。毀傷身體。損失非淺。安可不以小心預防爲要務哉。但預防一事。必先明其理。預防始能適當。否則徒勞無益。今請先述霍亂痢疾之原因。後再述預防之方法。

(甲)原因

(一)一切腸症爲傳染病之一。糞便內有病菌。

(二)蒼蠅性喜逐臭。如棲止於糞便時。其足必沾微菌。散布各處。以致疾病流行。所以夏日尤甚。

(三)無論店內攤上所賣之冷葷冷炙糖果點心。及切開之瓜果等物。均易招蠅。一經蒼蠅棲止。卽被汚染。購者不知。食之遂受傳染。

(四)無論住家客棧飯店。其食堂廚房灶欄等處。皆足致蠅。故所列之食物具。不經蒼蠅棲止則已。若經棲止。亦與市售之品同一有害。

(五)苟其地之飲水不潔。難免不有病菌混入其中。若不煮沸而生飲。必易傳染。卽用生水洗滌食具。其害亦與飲者同。

(乙)預防方法

(一)撲滅蒼蠅。

(二)勿積糞土以免招蠅。

（三）廁中便上。應遍撒石灰。以絕蠅之棲止。

（四）食物食具。均須罩以紗罩。廚房飯廳。須用紗門紗窗。以防蠅入。

（五）食物既經蒼蠅棲止。非重事蒸煮。不可遽食。瓜果以臨時去皮爲宜。無皮者。亦宜用涼開水洗淨。然後食之。切開瓜果。既經蒼蠅棲止。即宜拋棄。不可吝惜。

（六）渴時可飲涼開水或涼茶。勿飲生水。

（七）冰水不可飲。不潔之冰淇淋亦不可食。

（八）鮮潔之牛羊乳及豆漿。亦須煮沸而後飲。

（九）碗箸杯盤羹匙之類。每次臨用。須以沸水冲洗三分鐘。

（十）病人之碗筷杯盤羹匙。不可與他人共。病人用後。當以沸水冲洗。

（十一）每於病人便後。即宜撒佈石灰於糞上。勿使蒼蠅接觸。用馬桶者。桶內宜盛消毒藥液。以免傳染他人。

（十二）凡侍病之人。每接觸病人一次。須用肥皂藥水等洗手一次。

（十三）病者須忌油膩。以食稀粥米湯藕粉等類爲宜。蓋易於消化也。

（十四）患痢者。可注射赤痢血清。最有效。

說蚊

丁錫康

蚊之性質。喜近人類居處。陰溼之地。如池蕩或河岸附近。其繁殖尤盛。蚊不能作長途飛行。最遠不過半英里。遠于此者。大都憑風而行。或藉輪船汽車而轉運他方。其本身之飛翔力。固甚有限也。蚊之爲害。非特吸人膏血。並爲傳染瘧疾黃熱病之媒介。黃熱病赤帶人民常患之。瘧疾在吾國則甚盛。其輕者病人每不注意。或投以金雞納霜而告痊愈。間有惡性瘧。危險殊甚。患者死亡頗多。雖用金雞納霜之筋肉或靜脈注射。亦有不能奏效者。故殺滅蚊類。實爲預防瘧疾之惟一方法也。殺蚊之法。首在殺水內之幼蚊。蓋蚊一度可產卵二百至四百個。每卵即成一幼蚊。亦名孑孓。其形細長而作白色或灰色。身共八節。末節如管。作呼吸之用。孑孓棲水中。常至水面呼吸。故其自然位置。尾向上而頭向下。若能阻其呼吸。蚊即自斃。最妙之殺孑孓法有三。茲列之如下。

（一）排去產蚊之水。如小池蕩或各種蓄水之處。用泥填塞之。

（二）引小魚入水中。

（三）灌火油于水面。火油之分量。每一兩可舖水面十五方尺。月加一次。

（六）大便祕結之預防

丁錫康

吾人患大便祕結者甚多。然每視爲微疾不加注意。殊不知腸內之積毒。實爲重要疾病之原因。其餘如內外痔瘡消化凝滯等症。尤其小焉者也。故吾人之入醫院求治者。不論內外各症。十之八九投以瀉劑。或施行灌腸。以求腸胃之清潔。其法實甚緊要也。茲述大便祕結之預防法數則。以備採擇焉。

（一）按時登廁——大便須有定時。有定時則習慣成自然。如能每天按時登廁。無論有效與否。苟能天天同時行之。即能得美滿之效果。

（二）多食菜蔬——吾人如常食菜蔬瓜菓。則胃腸中所積食物渣滓大增。重量既加。即易于下降。而大便常通。

（三）多飲湯水——腸中積食含水太少。則變質乾結不易排出。如膳時飲湯。最能利便。惟空腹飲之。無甚效驗。因水份多由小便排出也。

（四）勤操腹部——操練腹部。助胃腸之蠕動。每天練之。大便易通。

（五）鎮靜——心神不安者易患大便祕結。憂愁恐怖之心。足阻胃腸之蠕動。

冷熱浴說

丁錫康

普通洗浴。均分兩種。即冷浴熱浴是也。冷浴能興奮精神生長氣力。熱浴則有安神作用。冷浴于朝餐前下床後舉行最佳。浴時以海綿遍擦周身。甚爲簡便。冷浴對于身體有益無害。惟年老而血行衰弱者不宜行之。恐有卒中之危險。冷浴使體面血管收縮。皮膚蒼白。血液均聚入內部臟腑內。呼吸深緩。神經系則受極大之興奮作用。出浴後須用手巾或海綿猛擦全身。至皮膚發紅溫暖爲止。乾後即可穿衣。試行冷浴初時宜用溫水。以後逐漸減低浴水溫度。直至全用冷水爲止。則不致因驟用冷水而患疾病也。初試冷浴。夏季爲佳。至冬季已成習慣。不感困難矣。冷水浴實有預防傷風感冒之功用。熱浴使血管漲大。皮膚潮紅。汗流不止。脈跳呼吸加速。其對于神經有鎮靜作用。故于臨眠時行之最佳。熱浴有催眠制止筋肉勞動後之疼痛及痙攣等之功用。吾人勞力過度後筋肉衰弱時。行之尤宜。此時萬不可用冷浴也。入浴時間應于膳後三小時舉行。因胃消化須有充分之血液。如浴後血入皮膚。消化力大爲減弱矣。

癤之豫防及治療

竹立今

暑天多外症。小兒尤甚。其最著者癤也。紅腫熱痛。頭角崢嶸。小者如銀杏。大者如胡桃。膿出乃縮。此愈彼起。層出不窮。竟有累月不能着枕者。

癤者。皮脂腺炎所由成也。常見於油多之面部。頸部。項部。背部等處。夏日各腺排洩增多。若不勤加洗濯。則塵灰黏積。微菌侵入皮脂。適為絕妙營養地。其分泌孔既阻塞。遂膿化成瘍。若不及時施以手術。待其飽漲自破。痛苦非常。愈合後常留疤瘢。為美觀上之缺點。豫防之法。宜勤洗濯。多用肥皂。務使皮脂不復留滯。束髮使高。并常清理。或竟剪除之。毋待垢積。短其指甲。潔其兩手。微菌乃少傳播之機會。見其初起硬核。宜用碘酒搽之。能自隱去。若乎膿成墳起者。及早破之。破口宜大。俾膿得盡最宣洩。可早收功。惟刀須先入沸水消毒而後用之。否則一旦混入別種微菌。更為害矣。

◉瘋狗病

惠康

瘋狗病一名恐水症。為一種極危險之傳染病。我國市政不良。對於野狗。從不取締。故受其害者頗多。今特將此病之經過及消毒防毒等法錄出。以供邦人士之閱覽。亦常識之一種也。

當瘋狗嚙人時。即遺其有毒之口津於嚙處。其毒遂由創口而侵入中央神經系。其潛伏期約在十日至六十日之間。然亦有經過一年或二年以後始發現者。如不眠。心跳。心悸。不寧。恐怖。嚙處作痛。呼吸短促。痙攣。大渴。神經錯亂。筋肉麻痺。漸至心臟衰弱而死。此症之預後。極為嚴重。然治得其法。其死亡率僅百分之一耳。嚙人之瘋狗。應立即擊死。以免遺害他人。被嚙者之患處。當用消毒法。滴以極濃之硝強酸或硝酸銀。若用碘酒與石炭酸則其功効極微。苟此局部之消毒完全。則日後可無毒發之虞。然吾人不能保證此種消毒之果完全與否。故更當施行防毒注射法。此法為微菌學泰斗巴斯德氏所發明。為人工中毒之兔腦脊髓所製成之一種防毒漿液。其注射量須漸漸增加。而使病人日漸增加其抵抗力。據傅羅博士之經驗。須注射二十一次至三十二次之多。此種治療之結果。若愈早則愈為確實。若柏林巴黎等處。均設有瘋犬治療專所。聞本埠工部局醫院。亦有此種之設備云。

◉糠之新用途

憶碧

吾人食米。恆以愈白為愈佳。然考其實則大不然。米之外皮。(即糠)富含「維他命」。於人身有大益。顧知者頗鮮。故取而為日常之食料者。非徒無之。且恥之焉。要知糠有補血理濕等種種作用。他如患腳氣病者。食之且可立愈。其功之大。雖難盡舉。然世人不察。多輕棄之。實屬可惜。

余友沈君。患貧血病。醫囑多食富含『維他命』之食料。遂深加研求。近復得一物。其物爲何。卽糠是也。服食數月。病已漸失。因不願自祕。廣勸親友。詳述製法。儻見明效。已證。爰述製食法於後。俾世人取用焉。法以不加白粉之糠。磨細成粉。置鍋中焙之。至香燥爲止。食粥及可以攙入此粉之物時。加一二瓢於內。旣香且膩。味殊可口。價旣低廉。益更宏大。願閱者一試之。

●牛乳檢查簡法及其原理　天徒

牛乳爲西人重要食品。故泰西諸國對於乳牛之檢查。有種種精密之方法。且設巡查。隨時檢察。以防販賣者之混入他物。吾國現在食牛乳者漸多。尚無精細之檢查法。殊覺不便。蓋賣牛乳者。知識幼稚。尚易防也。茲本物理化學上之原理。述家庭簡易檢查法兩種。

牛乳較水重。其平均比重在一·○三至一·○三三之間。若乳中攙水。則比重較輕。故欲知牛乳中是否和水。可預先往市上買一牛乳比重表。（長二寸餘。價五六七角不等。）每次將牛乳少許。注入一小長玻璃瓶。（與比重表合成一套。）然後以表置其中。如係眞正牛乳。則表露出牛乳上面之處。適在一黑線上。線上有英文字母M。若有水混入其中。則表更向下沉。水愈多。沉愈深。

賣牛乳者。又往往以飯湯或淘米水混入牛乳中。欲防此弊。則用表遠不及用下述之方法之靈敏。法將乳汁振盪入杯或玻璃管中。加碘酒（藥房及西醫處均有）二三滴。搖之。不和米汁者現淡黃色。若稍和米汁。則立現濃藍色。蓋米中澱粉與碘化合之故也。

●食麥　石孫

吾人日事奔波營業。於身體之消耗甚多。故每日三餐。必須取其富於滋養及需要於人者食之。乃可補充已消失之精力。以維其生命。及增長肌肉。

麥爲穀類中富於營養力之食物。較之米粒。殊多勝之。故麥食較米食爲有益。他固不論。卽以雞雛例之。吾人常見江北販來之雛。恆較吾吳者爲高大雄壯。卽此可證飼麥與飼米者之高下矣。西方人以麥爲主食。故其體獨優。卽吾國北方人。亦多食麥飯。而其體力亦強於南人。考麥飯之含量。水分七六、一。蛋白質三、八。脂肪○、二三。含水炭素一八、七。纖維○、八。灰分○、四一。食之殊易消化。約二時餘。卽去胃入腸。於有脚氣病腎臟病精神病者。均有裨益。惟煮之必須柔軟。而食時尤宜細嚼。並佐以營養之副食物爲佳。

●桑椹可治便祕

倪盧

余友人孫子卿君服務報關行。有芙蓉癖。大便屢苦祕結。腿部疼痛。余囑其服桑椹膏。每日四錢。一星期爲限。服後大便暢適。腿痛亦減。又友人張子明君服務恆昌永金號。亦患腿痛。大便祕結。余亦囑其服桑椹膏。服後大便即利。腿痛全愈。此皆春間事也。後余讀醫學書局印行之漢藥實驗談。見桑椹條下。述其有微利之功。列入下劑。惜我國醫經。未曾述及桑椹有輕利大便之一說。余試驗兩次。可信該書之有價值。此外諸藥品。余擬一一試驗之。以貢諸我國之醫界。

●墮胎之罪惡

孫祖烈

余友譚述談醫師。醫學淵博。手術精熟。歷任上海同仁醫院及無錫普仁醫院外科主任。所至活人無算。口碑載道。日前造寓訪候。爲余談墮胎之罪惡一則。錄述如下。以見四海之大。無惡不有也。有某氏女者。芳齡十九。處子也。風韻灼華。與某有染。春風一度。珠胎暗結。恐遭家族詰責。私自請某穩婆墮胎。某固慣作此等伎倆者。靑蚨飛去。笑逐顏開。遂出以平生卑劣之技術。用竹箸三根。插入女陰戶內。二箸入子宮。而一箸誤入膀胱中。膀胱者。諺所謂尿袋是也。未幾。小孩產下。二箸隨兒而出。其在膀胱中之一箸。則久久不出。某穩婆知釀大禍。祕不作聲。女亦懵然未知。以爲胎已墮下。安然無事矣。隔一月餘。女腹部忽然發痛。時起時止。小便排泄。含膿帶血。身體日見瘦弱。請中醫診治。中醫不知其所以然。藥籠遍嘗。如石投海。迄至今年二月間。在臍下二寸處起潰瘍。穿破肚腹。致成瘻孔。小便排泄。常常從瘻孔內流出。一日。忽有竹箸自瘻孔中擠出於外方。女大駭。方知以前請某穩婆墮胎時之竹箸。塞入膀胱而然也。亟以剪刀剪之。詎知竹箸僅剪去其半。餘箸依舊停頓膀胱中。女此時始將原委告諸父母。父母以愛女心切。事已錯誤至此。責罵亦無益。於是雇舟來城。至譚醫師處療治。譚君即用蒙藥將病者全身麻醉。一手在陰道內摸住膀胱底。而一手用攝血管鑷子自瘻孔中將竹箸取出。長約三寸許。醫治旬日而愈。當譚君行手術時。曾邀余往觀。據譚君云。彼行醫十餘載。從未見有此種奇症。殊罕聞云。記者曰。墮胎本爲犯法律之事。若某穩婆之所爲。固已野蠻極矣。亟望秉政者嚴厲取締。以儆此墮胎重大之罪惡也。

●廚房內之清潔法

棟

我人日常飲食。皆由廚房而成。苟廚房灰塵滿佈。碗碟隨意放置。以致蟻蠅麕集。任其爭食。於家庭衛生上。有莫大之關係。故欲身

體之強健。須先根本上清潔廚房」茲述關於廚房清潔法數端。如能留意爲之。則無形中可減却疾病不少也。爰分述之如下，

人之手指上。附有無數微生物，當於食前洗濯之。以防與飯菜接近時。微生物遂附之入腸胃。以肆其毒。

盆碟洗淨後。須安放櫥中。切勿任意攤放。致蚊蠅飛集吸食。廚房與廁所。距離愈遠愈佳。

抹布苟積污。宜洗淨或調換。否則積穢附著於碗。由碗再送入人口腹。危害殊甚。不可不慎也。

廚房附近積水滯渠。須使之流通。並時常灑殺蟲藥水。以免毒菌之發生。

室內懸有塵垢。宜立卽除去。以免墮於飯菜中。

廚房內每月至少有三次以上之灑掃。

◉長生之要訣

一得

據德醫邁克言。人類之一憂一怒。均足減其壽命。大要如左表。

憂思一小時損壽一日至六日。

恐懼及忿怒一小時。損壽三日至二年。

悲哀一小時。損壽二日至二年。

一夜不眠。損壽五日。

過勞一次。損壽二日。

於飛塵中呼吸一小時。損壽一日。

一日之內不動作。損壽一日。

作淫一次。損壽三日。

大病一次。損壽二日至五十年不等。

是故人類之天年。實爲二百歲。而常人壽命。鮮有及百歲者。則由上述各種事項斲喪之也。由是知吾人長生之要訣當如左。

節少憂思悲哀。爲適當之娛樂。

心氣宜和平。宜鎭靜。勿使精神受過度之刺激。

睡眠以時。勞佚適中，

居室宜力求潔淨。時時呼吸新鮮空氣。

節嗜慾。愼飲食。時寒暖。勿使意外之疾病攖其身。

誠如是。則庶可盡其天年歟。

◉美容之根本法

沈仲圭

人無中外。世無古今。莫不喜妍病媸。而以婦女爲尤甚。蓋天性也。但造物弄人。或豔如西施。或醜若嫫姆。相形之下。能毋悵然。於是美容法尚矣。特塗脂抹粉。已非時尚。市肆出售之美容諸品。雖無鉛粉損人。然敷之日久。汗腺杜塞。廢物排洩不暢。血管因以穢濁。

大非衛生之道也。爰本所知。臚列根本美容法於後。青年士女盍嘗試之。

(一)每日晨夕。於潔淨之空氣中。行深呼吸法二次。每次十餘息。習以爲恆。能使血液清潔。肌膚皙白。

(二)蔬果能使血液變清。飲食多取植物。飯餘佐以水果。不惟美容。其於健康經濟。均有莫大之裨益。

(三)暇時以兩手摩拭面部。令有光澤。斑縐不生。行之五年。色如少女。此法載孫思邈攝養枕中方。蓋按摩則血脈流通。而肌膚自發紅潤矣。

(四)用生雞卵打勻。搽於面上。移時洗去。絹帕細拭。是法行之一年。肌膚便白如雪。此因蛋黃有吸收塵垓之性質。蛋白又略含脂肪。能使皮膚潤澤故也。

考容之不美。多係血液不清。循環不暢所致。上列四法。都從根本着想。用克轉媸爲妍。巧奪天工。且其效不僅及面部。強身卻病。可操左券。世人何樂而不爲耶。

◎娛樂與養生

絜

娛樂者。所以調劑疲勞者也。夫人生於世。必須服勞。然終日營營。而無休息。心身上必感困疲。善養生者。乃知所以調劑之道。於是娛樂尚焉。今人不知娛樂之眞義。以爲賭博也。觀劇也。逛游戲場也。問花尋柳也。皆爲娛樂。是實大誤。眞正之娛樂。精神上必得非常之慰藉。愉快而不茶憊。餅益衛生。誠匪淺鮮。恐以世人多不解娛樂之眞義。爰略抒所見如次云。

藝花可以邀蝶。種竹可以邀風。鑿池可以邀月。此娛樂之勝於問花尋柳者也。

飼鳥可以極耳目之娛。讀畫可以得臥遊之樂。此娛樂之勝於觀劇逛游戲場者也。

讀書可以增廣聞見。明達事理。且足以修養身心。豈非最佳之娛樂事歟。

靜坐可以調和呼吸。培補元神。較勝於勞精搖神之他種娛樂。獲益多多。

灑掃散步等隨意服勞。以及早起深呼吸。八段錦等運動。既可以鍛鍊身體。亦可以視爲正當之娛樂者也。

胸襟曠達。不戚戚於貧賤。不汲汲於富貴。知足自樂。勤樸自守。亦君子娛樂之道也。

內務部批准立案中西醫學研究會出版

中西醫學報

The International Medical Journal

YULY 1927　Vol. IX No. 7

九卷七號　十六年七月

The Medical Press Ltd
121 Myburgh Road, Shanghai

中華郵政特准掛號認為新聞紙類

育嬰珍品

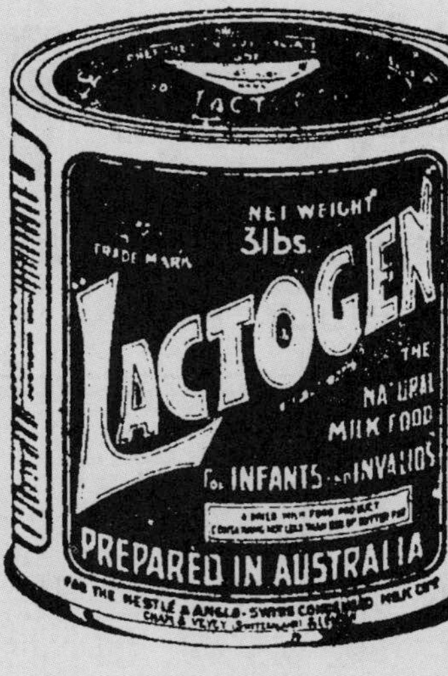

勒吐精代乳粉

用最純潔牛奶以特別方法製成其性質與母乳無異所含脂肪之成分亦與母乳無別嬰孩服之可得十足滋養且極易消化諸君如愛子女請購勒吐精代乳粉

近年來疾病症狀之變態（節譯羅司頓醫士之演稿）

丁錫康

各種疾病之症狀。累經年月。每呈種種不定之變態。同一疾病。時而猖獗。時而斂跡。試取一種標準治法。施之于同一疾患。或則效驗卓絕。或則一無成效。蓋流行時間不同。病狀之輕重迥異也。歷來各種流行性傳染病。其統計之死亡率高低不一。卽同一之細菌。亦有强弱之分類。如腦膜炎細菌 Meningcocci. 依陶脫氏之報告。在歐戰前大都爲第一類 Type A 以後大都爲第二類 Type B 是也。雖有時爲一類之細菌。惟因氣候培養物料之不同。亦能變其性質。善良之細菌可一躍而爲危險傳染病之細菌。如一特種之傳染病。時常流行于一定之地點。其人民因久與其病接觸。身體內天然產生多少之防疫性。以後卽不幸感染其疾。發出之症候。較初履其地者大爲減輕。例如黃熱病及瘧疾病流行之區域內。其本地人民。對于上述兩病。頗具顯著之防疫性。其餘如國內公共衞生之進步。健康人民之增加。對于各種疾病抵抗力强大。傳染病之流行。亦受阻礙。其病乃漸漸消滅。至凡戰爭區域。使人民感受痛苦。抵抗力減弱。故易爲細菌乘機而猖獗。（傷寒痢疾霍亂瘧疾等類）如弗蘭特地方、瘧疾一症。久已絕跡。自傳染之葡軍履其地。而瘧症復盛。此可稽考而得者也。其他疾病。如糖尿症、盲腸炎症、肥胖症。由飲食過度而發生者。因受戰爭之影響。謀食維艱。此種疾病因之減少。現時醫學進步。一日千里。對于疾病之治法及預防法。亦日新月異。先前劇烈之疾病。因受吾人精良之治法。現時亦逐漸減輕或絕跡。如梅毒一症。因吾人有稍爲滿意之治法。其第三期之症候。不常發現。白喉自發明血清後。已不若昔時之可怖。傷寒亦日見稀少。自極納氏發明牛痘種法。天花幾已絕跡。猩紅熱在一世紀前。本甚溫和。五十年後忽趨劇烈。至現時又變爲溫和。其連鎖狀球菌 Streptococcus Haemolyticus 分類甚多。各國猩紅熱之連鎖狀球菌。其類各異。故其發出症候。大有輕重。在印度地方猩紅熱固甚稀少也。

急性僂痲質斯一病。其先前之急性關節腫痛及多量之出汗症狀。現時均已罕見。其肺臟合併症卽藍柴氏于一千八百四十六年所述者。今已甚鮮。關節風濕Gout亦不多見。東方諸國尿道結石近亦減少。五十年前此症固甚爲普通也。

急性盲腸炎。則現時較昔加增。大約因物質文明進步。飲食過度。肉類鮮果任意濫食所致。而昔日對于盲腸炎診斷不十分明確。亦爲一原因。

癆疾黃熱病鼠疫傷寒瘋狗病因公共衛生設施之完善。現均減少。流行性感冒一症。每年均有流行。其顯出之症狀。最爲複雜。咽頭喉鼻肺臟腸胃或神經系各部均呈不同之症狀也。于一千九百十八年間。流行性感冒最爲猖獗。一在春季。流行較爲緩和。合併症亦鮮。一在秋季。則甚劇烈。內有 Streptococci Hamoelyticus 傳染。患肺臟合併症者甚多。死亡率極高。此時流行甚廣。幾遍全球。故同一疾病。僅數月之隔。而其凶善。則相差甚遠也。

腸熱症

蔡禹門

一、定義　此症是從一種桿狀菌。叫做替甫斯菌的。感染了以後所發生的。外間所稱腸窒扶斯。是日本國的譯名。用於我國。聲音不對。舊時譯爲傷寒。亦不妥當。因舊醫所稱傷寒。有廣義有狹義。廣義的。包括中風、傷寒、濕溫、熱病、溫病。五種界說混淆。不易確切。反不及叫做腸熱症的妥當

二、感染徑路　一、吃水或則誤吃混有大小便的汚水。譬如現在閘北南市不完全的自來水與陰溝毛廁相近的井水。內中卽不免含有此病菌。或則流行本症地方下流之河水。二、食物。或則吃食由蒼蠅運搬粘有本菌的食物。或則誤用病人的碗筷。再則服侍病人或爲病人浣衣洗物。由他的大小便。染汚手指。未曾用消毒水洗淨。亦易感染。還有消化障礙時。更易爲傳染本病之誘因。近來閘北方面發生本症極多。飲料關係更是重大。

三、病狀　感染本病後並不是立卽發病的。要經過一定的潛伏期。大約是少的八天。多的可到二十天。到了發病的前一兩天。覺得身體倦惰。不貪飲食。於是就有些怕冷。間或寒戰。開始發熱。他的熱度在第一星期。每天約升高五分至一度。在第一星期末了升到攝氏三十九度(華氏一百〇二度二)或四十度。(華氏一百〇四度)重的到四十一度。此時頭痛劇烈。煩躁口渴。舌生白苔。大便在歐美人多水瀉。在

東方人多祕結。到了第二第三星期。大約四十度的熱度。今天明天。逐日相同。不肯下降。這叫做稽留時期。我們祇好由他稽留。倘若用藥表散。那是引導他上黃泉路。是很危險的。此時病人嗜眠。昏迷。口發譫語。在第一星期末第二星期初。舌乾燥。舌尖苔脫落。現鮮紅色三角形。脾臟腫大。胸腹部皮膚上。發生薔薇疹。按捺廻肯部發鳩鳴音。本病的脈搏。就是熱度升至三十九度以上。每分鐘亦不過在一百至內外。這點是本症特有的徵候。從第三星期以後。熱度漸次降下。神智、睡眠和食思。也漸次恢復。到了第四星期。熱下降早晨。已可退清。在此星期末了。若無他種合併症。卽可以完全退熱。食慾大增。祇須謹愼靜養當心飲食。就可慶安全了。本病輕的稽留期短。可以早愈。若是重症。久熱不退。到五星期。且有各種合併症。很危險了。

再有第三星期後。若是飲食不謹愼。或舉動粗暴。已經腐壞的腸壁。就要出血。也是很危險的。

四、治不治　熱度到了四十一度以上。而脈搏到百二十度以上。倘病人是素體薄弱的。很危險。并且脈小而不規則者。可斷定其不治。大酒家、孕婦、老人。都難治。他種合併症。如有神經熱。（或則昏迷不省。譫語喃喃。摸牀摘衣。或則躁暴若狂。躍起奔走。（俗稱做豎頭）泄瀉增進。（一晝夜有瀉淡黃色豌豆汁樣便至十四五回的。俗稱漏底）喉頭後壁膿瘍。肺炎、腎炎、穿孔性腹膜炎等。都是致死的媒介。就是强壯的人。若在初期。缺乏安靜。往往到後來並沒有併發症。僅僅因心臟衰弱。忽然死去的。還有就是輕症因病人不知謹愼飲食和靜養。到再反覆而不治的。

五、處置　因爲本病是由替甫斯菌達到腸部。竄穴腸壁上的淋巴濾胞中。一面使濾胞腫脹腐化。一面排泄毒物。侵害病人全身。在第一星期腸壁的濾胞不過腫脹浸潤。到第二星期腫處腐爛結痂。到了第三星期腐痂脫落潰瘍成功。三層腸壁到有兩層殘破。稍不謹慎就要出血穿孔。所以對於本病的處置第一要絕對靜臥。衣服常常替換。有熱度就要吃流動食物。如糙米所煮的粥湯、（滬上所吃的米搗得太白。其中滋補質之維他命乙已不存在）藕粉牛乳淨瘦肉湯（須去淨油分）等。病室要靜而通氣。病人用具如碗筷衣服被褥。必要分開。不和他人的混和公用。大小便裏都要放消毒水。以防染及他人。病人始終要安靜。第三星期時尤爲要緊。倘要身體動作。也不可粗暴。嘴裏必須時時用藥水漱口。防止他病。頭痛劇烈。可用冰囊。或冷手巾。放在額上。但是歐洲人在熱甚時用冷水洗浴。這和我們東方人的身體習慣不相宜。切不可用。若是固體的食物。不是完全退熱經過五日以後。不可入口。現在很有人勸吃固形食物。這是生命關係。不可上當。離床起坐須在完全退熱十天以後。至於如何服藥以及應否打針。應該請可靠醫生處理之。再有一層須病家明瞭的。就是預防的方法。在平常時候最好注射預防本病的乏克辛。若是家中有了傳染病人。要趕緊報知衞生局或警察署。可由他們來施行消毒。防備傳染。并且可免本病不至蔓延出去。此則自便便人。功德無量。我們可以易地想想。若是鄰家有了這種病人。行了此法。即可不會傳染到我。所以當互相勸告實行纔好。

漢魏六朝名家集

福保仿嚴鐵橋先生上古六朝文目錄。編輯漢魏六朝人別集。又益以家藏舊刻。共得一百十家。先行刊印初集四十家。曰枚叔集・揚子雲集・班孟堅集・王叔師集・鄭康成集・蔡中郎集・劉公幹集・應德璉集・孔文舉集・王仲宣集・陳孔璋集・阮元瑜集・徐偉長集・魏武帝集・魏文帝集・曹子建集・阮嗣宗集・稽叔夜集・左太冲集・潘安仁集・陸士衡集・陸士龍集・陶淵明集・謝康樂集・謝法曹集・謝希逸集・顏延年集・鮑明遠集・謝宣城集・梁武帝集・梁簡文帝集・梁元帝集・梁昭明太子集・沈休文集・江文通集・任彥昇集・陳後主集・隋煬帝集・搜輯頗詳密。共三十册。凡百三家集中之紕繆者。悉訂正之。讀之愛不忍釋。剛健麗則。淵哉鑠乎。斯西京之文也。而揚馬爲尤醇。稟經酌雅。黼黻雍容。斯東京之文也。而匡劉爲片著。詞句茂美。藻采斐然。而骨力稍頹。斯魏晉之文也。七子潘陸出羣矣。淸麗芊綿。情韻不隱。而浮艷高張。斯六朝之文也。顏謝任沈爲近古矣。雖文勝質勝。軌轍不無歧異。而縱心孤往。才藝各有絕倫。對此四十家鉅製。歎爲觀止。苟能家置一編。所夕研究。庶文誥筆札。必收其效。今刊是書。謂爲啟迪後進也可。謂爲保存國粹也亦無不可。每部實價五元。郵費四角。

全漢三國晉南北朝詩

無錫丁福保編。共十・集。編輯是書歷十餘年而成。搜羅最爲詳備。堪與嚴鐵橋先生之全漢三國晉南北朝文相對峙。即冠於全唐詩全金詩之上。亦無愧色。求漢魏六朝詩者。此其淵海矣。其特色一。○古詩類苑・詩紀等。往往將箴銘頌贊。及賦後之歌詩。隨意劉掇。而不知文章各有體裁。著述各有斷限。不可以非詩而妄以爲詩也。東方朔之誠子。蔡中郎之惠集頌。及賦後之歌。均宜刪削。是書選錄之例。最爲謹嚴。其特色二。○僞詩不宜濫收。如選詩拾 詩紀八代詩選等。均載龐德公於忽操三章。此乃宋王令逢源之所作也。一見宋文鑑卷一百二十九。一詩紀詩鏡所載漢詩。有孔融失題一首云。歸家酒債多。門客粲成行。高談滿四座。一日傾千觴。此乃藏取李白贈劉都使詩中四句也。又詩紀八代詩選等載古兩頭纖纖詩二首。其第二首云。兩頭纖纖青玉玦。半白半黑頭上髮。臨白膊膊济冰裂。磊磊落落桃初結。此乃王建七古詩也。安得闕入漢詩。明人妄以唐宋人詩。竄入漢魏六朝詩者不下數十百首。是書辨別最嚴。其特色三○是書校勘最爲詳審。凡一字一句之異。皆詳注於下。試觀書中之小注。即可知考異之不苟。其特色四。○古詩爲明人竄改者。謂謬弘多。至今幾四百年。各選本一仍其誤。本書皆一一爲之改正。其特色五、○是書共有全漢詩五卷。全三國詩六卷。全晉詩八卷。全宋詩五卷。全齊詩四卷。全梁詩四十卷。全陳詩四卷。全北魏詩一卷。全北齊詩一卷。全周詩二卷。全隋詩四卷。用上等連史紙印。四開大本。共訂廿册。每部實價八元四角。郵費六角。

Gram氏之迅速染色法

醫學博士 朱仰高

Gram氏染色法在微菌學中應用再廣。吾人若將其中之 Gentiana 溶液、經細微之配合變動、能得一Gram氏迅速染色法。可於半分鐘中間結束之。其 Gentina 溶液之配製如下。

Gentianayiolet 溶液 (Alkoholisehe)	10%	一・〇
石炭酸(和蒸溜水)	1,5%	六〇・〇
純酒精		八・〇

染着之次序如下

(甲) 試藥色素

一、Gentianaviolet 溶液

二、Lugolsche 溶液

三、95% 酒精

四、稀釋之 Carbolfuchsin

(乙) 手續

三 Gram氏之迅速染色法

先將平鋪徵菌玻璃片。三回移過火焰中以爲固定。卽將一及二之溶液依次滴上數點。立刻倒去。次將玻片傾斜持之。滴上數點酒精 Aethylalkohol。復用平常清水冲洗。然後復用稀釋之 Carbolfuchsin 染色。僅須注於標本上。亦可立卽倒去。再經冲洗則全染色法已告成矣。

(草於同德醫學專門學校東方試驗室)

早期急性梅毒之新療法

侯光迪

自愛力許氏發明洒爾物散（卽六零六）治療梅毒以來。醫界中均視此爲惟一專劑。等他藥於贅疣。盲從者流。復羣起附和倡言一針斷根之說。甚至淋毒疥癬濕疹等症。亦以此藥治之。其流弊曷可勝言。夫洒爾物散雖爲治毒良劑。然實際上僅對於梅毒之發疹期最爲有效。若在末期則漸失其效力。此種經驗與學說。已於近數年中漸見證實。故治毒者之不能專恃此藥以竟全功。已可斷言。一針斷根。乃欺人之談。若淋毒而治以此劑。殊不知根據何種學理。茲閱美國療學報所載治毒一節。亟錄之以供衆覽。

早期急性梅毒。於治療上關係可分三期。一潛伏期。皮膚上血液內尚無表示。二下疳發現期。然血液內尚無變動。三下疳發現期。兼有血液之變動。或兼皮膚之發疹。凡下疳發現。不論有無發疹。若驗血有毒。治法則一。如能於上述三期之中。施以適當療法。則將來之腦系的臟器的骨部的梅毒。可以倖免矣。

初期梅毒之速治法　此指初期之切實療治。非空言預防可比。不論患者如何傳染梅毒。祇須有可疑之途徑。卽可施以此法。但以傳染後二十四小時爲限。其法如下。

一局部的治療。係用33%甘汞軟膏。餘則注射阿司分納明一格蘭八 Arsphenamine 1.8 或新阿司分納明二格蘭七 Neoarsphenamine 2,7 視患者之容納而規定每次之注射量。及其距離之時間。另行肌肉注射六十生的格闌之鉍酒石酸 Bismuth Tartsate。每次注射量不得逾二百密立格闌。經此治療後。每隔三日須驗血一次。若二十四時已過不如待其變化直至下疳發現。（斯時無驗血之必要。因血內尙無變化） 如下疳已現而血液仍無恙。雖有人主張緩治而實際上總以急治爲宜。因早治之效驗。勝於晚治也。血液既無變化可尋。而疳上之膿液可以微鏡窺之。

對於血液未呈變化之下疳。其治法有猛進。次猛進二種。猛進者每日施以阿司分納明或新阿司分納明之注射。此法似嫌過烈。因每間二十四小時注射一次爲限。太促。患者鮮能容受。且患者體內充滿砒素。苦無解毒之法。卽砒素中毒後。並不能消滅將來之腦系的臟器的皮膚的梅毒。非但不能消滅。且爲多數腦系梅毒之誘因。其最堪注意之點。卽有人死亡於注射微量一百五十密里格闌新阿司分納明者。次猛進法。一般人所許可。但每次注射量之多寡。較之總量尤爲緊要。僅以砒素治療者。雖間有獲愈究不能專恃。除以阿司分納明注射外。仍須加用鉍汞等注射。

次猛進之手續如下。診斷確定後。如患者狀況無他。卽開始第一次注射。一五〇密里之阿司分納明。或新阿司分納明於靜脈內。一面視患者之容納如何。或二日或四日或七日。續行注射。至極量達於六〇或九〇。生的格闌之阿司分納明。或新阿司分納明。至於總量四格闌八或十格闌八之阿司分納明或新阿司分納明而止。此種劑量雖較尋常爲多。然根據於實驗而定。

砒素注射已竣。立卽續行肌肉注射六%鉍劑。每次一百至二百密里格闌之分劑。至總量臻於二三格闌而止。

上述治法。須一年之久。此後仍可繼續行之。

驗血於第一次砒素程序注射後。差可得負式。若在第二次。更不待言。但此後每隔三月。可覆驗一次。持續一年之久。至最終時。驗其脊髓液。以確定之。

血液已呈變化之下疳或有或無二期梅毒之現象者　對於此症。與下述治法一致。惟治療上時間之久暫有不同耳。注射砒素及銻汞劑。原用二程序者。可增爲三程序。而將末次之銻劑。改爲汞摩擦法或注射法。

以上所述療法。係大概之標準。至於患者之容納量。與藥性之特異。所在都有。治療上當細加考察。以適合患者之狀況爲是。

四庫全書提要敍箋注

張文襄公曰「四庫提要爲讀羣書之門徑。」蓋因六經傳注之得失・諸史載筆之異同・子集流傳之派別・以及術數方外之餘・悉有定評・洵研究國學之南針也。顧其書二百卷・繁冗不易卒業。故梁任公胡適之先生嘗言研究國學・宜先讀四庫全書提要各部類之敍錄。是眞可謂門徑之門徑矣。

沈信卿先生曰「前清四庫全書總目提要二百卷・襲隋書經籍志例・以經史子集分部。經部分類十・史部分類十五・子部分類十四・集部分類五・四部凡四十四類。部各冠以總敍。類各冠以小敍。余嘗錄入國文自修書輯要・定爲必不可不讀之書。誠以吾國可讀之書太多・可藉此稍窺其門徑也。近丁仲祜君・以其高足周雲青君箋注示余。凡總敍小敍所引用之國故・爲初學所有待考查者・一一爲之箋注。可省讀者檢書之日力不少。丁君篤學富藏書・其門下多潛修之士・於此可見矣。余既樂其便利學者・而歎政治紊亂・道德晦盲之秋・海上猶有如丁君師弟者。專事著述・以餉後進。非詩所謂風雨如晦・鷄鳴不已之君子歟。亟爲之介紹於好治國學者。」錄九月一號申報。

今周君雲青此注・旁通曲證・援據詳明・惟錄徵實之文・悉屏蹈空之論。無錫國學專修館長唐蔚芝先生言本書蒐羅豐宏・實事求是。上海大夏大學國學系主任陳柱尊先生言本書甚合高級中學及大學預科講授國學概要之用。皆非虛語也。

每册實價大洋六角　外加郵費七分

上海醫學書局發行

目疾概論

盲童學校校長　英國傅步蘭

夫人瞽目。最爲畢生不幸之事。而一般偶患目疾。因不知療治。及療治失宜。致成瞽目。則其困苦不幸。尤覺傷憫。而晚近數十年來。歐美各國政府與醫學會。漸知目疾之害。醞釀之力。足致目盲。故竭力攷求療治及防備目疾方法。撰爲書論。刊佈民間。俾人人盡皆知曉。從事防範。其法特善。殊可師法。然而中國國家平日對於瞽人境況。不甚注意。兼之中醫於目症一門。亦無講求。致患目疾之人。皆委諸毫無學問手術卑劣瘍醫之手。故中國瞽人之數。以各國四百人中有一瞽者例之。固已無慮百萬。而兼不應瞽而瞽者言之。蓋逾百萬。而在百數十萬矣。僕於壬子之秋。奉家君之命來滬。創辦盲童學堂。專爲教養瞽目兒童而於瞽童進校之時。輒延醫士驗視目疾。而諸生之中。頗有因療治延遲。或居在鄉俚。未知救治之法。轉爲瞽目。其情殊堪哀憐。故不惜餘暇。檢閱西國防範目疾諸書。擇要譯成。是篇以備勸告華人。知所救防而諸君子閱斯篇者。望轉示於人。或傳告婦孺。設得人人盡皆依法預事防範。則於民間苟少一瞽人。即於國家多一壯丁。其於國家前途之爲益。豈鮮淺哉。

嬰兒胎炎 一名睟胎炎

嬰兒發生目炎。其原因大概根於母體痳症。或白帶之病。亦有由於穩婆手穢不潔。及用穢濁之巾。擦拭兒面。致微稚入目發作。令目洣疼痛現紅。漸而目皮漲大。流出白質膿汁。日久便瞽。其症之危險如此。然而世人恆等閒視之。以爲由於母乳肝火所致。而不知爲目中微稚發作之故。早不求治。待至膿疵糊目方始延醫。則醫士雖欲爲力。殆難回天。其不瞽者幸耳。胎炎發現之期。多在產後一二日。最遲至二禮拜。故嬰兒父母。於此時期。宜時常留心察看兒目。如兒目珠現紅。卽宜延醫爲之療治。則其爲患尙輕易於救治。不致於瞽。然終不若預爲防範。於嬰兒初生之時。用銀水一滴。(卽銀養淡養水一名氣强礬藥)點入兒目中。便能滅此稚毒。不復發炎。其法爲德國醫學博士克戾克氏所發明。克氏爲德京產科醫院院長。其所收生嬰兒目中。皆點此一滴銀水。而其效果。則因點此一滴銀水。而仍患目炎者。千嬰中僅一兒也。夫克氏新法之成效既著如此。卽自新法發明以後。至於今日。歐美各國。採用其法。因而嬰兒得免於瞽者。曷祇數萬。然其始行之時。婦人有點藥用法失宜。致兒目紅痛。此不過一二日卽癒之症。迺其舐犢情深。昧於事理。竟因之不忍復爲點試。乘之在昔醫學未甚昌明之時。凡生而瞽目以及嬰時損目。流俗皆以爲疚由於嬰兒父母身患楊梅。治除未淨。餘毒遺傳子女之身。遂有斯疾。而據近醫詳細攷察。則謂楊梅餘毒。遺傳子女之身。力固足令其損目。特瞽目之原因甚多。並不盡緣梅症。故身患有梅症之人。理宜就醫療治。令毒除盡。庶免生育瞽目輭弱之子女。而子女不幸患染目疾。亦宜早爲延醫療治。以免失明。豈可跼蹐陋俗。因循延誤。致令子女抱恨終身。然而拘於體面之人。每有惑於舊說。坐視其子女目疾蔓延。而羞於延醫一視者。風聞中國亦有此種風俗。生有瞽子之家。輒不欲人知曉。亦不欲延醫診治。卒致害事。世所謂握粟失囷。其害若此者。豈非痛事哉。

目炎一名眸炎

目炎發生之狀。初則目皮內衣發紅。睛瞼之間。若有砂粒。磨擦甚痛。既而膿淚簌流。睫毛粘連。張視不便。此症日久不治。便能失明。其膿汁傳染甚速。如右目患炎。膿入左目一二日後。左目便炎。故患者雖已延醫療治。而對於起居飲食一切。尤當注意。寢室窗門。時常開啓。令空氣流通。勿得滯塞。右目患炎。寢時側身右向。右目貼枕。疵流枕上。則左目便可免於傳染。淨面之時。先用細軟之布。或潔淨棉花。蘸浸熱水。將疵擦盡。然後洗面。其碗箸茶杯羹匙毛巾手巾之屬。用後須在沸開之水燙過。再細滌洗。清心靜坐。勿食辛辣之物。毛巾手巾宜自備一份。勿與他人共用。以免傳染於人。苟患疾之人。能慎防若此。加之醫士療治之功。則其疾之瘉也。自不難指顧間矣。

赤眼一名眸粒炎

赤眼一症。與目炎病態彷彿。不過赤眼紅在目珠。而疼痛難忍。膿淚時流。及傳染力更甚耳。嘗謂學校工廠。凡公共之房舍。最爲傳染之地。故居於此項地點。或游歷者。當留心慎爲防範。免致傳染。特其難處則人多忽略。不肯深信傳染之事。即如患者疾瘉之後。對於病時所用各物。多不能依法洗淨。且遇嘉賓惠顧。即以此不潔不淨之杯碗巾箸應客。以致每有極力防範之人。竟於不知覺間。染受赤炎之症。眞寃事哉。夫赤眼自炎之症。其傳染之速力。防禦傳染之方法。既詳敘於前。而其尤要者。則一得此症。宜即趕緊延醫療治。因決無坐待可以自瘉之理。其用清涼之劑。亦未合宜。若任其醞釀日久。赤筋貫瞳。阻塞光線。便瞽不視矣。西醫治赤炎之法。用銅綠與水溶化。按時滴入目中。疾輕二三日即瘉。重不過半月二十天。

其簡而易治若此。人猶憚而不爲。日夜受夫無妄之痛。甚至不幸因而失明。豈非孽由自作。其在美邦政府。取締目疾最嚴。凡患目疾之人。皆須至衛生局報告。而由各洲入口船隻。皆必嚴查乘客之中。苟有患染赤炎之患者。既不准登岸。並按其情節輕重。科罰船主。以爲不愼省察舟客之罪。其罰雖覺過當。然於消滅赤炎。其裨益實大也。

外傷損目

外傷損目。緣由甚多。若刀翦花炮碎塊玻璃。擊鐵火星。鋸木木屑。劈柴木片。與夫寒冬圍爐。煤炭星火之屬。擊射目中。皆能受傷。以至失明。故遊歷工場。及遇工人工作之時。最忌近前看視。與之攀談。蓋如工人握鎚擊鐵之時。與之言談。則其分心酬答。擊打之間。偶一失宜。火花四射。飛入目中。卽成重傷。雖云飄瓦出自無心。然而推諸禍源。豈非咎由自取。然苟避之。猶復不幸。木片屑火之屬。不速而來。擊損目珠。則宜緊閉傷目。用潔淨棉花撫目上。撕白布條斜式札之。速卽赴醫院療治之。其未傷之目。亦須小心保護。不可行遠路。作重力之事。及看書閱報。皆宜少爲之。若醫士上藥之後。苟目傷不甚疼痛。亦須連續延醫治視。直待全癒爲止。若吝醫金藥資。因一時覺傷不甚疼痛。便不延醫。則傷症反覆。傷勢轉劇。傷目固瞽。卽其未傷之目。恐亦難免於失視也。幼童小兒。對於以上各種應防之處。其誥誡之責。全在慈母。而沙槃弓箭。氣鎗之遊戲。亦應告之。勿握沙向耍伴對面相揚。勿以弓箭氣鎗向人面部擊射。蓋此種逾分之遊戲。兒童因而致瞽。頗不乏人。而揆夫玩童貫禍之由。則慈母固不得推委其不知誥誡之過也。望世之願爲賢母者。於此三致意焉。塵芥眯目。急療法。用手提睫毛。使目皮高離睛珠。三四次。則淚出瀋塵芥。便可因淚轉至兩眥。如法不驗。可審其芥粒之處。將目皮翻轉。用潔淨輭布擦出之。苟不應手。則可延醫治之。

小兒疳積一名眸疱炎

小兒腸胃柔脆。早不可飢。晚不可飽。衣服隨時。自不生病。若飲食不節。寢起不時。瓜菓糖餅。任意吞食。過飢過飽。最傷元氣。皮黃肌瘦。變成弱症。是之謂疳。貧寒之家。院宇堆積。器皿不潔。寢室寒不通風。以及米飯粗糙。菜蔬菲薄。小兒居恆食之。亦足成疳。且日久不治。多致夭折。並損目光。羞明怕日。閉目不張。睛球生翳。漸積厚大。終至瞽目。治法延醫之外。可備一暗室。令兒坐臥遊玩其間。三餐按時送與。勿令過飽。日久身體復原。則目疾自可漸瘉矣。

痲熱與紅熱症

痲熱與紅熱二症。大略相似。可並言之。其症初起時。畏明怕日。目赤生瘡。疼痛最爲難忍。而瘡蔓生延及瞳人。遮掩光線。便不視矣。又或睛上生翳。漸厚蔽光。睛珠便隨翳凸出目外二三分。謂之旋螺翳。若此皆不治之症。故於症初起之時。宜謹慎保護。居於暗室。勿見日光。延醫診視。日用硼砂水滌洗兩目。即病瘉之後。亦宜時戴黑色眼鏡。或黑紗眼罩。不可看書閱報。及望距離較遠之物。以免有損光線。

睛珠變質一名晾體炎

世有兩目視物不清。漸至恍惚。僅見人物若一黑影。不能分辨頭面。而瞳人亦變成暗白質。若毛玻璃骨類之色。日久瞳人漸變闊大。狀若黃豆大小。色亦由暗白質變爲透明色。終變成黃色。至此雖晝夜不能分辨。是之謂睛珠變質。其病症原因。且由於梅毒。據醫士攷察。大概兒童自四歲至二十歲。患此症者。居百分之九十爲由父母遺傳。而百分之十。則由瘍症與兒童由外界傳染之梅毒。如身患梅症之人。與兒親吻。及小兒用其茶杯手巾之屬。皆足爲傳染之媒介。治法初現時用硃碘溶爲淡水。按時內服淸血驅毒。毒盡目便保全。不致損壞。是以身體健壯與未患惡疾之父母。對於子女。固當謹愼防護。免致外界之傳染。卽或不幸。子女因於遺傳與由外界傳染。致發現此種病症。理應延醫療治。豈可因其爲不道德之惡症。思顧一時之體面。坐成僨事。故在醫士方面。對於此種情節。最爲痛恨。著書立說。苦口力勸。費盡心機。卒無補救。亦徒扼腕太息耳。而僕於此。甚望華人勿務虛名。庶求實理。故不憚將各症詳爲敍說。俾知病症危險。從事求醫。不致誤事。設得人能盡明實理。不爲陋俗所惑。旣知防範之法。復肯延醫療治。則十年之後。中國瞽人之減少。自無限量矣。

按楊梅症傳染之媒介。以茶杯面巾二者。爲最多數。上海素號文明之區。其商市之佈置。多爲內地鎭市所效法。卽茶室酒樓。佈設整潔。外觀頗雅。然一究其實際。則杯箸面巾之屬。皆不甚潔淨。其略知講究者。則僅用肥皂滌洗面巾。使之潔白。以求觀瞻。而不能實事求是。將各巾放於沸水中煑之也。況每日食客擦面。其巾由甲而乙。則祇於熱水中一蘸。浸之事之危險。罔莫若此。甚望其有起而改良之。茶杯不潔之害。據美醫士某君言。凡公共所用之茶杯。多不潔淨。吾人設以顯微鏡察視杯緣。則可見層層脣皮。微稽蝸居。苟患有惡疾之人。所用之杯。轉而飲之。乙則甲之毒。卽由是杯傳遞入乙之口。而乙感受其毒。遂懨懨病矣。楊梅傳染之能力及其危險若此。而華人輒處之若素。豈非習慣所成。然苟一證明其理。則又未有不惕然知懼者。且潔身自好之人。一旦驟由傳染而得斯症。則人必以爲花柳所致。豈肯盡信其由於杯中傳染之故。是以潔身自好之人。對於防範楊梅。尤其巨敵也。

斜眼

斜眼上視。雖非疾症。而其狀態最不雅觀。其原因則大概小兒自二三歲後。至六七歲時。漸知人事。嬉戲好弄。見人怒目斜視白眼上望及瞳人逼視內眥。俗所謂鬬鷄眼者。皆喜效之。作作不已。則成斜眼矣。其視物必須側首由外眥角斜睞而不能迎面正視之也。故父母見其子女效人白眼。宜卽詰誡責之。使不得再爲。萬勿因其稚態可愛。優容之。蓋小兒知識淺。不能分析是非。如見大人面有喜色。無甚責論。便認爲其所爲合理。則必常作以爲歡笑。而其父母此時雖欲禁之弗作。則亦不可得矣。更有一種小兒。因右目便於視。則恆偏用右目。日久習慣。遂專用右目。如欲視左邊之物。則必首左向或身左轉視之。而左目幾成廢物。左目機關。亦漸失其功用。睛珠或自腐壞。是以父母對於以上小兒易犯之症。宜隨時糾正。勿使習慣成症。然而小兒頑皮。每有背乎父母。致要伴相戲。以求勝者。故亦應時常留心察視子女之目。如見睛珠有斜視之狀。卽須帶至專科眼醫。爲之察視睛球。配合光線。戴副眼鏡。則庶可由光線將睛珠救正之。蓋阮家白眼。雖稱佳話。清矑瞭眸。終屬端人。而父母欲求佳子女者。豈可不愼之哉。

近視

小兒入學讀書。苟校舍不甚修飾。屋壁不常堊新。光不充足。複室重屋。光線紆迴。桌椅高低失宜。迎窗而坐。以及俯案讀書寫字。燈下强用目力。看小字之書。皆足使目光漸成近視。初則視遠模糊。繼至對面視人容顏眉目。皆不清晰。蓋幾與瞽人無別。而於學問之途。亦不復能從事之矣。然而中國積學之士。率多近視。察其原因。則緣從前書塾。對於塾中桌凳光線配合之方位。不甚講求。而坐凳頗高。間有桌腿腐爛者。卽將腐木鋸去一二尺。致桌甚低。學童坐頗高之凳。撫甚低之桌。則勢必傴僂而俯。讀書寫字之間。使目光縮短。自不待言。況夫燈下苦攻。屚窗十年。枕間祕寶。字寫蠅頭。求不近視。豈可得哉。若近來學堂林立。於課室卓凳之配置。已知講求。惟好學之士。私於寢室讀書。遲至夜分。則猶不脫舊習。此其大敝也。夫幼童於俯案讀書。及不正當之坐法看書。大率不知其事之足以使目光改變。成爲近視。而卽成年之人。多有視爲無甚緊要。不事防護。雖遠視茫茫。則以爲他人亦然。初固不料其目之竟成短視。迨至迎面十尺。方始覺察。則已晚矣。至不合宜之讀書寫書法。如兒童在家庭中。固由父母指告。而入校以後。則其責任。全在校師。因父母無從省察之。故校師宜時常注意各生讀書坐法。及平常看書視物之時。如見其持書靠近面部。爲不正當之看書法。宜卽糾正之。並告其縮短目光之理。則學生苟明斯理。或可自知防備。又如察知某生目光短視。宜函告其家屬。爲之裝配眼鏡。庶保目光不再縮短。其在美邦學部。新定校章。每學期開學之先。校生皆須驗試目力遠近。以待下學期覆驗比較。如見有短視。則立命配置眼鏡。再始進校讀書。大學校中且備有專科醫士。爲校生驗試目光裝配眼鏡。其法甚善。深望中國官私以及西人教會所設立各學校。倣照此法辦理。至少每年驗試一次。則學界於近視一症。自必減少矣。

燈下讀書法

昔人有句云。書味夜燈知。蓋夜深人靜。最助清思。讀書得竅。亦惟斯時。是以伴燈攻書。學人不免。雪窗螢火。貧士猶學。然而穴壁漏光。終傷眼力。電火煌煇。亦令目眩。斯惟藉燈讀書者。不在乎燈光之明暗。油燈之薰目。而當審於燈光之配置。苟得合宜方位。則雖油燈。其益猶大。況夫煤氣電燈乎。用特略論燈下讀書法於左。

一書室不宜多置卓椅雜物。尤忌各物淩雜無序。最好一卓兩椅。左右壁間。設一書櫥。窗門擦洗。使無積塵蛛網。地常洒掃。使無棄紙唾垢。則燈光淺耀。一室自多意趣矣。

二牆壁宜時加粉刷。使之堊白常新。則白壁反光力大。雖佈一燈。而室內明亮爽潔可人。若雜色之牆。固於目力無甚關礙。不過須具多倍之燈光力。方可與白壁齊輝耳。

三煤油煤氣電燈三者。爲近來普通應用之品。惟夜讀之人。不必專擇各燈之優劣。與光力之明暗。而當細審燈光配置之理。苟應用不能合法。則雖電燈明亮。亦徒傷目耳。

四電燈有時燈光驟明驟暗。因風燈泡擺搖不定。油燈油盡。光色暗淡。閃閃欲滅。燭花爆落。光撲撲閃動。凡此皆不宜注目於書。蓋光有閃動。視物便無標準。而物景或二或三。注視之最足傷目。是宜戒之。又坐電車。摩托車。以及馬車人力車上。皆不宜看書。其理與此同。

五勿對燈竚目而視。

六背燈而坐。令登光由左肩斜射而來。

七擦拭燈罩。明潔無塵。日一爲之。

再版 詩話三種

歷代詩話二十八種

本書皆爲完全之足本與明人刻書將全書割裂者有霄壤之別此書自清乾嘉以來並無別本流傳絕少福保特將家藏初印本付諸石印其版式字體一概照舊並不縮小共訂十六册用上等連史紙印刷全書總目列下

詩品梁鍾嶸著 詩式唐釋皎然著 二十四詩品唐司空圖著 全唐詩話宋尤袤著 六一詩話宋歐陽修著 續詩話宋司馬光著 中山詩話宋劉攽著 後山詩話宋陳師道著 臨漢隱居詩話宋魏泰著 竹坡詩話宋周紫芝著 紫微詩話宋呂本中著 彥周詩話宋許顗著 石林詩話宋葉少蘊著 唐子西文錄宋强幼安著 珊瑚鉤詩話宋張表原著 韻語陽秋宋葛立方著 二老堂詩話宋周必大著 白石詩話宋姜夔著 滄浪詩話宋嚴羽著 山房隨筆元蔣正子著 詩法家數元楊載著 木天禁語元范梈著 詩學禁臠元范梈著 談藝錄明徐禎卿著 藝圃擷餘明王世懋著 存餘堂詩話明朱承爵著 夷白齋詩話明顧明慶著 歷代詩話考索附清何文煥著

實洋四元八角

歷代詩話續編二十八種

全書共二十四册皆據傳藏本精校無訛用上等連史紙印刷全書總目列下

本事唐詩孟棨著 樂府古題要解唐吳兢著 詩人主客圖唐張爲著 風騷旨格唐齊己著 觀林詩話宋吳聿著 誠齋詩話宋楊萬里著 庚溪詩話宋巖肖著 草堂詩話宋蔡夢弼著 優古堂詩話宋吳幵著 艇齋詩話宋曾季貍著 藏海詩話宋吳可著 碧溪詩話宋黃徹著 對牀夜語宋范晞文著 歲寒堂詩話宋張戒著 江西詩派小序宋劉克莊著 娛書堂詩話宋趙與虤著 滹南詩話金王若虛著 梅磵詩話元韋居安著 吳禮部詩話元吳師道著 升菴詩話明楊慎著 藝苑卮言明王世貞著 國雅品明顧起綸著 四溟詩話明謝榛著 歸田詩話明瞿佑著 逸老堂詩話明俞弁著 南濠詩話明都穆著 懷麓堂詩話明李東陽著 詩鏡總論明陸時雍著

實洋六元四角

清詩話四十二種

無錫丁福保編纂全書分四函共二十册皆精校無訛用上等連史紙印刷全書總目例下

薑齋詩話王夫之著 答萬季埜詩問吳喬著 鈍吟雜錄馮班著 江西詩社宗派圖錄張泰來著 梅村詩話吳偉業著 寒廳詩話顧嗣立著 茗香詩論宋大樽著 律詩定體王士禎著 然鐙記聞何世琰述 師友詩傳錄王士禎答 漁洋詩話王士禎著 古詩平仄論翁方綱小石帆亭著錄 趙秋谷所傳聲調譜翁方綱小石帆亭著錄 五言詩平仄舉偶翁方綱小石帆亭著錄 七言詩平仄舉偶翁方綱小石帆亭著錄 七言詩三昧舉偶翁方綱小石帆亭著錄 談龍錄趙執信著 聲調譜趙執信著 聲調譜拾遺翟翬著 蠖齋詩話施閏章著 漫堂說詩宋犖著 而菴詩話徐增著 詩學纂聞汪師韓著 蓮坡詩話查爲仁著 說詩晬語沈德潛著 原詩葉燮著 全唐詩話續編孫濤輯 一瓢詩話薛雪著 拜經樓詩話吳騫輯 唐音審體錢木菴著 遼詩話周春輯 秋窗隨筆馬位著 野鴻詩的黃子雲著 履園談詩錢泳輯 說詩菅蒯吳雷發著 秋星閣詩話李沂著 貞一齋詩說李重華著 漢詩總說費錫璜著 山靜居詩話方薰著 峴傭說詩施閏章著 消寒詩話秦朝釪著 續詩品袁枚著 附補歷代詩話續編一種 揮麈詩話王兆雲撰

實洋四元八角

上海醫學書局印行

嬰孩衛生論

衛生教育會

嬰孩夭亡者其主因多不出三端。曰先天不足。曰養育失宜。曰保護無方。爲人父母者若能於此三者。盡力改良則嬰孩前途幸甚國家之前途幸甚

（第一）先天。嬰孩未生。名曰胎兒胎兒生活。盡靠其母代之。譬如所需空氣。須母親爲之呼吸。所用糧食賴其母爲之消化。所有毒質。賴母親爲之排除。是以爲母親者不可不格外注意於衛生今將孕婦最要之衛生規則四條。略陳於下。

（一）空氣。人無空氣。片刻不能生存。胎兒亦然。若所吸空氣。皆涼爽滋潤。而又新鮮。則母子必交受其益。不然二人將並受其害。故無論春夏秋冬。連日帶夜皆當洞開門窗。令戶外空氣流通其中如能不時散步戶外更妙。

（二）飲食。胎兒生長甚速。所需養料亦多。是以孕婦之飲食。務求其善養體而易消化者。每日可食鮮魚肉類一次。牛乳兩杯。雞蛋兩個。青菜水菓多食有益。食量較常時略多。以供胎兒之用。惟不可過度。恐礙消化而害身體。食時當細嚼緩咽。不可強吞大食方合衛生。

（三）洩毒。體中毒質。有由大小便出者。有由皮膚出者。有由肺出者。孕婦一身。既有二人之毒。故不

可不格外留意於此三者。每日當用溫水洗澡。洗後用乾布擦身。直至皮膚發紅。然後換潔淨寬鬆衣服。於皮膚必有益。又當多飲開水。常吃果蔬。以通大便。助排體中之毒質爲宜。多吸清氣。以出毒氣。常有孕婦因起居不慣。或心腎向來有疾。以致嘔吐不止。頭痛目昏。手面黃腫。此皆體中積毒之記號。宜請西醫診視。查驗小便。不可延遲自誤性命。如能將一晝夜二十四小時所溲之溺。封在瓶內。送醫試驗。每月一次。則大妙矣。

(四)休息　孕婦既任二人之勞。故休息亦當加增。方爲合宜。一切粗重之工。切不可作。登山上樓。亦宜禁忌。以免小產。每日宜睡八點至十點鐘。臨產前一月。若能完全休息最好。按西醫閱歷過勞之孕婦所生子女。往往細弱。得完全休息者。所生子女。較爲壯大。此休息所以不可少也。俗語云。君子愼始。先天衞生。兒女健康之始也。爲父母者。豈可忽乎。

(第二)育嬰．嬰孩夭亡之最大原因。是胃腸之病。胃腸之病所以多者。乃爲育嬰不得其道。中國婦人。多不知育嬰之理。往往觸犯衞生規則。其最要者。約有七事。(一)不知從早保護乳頭。每致乳痛不能飼嬰。(二)乳母常食腐敗不化之物。致乳變質。傷礙嬰兒之胃。(三)嬰孩食乳。毫無定時。但見其哭。而卽飼之。一哭一飼。十哭十飼。育嬰之法如此。亦足奇矣。(四)用牛乳代母乳。每不知先加糖水。以調和其成分。(五)聘請乳母。不先請醫細驗。其有無花柳病毒。或癆瘵等症。致小孩亦得其傳染。(六)小孩斷乳。往往太驟。食物與大人同。最傷腸胃。(七)吐哺餵食。皆有危害。往往由此傳染癆病、花柳病、喉痧等症。以上七端。皆當極力改良。改良之法。略陳於下。

(一)預備喂乳　婦人有孕時。應將奶頭日日洗淨。然後用香油或凡士林擦之。如是可免乳痛之患。

(二)乳母飲食衛生　乳母食物務擇新鮮易於消化適口而不過煩者。如新魚、鮮肉、牛奶、雞蛋、五穀果菜皆可。惟煎炒烹熬之物。不可多食。乳母偶不消化。小孩立受影響。是以飲食不可不愼。

(三)喂乳之次序　成人飲食無常時。尙且生病。何況柔弱嬰孩乎。喂乳有時。不但嬰孩可得平安。父母亦甚省事。美國著名育嬰醫院。喂乳皆有定時。所得效果。非常美滿。其表約略如下。

初生三個月。每日哺六次。夜一次。第一次清早七時。第二次十時。第三次下午一時。第四次四時。第五次七時。第六次晚上十時。第七次夜二時半。四月首至六月底。時間同上。但夜間不食。七月首至九月底。每四點哺一次。第一次早六時。第二次十時。第三次下午二時。第四次六時。第五次晚上十時。夜間不食。喂乳每次不可過二十分鐘。兩乳並用。當食乳時而嬰孩仍睡。卽喚醒之。徒成習慣。及時可以自醒。不當吃乳時。嬰孩啼哭。可用冷開水飲之。(水裝在玻璃瓶內。瓶口接橡皮奶頭。以便嬰孩吸飲)

(四)爲患無乳者忠告　婦人生子。常患無乳。因此育嬰之時。異常困難。嬰孩因母親無乳而死者。不可勝數。但是近來西醫於育嬰一事。頗有研究。因此得救之嬰孩。遂盈千累萬矣。茲撮其要點。爲吾國女同胞告。請留意焉。

(甲)初患無乳者。當按時令小兒試哺。以激乳腺。往往可以恢復乳汁。蓋凡事用卽得之。捨則失之。鄉人常用其力。是以有力。文人不用其力。是以無力。反而言之。文人常用心思。故腦力強。鄉人無所用心。故腦力弱。心身如此。推乳亦然。故凡無乳者。當恆心試之。不可自晝也。

(乙)倘若盡忠不得報。恆心未見效。試哺既久。乳腺乃枯。卽以僱用乳母爲上策。因人乳乃造物主爲嬰孩而設。既無細菌。亦不變酸。清淨潔白。溫涼合度。善養體。易消化。不用鼎灶。無須杯盞。何等便利。何等衛生。牛乳本爲小牛而設。不合乎嬰孩之胃。且用法非常煩難。苟非萬不得已。切勿用之。惟是僱用乳母。非無危險。因乳母常有癆病或花柳病。而常人不之知。若不請醫生細驗。恐將傳其醜疾於小孩。爲父母者不可不愼。

(丙)倘若無力僱請乳母。可用以下兩個辦法。

(1)居鄉者得牛乳非常便利。可選强壯之牛而買其乳。每天早晨日中下午。得新牛乳三次。裝在淨瓶。便放在鍋裏冷水中。用火燒滾。然後將鍋揭開。讓牛乳熱二十分鐘。然後將瓶在冷水裏速冷之。此乃法國大科學家巴司德之煮法。可以殺細菌而存養料。育嬰者不可以其煩而忽之也。

牛乳既與人乳異質。故當加三物以改正之。三物者開水、蔗糖、石灰水是也。蓋牛乳所含之蛋白質太多。不易消化。故添開水以減之。蛋白質適中。牛乳中糖質不足。又須加糖以補之。石灰水者。所以助骨之發育也。所加成分如下。

嬰孩所食之牛奶配置成分

嬰孩年紀	三日	七日	一月	二月	三月	四月	五月	六月	七月	八月	九月
牛奶	1	2	3	4	5	7	8	9	11	12	13
開水	2	3	4	5	5	5	5	5	5	5	5

石灰水	.2	.4	.4	.4	.8	.8	.8	.8	.8	.8	.8
蔗糖	.1	.3	.5	.5	.5	.5	.5	5	.5	.5	.5
每次食量	3	4	6	8	10	12	13	14	15	16	17
每日次數	7	7	7	.7	7	6	6	6	5	6	5

說　明　表中數目。以羹匙爲準。如1卽一羹匙。.5卽半羹匙。.2卽一羹匙之十分之二也。餘倣此。按上表逐月約加牛奶一羹匙。意謂一月之中漸漸加一羹匙。並不是說月底用一羹匙。下月初一忽然用二羹匙。若嬰孩消化不强。不可加增。

石灰水製法　清潔蓋缸一只。盛蒸汽水或冷開水四分之三。加入已化成粉之石灰。至石灰末不能溶化爲度。用清潔之筷或匙攪和。澄清後。上面之清水。卽是。用完再製新鮮。澄清是爲至要。

(2)住在南方城市中。欲得乾潔新鮮牛乳。甚不容易。兼以天氣常熱。牛乳亦易變酸。且生細菌。故欲用鮮牛乳頗覺煩難。並有危險。莫如用罐頭牛乳。或用近來化學家所製之嬰孩飲品。必至食時方用開水冲之。既甚便利。且無損害。惟當加水糖之成分。須遵製造者所定之規則。

總之。無論用新鮮牛乳。罐頭牛乳。或是別種食品。最要者潔淨新鮮。多寡得中。按時喂食。乳瓶每次用後。卽宜洗淨。滿貯開水。及下次要用。方傾出之。橡皮乳頭。亦當洗淨。然後浸入硼酸水。將用時復用開水洗去藥液。喂乳時一如前法。嬰孩常食罐頭牛乳。往往骨節微痛。因而不時啼哭。此無他。養料有所不足。略加柑汁於乳中。食之數日可愈。

(五)斷乳　乳母或有病或有孕。不可復哺嬰兒。蓋乳既變質。食之不妥。當換乳母或用牛乳代之。平常小孩哺乳十月。便當斷乳。食之太久。不利於嬰孩。中國人以爲小孩食乳愈久愈好。其實不然。因十月以後。乳漸變質。不可吃也。小孩斷乳不可太驟。因日哺於母懷。既成習慣。忽然斷之。未免太苦。而且所食驟改。不易消化。大概於兩月之中。(十月至週年)漸次斷乳。可以無害。夏季小孩易病。最好斷乳一事。宜避去夏季。

(六)喂乳　嬰孩斷乳後。胃腸仍然柔弱。飲食不可不愼。週年後。每日可食四次。上午六點。十點。下午二點。六點。每天可食牛乳四杯。(每杯約半碗)數湯匙之稀飯。淡薄鷄湯或牛肉湯。水果汁亦甚有益嬰孩之胃甚柔嫩。故所食堅質。當先煑爛或搗碎之。方不致傷胃。除每日四餐與開水之外。不可再食他物。不可喂食。以免傳染。

(第三)保赤　人誰不愛其子。而未必知保護之方。雖曰愛之。然往往實以害之。俗稱溺愛。其此之謂歟。

保嬰之法。約有兩種。曰積極保護。曰消極保護。

凡有益於嬰孩者。兼收並蓄而利用之。是謂積極保護。凡有害於赤子者。掃除淨盡。遠而止之。是謂消極保護。譬如花木樹之園中。風以吹之。日以暄之。雨露以潤之。應有盡有。此積極之栽培也。鋤其蔓枝。養其大體。剪其殘葉。灌溉其根本。殺其蟊賊。此消極之栽培也。養花如此。保嬰亦然。

嬰孩當令常吸新鮮空氣。天氣溫和。可引之至花園或戶外。使沐於光天化日之下。每日飲食睡眠。俱按次序。淸早用溫水浴之。然後用毛巾擦乾。衣服宜長一身又半。以保體溫。且免提抱時暴露腹部而感冷風。喂食易衣之外。令自睡於搖床。總之育嬰如種樹。務任其天性而保護之。則自然有美好之結果。此積極之保護也。

嬰孩之危甚於兵卒。而其抵抗力較老人尤爲脆弱。因敵害多故也。玆略述嬰孩之危險數事。並及其預防之方法。

(一)七日風。　中國產婆。汚穢不堪。昧於生理。拙於手術。所用器具。極爲汚濁。往往帶垢入肉。因致七日風。故婦人臨盆時。務請西醫或看護婦接生。所用器具。皆經沸水煑之。又用消毒水洗其下體。殺盡細菌。如此則七日風之患可免。且西醫接生。卽遇難產。亦有救法。若待危急時而後覓醫施救。是爲臨渴掘井。不亦晚乎。

(二)瞎眼。　往往母有白濁或白帶。嬰孩出世。目傳其毒。每致失明。永作廢人。若於生後請醫立滴硝酸化銀稀溶液於兩目。則此患可免。爲父母者。幸勿河漢斯言。

(三)天花。　中國俗語說。生子祇算生一半。迨經天花方完全。意謂子女死於天花者。十居其五也。幸而天花之危。可以種痘解之。嬰孩滿月。當請醫爲之種痘。十二歲復種一次。若家中或鄰居有患天花者。務必立刻種痘。庶免其危。

(四)癆病。　癆病一症。多於幼時得之。世之殘廢者。如駝背、凸胸、跛足、等症。大抵爲癆病細菌入骨所使然。卽日後之肺癆。亦常爲昔日所得之傳染。復發而致也。嬰孩既無抵抗之力。易受傳染。故不可不格外小心。切勿令其匍匐在地。徧染癆痰。務使多吸新鮮空氣。不論何人。勿與小兒親嘴。久咳之人。勿使相近。如是則癆病可免。

(五)傷風。嬰孩易於感冒而得肺炎。故不可令當風口。然更不得封閉窗牖。覺寒而爲之加衣。有風則爲之遮蔽。天朗氣清。可令出游。日冷風淒。便禁勿出。凡事處乎中庸。宜隨機應變而爲之。

(六)瘧疾。蚊爲瘧疾之媒。故嬰孩之小床。務用羅帳張之。常見人家蚊帳破穿。殆遍婦人懶於補綴。致嬰孩被噬。終夜啼哭。天明視之。滿面紅點。噫、可恨哉、

(七)痢疾。夏季嬰孩易染痢疾。死者甚多。防備之法有三。(一)用帳拒蠅。以絕病媒。(二)遵守餵乳規則。以壯腸胃。(三)不幸而有痢疾。當用滾水洗尿布。以殺細菌。而杜傳染

結論、古語云。如保赤子。心誠求之。焉知今日之嬰孩。非他日之大偉人乎。父母之希望。專賴今日之嬰孩。中國之希望。亦賴今日之嬰孩。今日之嬰孩而健康。安知他日之中國不富強。今日之嬰孩而病弱。安知他日之中國不衰敗。不見歐洲精兵壯士乎。皆三十年來賢母之功也。

外科學大綱

丁惠康

第二編　頭部外科 Schaedel

第一章　頭蓋軟部炎症 Krankheiten der Weichen Schaedeldecken-Eentzundungen

一　丹毒

原因　丹毒好生於頭部。多自顏面、項部傳染而成。又或因於頭部之外傷。

症候　本症與生於他部者有不同之點三。(一)無水泡形(前額與耳爲例外)(二)有劇重之腦症。如譫妄、恍惚狀態等。同時有嘔吐、嗜眠、搐搦、痲痺。如腦膜炎。(三)合併症或於帽狀腱膜、眼瞼皮膚成壞疽或波及於眼球。視力不明。或外聽道、鼓膜腫脹。重聽及耳鳴。有時發中耳炎。

豫後　無腦症狀者佳。

療法　(一)與以滋養物、興奮劑、強心劑等。強壯心力。(二)塗濃厚依比知阿兒酒精於患部。用冰囊、酒精濕布、昇汞水(千倍)濕布爲消炎法。又以 Mesotan 橄欖油等量混和塗患部。亦得(三)譫語及心臟衰弱者。注射連鎖狀球菌血清。(四)腦膜炎治法極難。(五)膿瘍宜切開。

二　蜂窩織炎

原因 因頭蓋軟部損傷而成有急性、慢性、限局性、瀰蔓性四別。

症候 不如丹毒爲强赤色境界亦不分明有合併症者化膿帽狀腱膜骨成壞疽。又起靜脈炎、靜脈竇血栓、敗血膿毒症等然起腦膜炎則甚少。

療法 破開皮骨排除創液。可使組織不變壞疽。切開小而用吸角者。一般結果不良切開之先用 Nouocain 痲醉法或用傳達痲醉。

三 癤及癰

症候 發於顏面者起靜脈炎致死。發於項部者部域廣大。成蜂窩織炎。

療法 切開深而大。(直線狀、十字狀、星芒狀) 切開溝中塡塞沃度仿謨棉紗。再以防腐的濕布繃帶被之。俟炎症輕快。壞死組織脫離。乃去繃帶。

第二章 頭蓋軟部腫瘍 Geschwulste

良性腫瘍中最多者爲粉瘤。其次則爲血管腫。(見後)

一 粉瘤

症候 半球形之緊張彈力性腫瘍。生於皮下。小者黃豆大。大者如拳。無痛腫瘍上之皮膚。不能移動。爲本症特徵。

診斷 化膿之時。頗似癌腫。宜參考其既往症。與癌腫相別。

療法 用局處痲醉。摘出患部。并以囊除去之腫瘍之頂附着紡緶狀皮膚時。須連皮膚摘去。若不能。則以皮膚連囊切破排去內容物。再用剪刀、鉗子剝去囊壁。或切開之後。以銳匙搔去囊壁一小部。其餘則剪除之。

二　皮樣囊腫

外貌與粉瘤相類。

鑑別　(一)與粉瘤之別。如左表。

皮樣囊腫	多存於深部。與骨面癒着。	先天性。	好發於眼外上部、眼窩、眉間、大小顋門、顳顬部矢狀縫合部
粉瘤	多存於淺部。雖可移動。然與皮膚癒着。	後天性。	部位不定。

(二)與腦歇爾尼亞之別。由部位之不同。可以區別之。若不能確定。用試驗穿刺。

療法　不外摘出之。有時非開放頭蓋不可。故手術之際。防腐爲重。

三　血管腫

療法　頭部血管腫易膨大。治之(手術)宜早。手術時留心出血過多。須於腫瘍周圍皮膚。行括約縫合。暫時杜絕血行而後施術。單純性幷海棉樣血管腫之小者。施以白金燒灼法。結成瘢痕。或燒灼一部。防後日生大瘢痕。

四　纖維腫、脂肪腫、氣腫

見於頭蓋軟部者殊少。

五 癌腫

惡性腫瘍之轉移於頭蓋者。癌腫爲多。宜就原病竈考求之。癌腫常爲上皮癌。發育徐徐。或擴至表面。或進入深部。久則侵入頭蓋骨。亦有自粉瘤、痤瘡等轉成者。須與附近淋巴腺共除去之。否則以X光線照射亦佳。

此外爲肉腫。發於頭蓋骨。(見後)

第三章 頭蓋軟部損傷 Verletzungen der weichen Schaedeldecken

頭蓋軟部之損傷。比他部不同。其一頭蓋骨與腦髓易受損傷。其二損傷兼傳染者。腦髓被傳染。必死。其三頭多毛髮。難診查與消毒。其四軟部與骨緊接。容易爲鈍器受創傷破裂。

一 打創及切創

症候 創緣哆開。出血多量。有時創面作瓣狀。

豫後 佳良。能行第一期癒合。

療法 止血時結紮困難者。速以出血血管縫合之。或由括約縫合法以止血。若有不潔物存在其中。恐日後發炎。須置入棉紗 Tampon 二三日。確知其不化膿。再行縫合。創面成瓣狀者。亦可行縫合。但有異物存在者。必起重篤合併症。不可不注意。凡縫合部不宜張緊。

二 刺創

以完全消毒之消息子入創底。檢查刺器。有無斷存其中。若有之。速以創面開大。除去異物。並結紮血管。出血之管過大。不能結紮。則由縫合法以止血。

三　挫創

挫創須注意檢查創傷內。有無不潔物。或異物。異物之潛行皮下及侵入骨中者。最難知。若不取出。則後日生發炎症。有性命之虞。

療法　剃淨創傷周圍之毛髮。且洗滌之。無令洗液流入創內。創傷內之不潔物。不能拭除。或取去者。以殺菌水輕輕洗去之。創緣呈青色。有組織斷片游離。須剪去之。瓣狀創之傳染性最大。瓣之尖端向上者。在下方基底部小切開。插入棉紗。以圖創液排除。創傷內有砂土、塵埃、炭屑等不潔物者。先用定位縫合。插棉紗於空隙間。以便排膿。

創傷化膿時。開放創面。排淨膿液。最爲重要。創傷之後療法中。第一防繃帶束縛過緊。阻害創液之排泄。

四　挫傷

原因　由於鈍體之打撲。

症候　以血腫爲主徵。(一)皮下血腫。爲青赤色之半球形隆起。能與皮膚一同移動。(二)帽狀腱膜下血腫。扁平不能移動。皮膚不變色。(三)骨膜下血腫。其範圍不過骨縫際。極與(二)相似。然以針刺之。能在針端觸知粗糙骨膜。多見於小兒。

療法　(一)促血腫之吸收。例如以繃帶壓迫之。是也。冰囊能減疼痛。助吸收。亦可並用。血腫瞬時增大。

且有搏動。須切開排除。兼以損傷血管結紮之。

(二)防血腫之傳染。例如施防腐的處置。是也。血腫不吸收。則必化膿。如此者宜速切破。

五　初生兒頭蓋軟部損傷

初生兒頭蓋血腫。爲一種骨膜下血腫。分娩翌朝始發現。經二週則漸吸收。形爲半球狀。質軟。有波動。一見如產瘤之症。然其差異有數點。表如次。

鑑別

頭蓋血腫	頭蓋產瘤
1. 分娩後血腫尚小。至翌日則極大。	分娩後極大。至翌日則漸小。
2. 限於一骨。	每自一骨跨至他骨。
3. 長久始消失。	數日卽消失。
4. 或有危險。	殆無危險。

療法　切生兒頭蓋血腫。不用治療。能自然消散。然亦有必用穿刺者。

第四章　頭蓋骨之炎症 Entzundungen der Schaedeldecken

一　黴毒

症候　以骨膜橡皮腫爲主。又或發於板障及頭蓋骨內膜。好發於前額骨、顱頂骨。

本症所成之腫瘤。Tophi 有彈性。爲扁平狀。輕者無痛。重者夜間劇痛。其數與大小無定。

經過　極慢性有各種轉歸。(或破爛成潰瘍、或腐骨形成、或生新骨、癒後骨陷凹不治、)

鑑別　(一)肉腫發育極速本症則極慢。(二)結核爲腺病質幼年他部位兼有結核症狀本症無之。(三)骨髓炎不生於前額骨且驅黴療法無反應本症用驅黴療法能見功効。

豫後　不蔓延進行者其豫後佳良。

療法　驅黴療法最有效。化膿者雖宜除去病的骨部然亦宜行於驅黴療法之後。

二　結核

症候　多見於小兒。罕見於成人。好發於乳嘴突起部、顱頂骨前額部。起初頭蓋腫痛。繼而化膿。不能自潰。甚則浸潤及於骨之全體。流入頭蓋內部。發現腦搏動。

診斷　小兒有頭蓋骨骨疽者。大抵屬於結核因其爲寒性膿瘍。常誤作橡皮腫性。然小兒之生橡皮腫者極少。若十分可疑。但以瓦氏反應試之。身體他部有無結核觀之卽得

豫後　關於他部分結核症之輕重。

療法　(一)切開膿瘍剔除病骨並細心搔爬之。(二)衰弱小兒不能用治本的手術。只可用食鹽水洗滌。創傷塗擦沃度仿謨。兼插入沃度仿謨棉紗。

三　急性骨髓炎

診斷　頭蓋受外傷二三日後。生血瘤。疼痛。戰慄。高熱。(四十度)兼患腦症。數日之後。外部得觸知波動。

豫後　不良。(腦膜炎、靜脈竇血栓二者、爲致命之原)

療法　速行手術。若腦症輕微。僅於骨膜下有膿積瀦。則切開不必及於硬腦膜。

第五章　頭蓋骨腫瘍 Geschwulste der Schaedcl deeken

一　骨腫

多生於骨膜底盤甚大。發育徐徐。若劇痛、機能障碍、(例如眼)及有醜形之處。必行手術。

二　肉腫

症候　以外傷爲前驅。罕生於頭蓋基底部。不論年齡大小。皆易生之。肉腫初起。多不覺察。及用櫛梳之類。始發見之。

(一)局處症候　基底極大之腫瘤。難與頭蓋骨分離。皮膚雖不變化。然靜脉擴張。皮膚緊張菲薄。久則破潰。變爲潰瘍。

(二)轉移　初在原發腫瘍之隣近部生成。繼則生至遠隔部。且其傳播極迅速。

(三)腦症　頭痛、嘔吐、脉搏緩徐。爲其主徵。

診斷　(一)頭蓋骨硬腦膜。决無原發性癌腫發生。故若他臟器與骨系統。無惡性腫瘍。而又無結核黴毒之疑。則必爲頭蓋骨原發性肉腫。如恐與骨腫相混。單以二病之經過、症候比較之。卽得。

(二)肉腫之種類。亦有三別。

(1)骨膜性肉腫。　發育較速。無疼痛。病初起時無骨殼。

(2)骨髓性肉腫。　病初起卽有骨殼。久則骨質消耗。發羊皮紙樣捻髮音。

(3)硬腦膜肉腫。　先以腦症爲前驅。繼則骨表見腫瘤。腦症遂消失。若腫瘍壓入頭蓋內。則腦症再起。腫瘍自潰時外部得觸知腦搏動。

上述三別在肉腫末期極難判知之。

豫後　不良。

療法　(一)摘出。(二)腫瘍過大者轉移他部者惡液質者不能行手術。(用X光線鐳線)

第六章　頭蓋骨損傷 Verletzrngen der Sehaedeldeckn

一　創傷

豫後　創傷有切創、割創(打創)及刺創之別。診斷上最必要者。爲決定創傷是否爲穿通性。今舉其決定之標準約有數種。

1. 損傷達於頭蓋腔內者有水樣腦脊髓液流出。
2. 彈力性之物體罕有成穿通性創傷。
3. 割創之長大者大都在中央部爲穿通性。
4. 消息子觸診創底雖可試驗其是否穿通。然有傳染之慮。不可妄用。如不得已則煑沸消毒而後用之。

諸種決定方法中此爲最確實。

5. 創口小者宜破大創面以便檢查。

療法　(一)無腦症者宜插入棉紗 Tampon 確知完全無菌。方可縫合。然無菌者極少。(二)頭蓋內被菌傳染有頭痛、發熱及腦壓迫諸症者。速行穿顱術。

二　骨折

A　頭蓋穹窿骨折

症候　由損傷部位與頭蓋腔內出血之多少不一定。又關於損傷後之傳染如何。(一)骨折痛(二)腦髓局竈症候如腦震盪症、壓迫症等。(三)穿通性骨折者。創內認知腦搏動。(四)有骨陷凹、骨移動與呻軋音等。

診斷　雖與骨系統之骨折無大差。然腦症甚者。骨折徵象反不明瞭。

療法　(一)複雜骨折。在除去異物。(以殺菌食鹽水洗滌除去之、)(二)皮下陷凹骨折。在腦壓迫症狀出現者。(頭蓋腔內生血腫、則有此症)須行手術。無腦症狀者不必行手術。(三)複雜陷凹骨折者。速行穿顱術。骨之陷凹者矯正之。骨折片勿可傷及頭蓋內容物。

B　頭蓋底骨折

原因　皆由於間接的外力。(除鎗子損傷外、無有由於直接外力者、)其症比前者較少。

症候　本症有特別之症狀。即(一)出血。耳鼻出血、眼部咽頭口腔出血、乳嘴突出部側頸部皮下出血。(二)腦脊髓液從耳孔、鼻孔漏出。腦質脫出。(三)腦神經麻痺症狀。但此三者未必完全具備。

豫後　關於腦之損傷大小。一般豫後不良。

療法　只有待期的療法。置冰囊於頭部。調理便通。取易消化之食物而已。耳孔、鼻腔忌洗滌。腦壓迫症狀高者。用穿顱術。有凝血。搔去之。

第七章　頭蓋歇爾尼亞腦歇爾尼亞

由發生部位之異。有後頭部頭蓋歇爾尼亞、(上下後頭部頭蓋歇爾尼亞各一)前頭部頭蓋歇爾尼亞、鼻前頭部頭蓋歇爾尼亞、鼻眼窩部頭蓋歇爾尼亞、鼻篩骨部頭蓋歇爾尼亞、側方頭蓋歇爾尼亞及基底部頭蓋歇爾尼亞等。

症候　爲先天性腫瘍。形圓面滑。可從其內容之種類。分別爲三類。

(一)腦膜歇爾尼亞。　常發於後頭部。有波動及壓縮性。容易納入原位置。每有腦壓迫症。

(二)腦髓歇爾尼亞。　常發於前頭部。多爲微小之腫瘍。軟而有彈性。底盤頗大。外方得試知腦之搏動。號泣、咳嗽之時。其形忽大。以指壓之。易納入原位置。

(三)水腫腦髓歇爾尼亞。　常發於後頭上部。易變大。皮膚緊張菲薄。波動極著明。

鑑別　本症與粉瘤之鑑別。已述於前。血管腫雖類似本症。然不能觸知骨隙。不發腦症狀。由此二點。卽可與本症區別。

療法　惟有行手術而已。小者命患者安靜。亦可自癒。手術須切開囊部。成二個皮瓣。如見腦髓一部膨大。則用白金燒灼。將腦膜、皮膚縫合而治之。

第八章　頭蓋內臟器之損傷 Krankheiten des Schadelinnern

一　腦震盪症

原因　頭部受强烈打擊。或從高處下墜。腦髓劇烈震盪。卽起此症。

症候　(一)輕症一時人事不省。卒倒。未幾卽蘇醒。(二)重症數時間乃至全日人事不省。有嘔吐、脈徐、呼吸淺緩、全身冰冷、皮膚蒼白。癒後尙頭痛嘔吐、脫力。(三)劇症人事不省。皮膚冰冷、全身蒼白、呼吸淺緩、脈搏不正、細徐、瞳孔反應消失、大小便失禁。此等症狀連續半日或數日。醒後精神一時興奮。經久始復原狀。甚則爲肺痲痺。斃命。

診斷　外傷原因、與外傷後突然不省人事、及上記諸種症狀。惟本病有之。故本病極易診斷。

豫後　輕症豫後良。劇症豫後不良。

療法　(一)輕症不要治療。(二)重症、劇症療法。飲赤酒。服樟腦。足部用湯婆。全身包濕布。上腹部貼芥子硬膏。頭部置冰囊。或以下劑等服之。

二　腦壓迫症

原因　由於陷凹骨折。異物進入腦髓。及中硬腦膜動脈等受損。頭蓋腔內出血。

症候　此症多爲腦震盪症及腦損傷之合併症。

(一)興奮期　不眠、不安、頭痛、譫語、昏睡、嘔吐、眩暈、瞳孔縮小。然其脈搏多充實徐緩。每分不過四十次或不滿四十。

(二)痲痺期　知覺鈍痲、知覺痲痺、運動障礙、精神朦朧、大小便失禁、瞳孔散大、鬱血乳頭等。甚則入於昏睡狀態。脈搏數而細小。呼吸速而不正。遂死於呼吸痲痺之下。

診斷　極難。因其常與他病合併。故診斷益不易。唯以上記症狀（意識障礙、鬱血乳頭。脉搏徐緩三者最要）注意之。始得與他症分別。今更列舉腦壓迫症與腦震盪症之異點。如下。

腦壓迫症	腦震盪症
1. 初興奮。後痲痺。	受傷後隨卽不省人事。
2. 顏面潮紅。頸動脉緊張。	顏面蒼白。頸動脉無異常。
3. 有鬱血乳頭。	無。
4. 脉搏初徐。後數。	脉搏徐且不正細小。
5. 呼吸初普通。後不正。	呼吸淺表且徐緩。
6. 有局竈症狀。	無。

豫後　能將原因除去者良。否則危險。

療法　在除去原因（用穿顱術）或用腰髓穿刺術以腦脊髓液洩出若干。亦能挽回於萬一。此外則對症療法。必不可少。（以冰囊置頭上、用下劑及刺絡等）

三　腦挫傷

原因　爲種種外力所成。其損傷之大小不等。最易受傷部位爲皮質部。

症候　不著明。或外傷後隨起腦症。與腦震盪相似。然其症候爲持續的。且增進的。例如體溫漸次上昇。不見降下是也。

豫後 由外傷之輕重不同。痲痺、甚且症狀變劇者。不良。或與卒中爲同樣之經過。或挫傷之後。再受傳染。遂至於死。

療法 唯有待期的療法而已。有腦膿瘍與腦膜炎者。宜用穿顱術。附着加壓性與刺戟性骨片者。除盡之。豫防褥瘡、嚥下肺炎。注意大小便。高舉頭部。禁飲酒精及他興奮飲料。

四 腦挫創

腦之損傷。與外界相通者。名腦挫創。其豫後關於損傷之輕重。與損傷後傳染之有無。不能概論。療法在豫防傳染。禁插消息子。骨片欲入頭蓋內者。十分消毒而後排除之。其他療法與挫傷同。

五 中硬腦膜動脉損傷

症候 本症雖亦在外傷之後。發劇烈腦症。（腦壓迫症尤甚）然其原因。不關於腦震盪、腦挫傷。每因頭蓋骨折、頭蓋手術等而成斯症。損傷在右側者。左半身痙攣。在左側者反之。患此者該脉管破損。頭蓋腔內血腫極重。

療法 行穿顱術。結紮血管。并插入棉紗 Tampon 方有更生之望。本動脉之位置。可依下法決定之。假定眼窩下緣至外聽道。設一線。眼窩上緣至耳後。又設一線。與之平行。後從顴骨突起及乳嘴突起。作前二線之垂線。由是諸線相交點之中間。卽該動脉所在之位置。

第三編 顏面外科 Gesicht

第一章 軟部損傷 Verletzungen der Gesichtsweichteile

治顏面軟部損傷須參照左之諸項。

1. 顏面之創傷雖多化膿。然其治癒迅速。不至化膿者甚多。
2. 顏面之創傷出血最多。縫合不得法者常留瘢痕或醜形。
3. 處置不得其法至於化膿傳染則有重篤腦症狀。或創傷發炎變爲大瘢痕。
4. 創傷治癒有障礙時。其近旁必發生炎症及浮腫可一見而知之。

第二章　骨損傷 Verletzungen der Gesichtsknochen

一　鼻梁骨折 Brueche der Nasengeruests

有中隔骨折、鼻骨骨折之別。初、軟部腫脹出血。不易診斷。苟不治愈則成鞍鼻。療法須用手術矯正鼻骨之轉位、鼻中隔之屈曲者。若不矯正卽成鞍鼻。鼻腔內出血多時。以棉紗拭淨。插入棉紗 TampoY。

二　上顎骨折 Brueche der Oberkiefer

診斷　鼻腔出血、皮下氣腫、(排依莫氏竇開放之故也)兼有其他骨折症狀。容易診斷之。分骨體骨折、齒槽突起骨折二種。

療法　整復術極易。然欲固定之則甚難。(用提顎帶、縫合、齒間副木等)

三　下顎骨折 Brueche der Unterkiefer

診斷　齒齦移動、出血、不能咀嚼、唾液下流。容易診斷之。分骨體骨折、齒槽突起骨折二種。骨體骨折(水平枝)最多。

豫後 良生假關節者甚少。

療法 (一)骨折部須保清潔。(如止血及口內洗滌等、)(二)整復後注意固定之法。(如以顎帶結束之、或用齒間副木及骨縫合、以圖固定確實、)

四 顎骨骨折 Brueche der Kiefer

本症診斷極易。因其不能咀嚼也。犯此症者極稀。療法用縫合術。

第三章 下顎骨脫臼 Kieferluxation

診斷 (一)兩側同時前方脫臼者。患者口常開。上下兩顎齒列不符合。頤部移轉前方。耳珠前方有凹陷。關節脫落於其前。不能談話。(二)一側脫臼者症狀不甚著明。惟見顎骨一端斜移前方。

療法 固定頭部。以拇指入口中。置後臼齒上。重壓下顎。同時以在外方之手指。推下顎於後方。徐徐整復之。整復既成。用絡頭繃帶固定一週。禁談話與硬物咀嚼一週間。

有由於習慣所成者。須注射沃度丁幾或酒精於關節內。(或在關節周圍、)

若用上之整復術。不奏效。須行觀血的整復術。(割開皮膚、筋肉而行也)

第四章 軟部炎症 Entzundliche Processe der Gesichtsweichteile

顏面之軟部炎症。丹毒最多。茲不贅。(見前第二編)

一 水癌

症候 本症惟生於小兒。傳染病後之衰弱兒童最多生之。其初起於頰粘膜。漸及於口唇。患部浮腫、浸潤。不疼痛。終變爲壞疽。在頰部變紫藍色斑。潰瘍或自頰部傳至齒齦齒槽突起。將此等組織變爲黑色。經過極短。數日之內。爲虛脫或敗血症而死者甚多。

療法　切除所病頰部以早爲妙。切開宜大不宜小。創面用白金燒灼或苛性鉀燒灼。可免於死。然癒後有極大之瘢痕或缺損。

二　放線狀菌病　Aktinomykose

皆爲續發性所成。其初有浸潤結節。終則成板樣硬結。宜切除之。或搔爬、燒灼之。

三　狼瘡　Lupus

症候　最多生於顏面鼻尖。尤多春機發動期以前之少年犯之。經過爲慢性。其結節呈赤褐色。壓之亦不消失。大與帽針頭相稱(或更小)結節之數多。性軟。與皮膚同高。結節破壞則成圓潰瘍。癒後變線狀之瘢痕。

豫後　能除盡病的組織者良。不然者容易再發。

療法　(一)切除最佳。(二)塗次之藥品。

焦性沒食子酸　〇・五—二・〇　凡士林或單軟膏　一〇〇・〇

(三)光線療法亦能奏效。

第五章　腫瘍　Geschwulste

多生於顏面軟部。如軟性纖維腫、脂肪腫、血管腫、(眼瞼、鼻、口脣、前額等)母斑、粉瘤等。皆屬之。血管腫宜速切除。癌腫爲發育極慢之扁平圓形潰瘍或深蝕性腫瘍。多見於男子。亦宜及早切去。有於骨之新生物、成骨腫肉腫等。乃顏面腫瘍之稀有者。(見前)

第六章　口唇疾患 Krankheiten der Lippen

口唇疾患中。兔唇診斷最易。

一　癤及癰

豫後　雖非盡不良。然轉移他部。以致生命之危險者。其例亦不少。

療法　本症療法在臨床上極有興味。因切開療法反不及姑息療法之安穩有效也。故本症患者第一守安靜。禁談笑與食硬物。用硼酸水濕布輕敷一層於患部。(勿宜過厚)時時更換之。如是安臥數日間。卽可治愈。若切開之。則易斃命。然此爲炎竈僅限於一部者。苟炎竈擴大於周圍。則擇數處切開之。可減局部緊張之痛苦。又如限局性化膿者。亦以及早切開爲宜。所當注意者。卽在切開之時。亦不可忘絕對安靜之目的也。故本症究須切開與否。隨病症情形而異。倘在不易決定之時。先舍切開方法。採用保守的安靜療法。必無大過。

二　皸裂

多生於口角附近。有劇痛。因口唇不絕運動。故難治癒。癒後又易再發。常保口角清潔。以Tapis Nfernalis腐蝕患部。幷塗無刺戟之軟膏類於口唇附近。兼保安靜。則有治癒之望。

三　黴毒

有成硬性下疳者。其診斷、療法等見後。

四　瘍腫

症候　初於皮膚與粘膜之移行部。生疼痛性小糜爛。或以痂皮蔽之。久則周圍浸潤。變爲半球形之腫瘍。如此荏苒不治。遂在附近淋巴腺。觸得腫脹纍纍然。

療法　當腫瘍不大未轉移於淋巴腺時。由楔狀切開切除之。切開部位。宜擇距患部四五分遠之健康部。

第七章　口腔疾患 Krankheiten der Mundes

一　口內炎

症候　口內炎種類甚多。然其症候概相似。例如粘膜有限局性潮紅腫脹。繼以潰瘍疼痛、（食物時尤甚）咀嚼開口困難。兼有口內惡臭及唾液分泌過多等。

加答兒性口內炎。又名單純性口內炎。諸口內炎中此爲最多。潰瘍性口內炎必有潰瘍蓐瘡性口內炎。起於機械的壓迫。亞布答性口內炎有知覺過敏之小圓斑。呈乳白色。

療法　（一）第一保口腔清潔。用微溫殺菌水、硼酸水、鹽剝水、過養化輕、過錳酸鉀液、（〇•一%）明礬水等爲含漱料。患者如爲小兒。以棉紗卷於指頭。蘸硼酸水等頻頻拭除口中爲要。（二）驅除原因。（三）有潰瘍者。以硝酸銀腐蝕。（腐蝕後速取一%食鹽水爲中和劑）或以純石炭酸腐蝕。沃度丁幾塗擦。口內覺膩者。以十%硼酸僞利攝林漱口。

二 白斑 Psoriasis buccalis Leukoplakie

多生於舌、(最多)頰、齒齦。爲乳白色斑點。殆與粘膜同高。有明瞭之界線。經過極慢。有黴毒及吸烟過度者易犯之。

鑑別 黴毒之乳白斑有他種黴毒症狀。同時驅黴療法有成效。

療法 恐爲後日生癌之原因。不可不及早醫治之。(一)禁烟酒與刺戟性食物。(二)口腔常保潔淨。(用含漱劑)(三)以五十%硝酸銀濃厚乳酸等燒灼白斑部分。不能燒者摘出之。

三 口腔粘膜癌腫

先生細結節。繼成潰瘍。頤下腺、顎下腺同時腫脹。豫後極不良。療法在早用手術。

口腔粘膜尚有狼瘡、放線狀菌病等。從略。(參照本篇)

第八章 顎骨疾患 Erkrankungen der Kiefer

一 牙關緊急

原因 有眞性(原因在關節)假性(原因在關節附近)之二。又可從原因之不同。分爲(一)炎症性。(臼齒齲蝕、起骨膜炎、大臼齒齒齦炎、扁桃腺炎、安魏那急性顎下腺炎、耳下腺炎、頰部蜂窩織炎、智齒難生等爲其原因)(二)瘢痕性。(水癌、口內炎、頰粘膜潰瘍後形成瘢痕等爲其原因)(三)筋性。(由於咀嚼筋之疾病)(四)骨性。(水癌之後成骨壞疽、顳顬骨骨瘍、骨折、關節手術以後骨性癒着)(五)痙攣性。(由於咀嚼筋之攣縮、例如破傷風)

診斷　口不能開。爲其特徵。若欲決定本症爲偏側性或兩側性。則以下顎運動決之。完全不能運動者爲兩側性。稍能運動者爲偏側性。又兩側性者下顎全體萎縮。貌如鳥類。偏側性者惟病側萎縮。

療法　(一)探知原因。行原因療法爲第一義。例如關節咀嚼筋有炎症者用消炎法安靜法。骨性癒着者用手術的除去法是也。

(二)若有假性强直。可以手指或開口器插入口中。撥開上下齒列。練習開口運動。每日行數回。同時在關節部按摩。靜待急性炎症消退。自然關節活動。

(三)牙關緊急之時。若欲治療患齒。必以開口器插入口中。有時用痲醉行之。

(四)手術的療法　瘢痕性者。切離瘢痕。用開口器插口內。徐徐撥開牙關。卽得。骨性者露出顎骨關節部。切去下顎骨關節枝二公厘長。(連骨膜切去)然後練習健側關節之運動。能生假關節於切除部。又以顳顬筋作瓣。插入防將來癒着。卽無再發之虞。

二　急性傳染性骨髓炎

宜及早切開。若切開過晚。則膿汁垂入頸部。難行手術。

三　燐骨疽

多生於下顎骨。製造火柴之職工。易發此症。有齲齒者尤甚。患此者初爲化骨性骨膜炎。其後被化膿菌傳染。遂成膿瘍、瘻管。不易治療。須從早切去。或改換他項職業。

四　放線狀菌症、結核及黴毒

放線狀菌症多生於下顎骨。以齲齒爲侵入門戶。其特徵爲膿中含黃色罌粟粒大之顆粒。可據此以與結核、黴毒發生之病症相區別。療法須搔爬膿瘍。瘻管。鑿開骨中之病竈。或以多量沃剝內服爲外科治療之補助。

結核症好發於顴骨突起。黴毒性橡皮腫好發於口蓋。易使鼻腔穿通。

五　顎骨囊腫

A　齒齦囊腫

診斷　生於無髓齒之附近。初爲小指大之無痛性硬腫。外覆骨質。繼則骨質吸收。腫脹愈大。有羊皮紙樣捻髮音與波動。但腫脹最大不及拇指大。生於上顎者比下顎尤多。若穿刺之。可得透明粘稠微帶黃色之液體。有時因化膿菌侵入。變爲膿樣。

豫後　良易由適當之治療全治之。

療法　(一)切除囊腫之前壁。塞入沃度仿謨棉紗。三五日間。囊腫逐漸減小。(二)穿刺之或切破之。雖可治癒。然易再發。

B　濾胞性齒牙囊腫

本症之症候與療法極似前症。但其相異之點。亦有數端。舉如次。

(一)未必如前者常生於齒列之附近。(二)前者多生於中年。本症則多生於靑年。(三)前者多生於上顎。本症多生於下顎。(四)前者常有本症稀有。(五)腫形大於前者。(六)本症之囊壁包有齒牙。(七)前者多因齲齒而續發。本症則常有齒牙缺損之部位。

鑑別　如恐與骨髓性肉腫及顎骨炎性腫脹相混淆。可以其生長之緩慢。炎症狀之缺亡區別之。若有X光線照射。則在囊腫中得見齒牙。更無誤診之憂。

六　齒齦腫 Epulis

症候　齒齦腫瘍。境界明瞭。大如豌豆或胡桃者。謂之齒齦腫。蓋齒齦所生纖維腫、肉腫等總稱也。或以齒槽骨膜所生之暗赤色巨態細胞肉腫。名曰齒齦腫。雖不疼痛。然常出血。又或有莖。

豫後　概良。發育極遲。非轉移性。

療法　以鑿除去齒槽突起及齒牙。即無再發之虞。

七　肉腫

症候　骨膜性肉腫。極硬。起於下顎之顎骨隅角部附近。或上顎之任何部。骨髓性肉腫僅生於下顎。軟而菲薄。易使骨膨隆。有羊皮紙樣捻髮音。常穿破骨質。侵入軟部組織。其發育極急速。

診斷　病初起時。診斷不易。骨膜性者早期即可目睹其腫大。然自覺症少。故不易察之。反之骨髓性者病甫開始。其三叉神經被壓迫。有神經痛樣疼痛。故患者易於自知。

療法　從早切去之。可不再發。若不能切去。用X光線照射。

八　癌腫

診斷　(一)必有疼痛。因三叉神經被壓迫也。患者每誤作齒痛。將齒拔去。而其痛仍不退。(二)若發於鼻腔側壁。則該側之鼻。腫脹轉位。蔓延及於鼻腔。故宜精查鼻腔。以切片檢視於顯微鏡下。老人長時有神經痛者。概爲惡性腫瘍。(三)患側之顎。半面腫脹。(四)末期口腔、鼻腔、眼窩相率破壞。

療法　切除上顎骨。

此外尚有纖維腫、粘液腫、軟骨腫、骨腫等。然發於顎骨者極少。可不贅。

九　下顎關節炎

極少。間有成急性化膿性炎、淋毒性炎、僂痳質斯者。若患此等關節炎。其結果多强直。

第九章　舌疾患 Erkrankungen der Zunge

一　創傷

舌之損傷。出血最甚。然要結紮者甚少。若出血過高。則以針入深部。閉鎖傷部。舌部之傷。大抵速治。疼痛劇烈者。可以冷液含漱口中。

二　急性舌炎

初疼痛腫脹發熱(舌蜂窩織炎)。繼形成膿瘍。但無波動可見。故不易診斷。在膿瘍部仔細觸診之。可得硬結塊。穿刺之可知膿液之存在。療法如用放線狀切開容易治愈。若爲瀰蔓性進行性急性舌炎。遂起聲門水腫假死。(非氣管切開不可)

舌之疾患。尚有癌、橡皮腫、結核等。其診斷極難。參照次舉鑑別表爲要。又有狠瘡放線狀菌症。癩結節。血管腫白斑等。(白斑見前)

三　舌之癌橡皮腫結核三症鑑別表

	癌腫	橡皮腫	結核
好發部位	舌緣	舌背舌尖舌根	舌緣舌尖
瘍緣	銳利隆起有軟骨樣浸潤	銳利而不浸潤	彎入軟粟粒結節
瘍底	不平有軟骨樣浸潤能壓出癌性塞子多出血	有豚脂樣物不出血	有粟粒結節乾酪樣物肉芽蒼白易出血
瘍潰形狀	不規則	初爲圓形	不規則
數	單發的	多發的	無定
疼痛	放散性劇痛	無痛	極痛
年齡	高年	壯年後	高年極少
原因的關係	白斑銳齒飲酒吸烟	身體他部之黴毒	肺結核喉頭結核
有無轉移	顎下腺腫脹	無腺腫	頸腺腫脹
營養狀態	惡液質	較良	營養不良
其他	早期切去最要	韋氏反應陽性驅黴法有效	不能切除僅可用乳酸右加乙涅等對症療法而已

四　蝦蟇腫與皮樣囊腫之鑑別

蝦蟇腫較皮樣囊腫多見。生於舌下偏側。而皮樣囊腫位於正中。蝦蟇腫菲薄靑色透明。不與下顎骨癒着。皮樣囊腫較厚色黃白。常與下顎骨癒着。蝦蟇腫不化膿。皮樣囊腫多化膿。

第十章　口蓋疾患 Erkrankungen des Gaumens

急性炎症有實扶的里、蜂窩織炎等。

慢性炎症最多爲黴毒好發於口蓋、扁桃腺。在黴毒第二期爲白色限局性浸潤粘膜生乳斑。Plaques muqueses 如成橡皮腫性結節。(粘膜或骨膜下生之)則粘膜破壞骨質露出形成腐骨及其分離。與鼻相通。(自口通至鼻多在正中線) 全經過中自覺的障礙甚少當其穿通時突然而起患者或不知之。

口蓋之結核亦有潰瘍、骨瘍、穿孔等。然比前者症候緩和主爲續發的不如黴毒之爲頻發的故口蓋穿孔之人大概可斷爲黴毒。結核性潰瘍者行搔爬或燒灼。

口蓋亦有癌腫但不多。

結核、黴毒之區別可以潰瘍模樣(粟粒結節有無)區別之。癌腫與橡皮腫區別甚難。然癌劇痛易轉移至淋巴腺。難成潰瘍易成腫瘤若成潰瘍其底甚深。

口蓋破裂之手術略如下式。先命患者取垂頭位以尤開爾氏裝置使患者痲醉。如其破裂在軟口蓋者。單於裂緣新作創面。(宜闊、)而線狀縫合之。如在硬口蓋則於破裂兩側行切開剝離骨膜粘膜瓣。(前後橋部不可剝去) 再將中央裂緣切作新創面以瓣移在此部。然後線狀縫合之。(本手術或須行二次)

前記之手術不論何年齡。皆可實行。被手術者宜食流動之物。經數日。則練習談話運動。

第十一章　咽頭扁桃腺疾患 Erkrankungen der Rachen-Tonsillen

一　急性炎

（一）急性咽頭加答兒中急性側索炎屢發於中耳炎之後。亞度列那林Adrenalin蛋白化銀 Protargol塗布。○・三％明礬（或二％鹽剝）含漱可以治之。宜食無刺戟流動物安臥。

（二）加答兒安魏那。Katarrhalische Angina　主爲扁桃腺腫脹發赤雖不施局處療法。大抵數日治癒。但須如前者同樣謹守攝生爲要。

（三）濾胞性腺窩性安魏那。Follikulare Angina爲扁桃腺腫脹。有高熱。其表面見無數小圓形黃白色膿斑點。易爲習慣性。

療法　安臥。頸部罨鉛糖水。（小兒用硼酸水）明礬、鹽剝含漱。取無刺戟性流動性冷食物。嚥冰水。（止痛）服鹽酸規甯及他下劑。

局處療法　不甚重要。因其妨害安靜故也。試以五千倍亞度列那林、二％蛋白化銀輕塗之。含漱時忌發高聲。

鑑別　安魏那最與實扶的里相似。今舉其不同之點。

安魏那 Angina	實扶的里 Diphtherie
生於扁桃腺。爲點狀多發性白斑。發生速。	生於咽頭。爲膜樣單發性。發生緩。
白斑易拭除。	白斑難拭除。
無免疫性。	有免疫性。

(四)扁桃腺周圍炎　咽頭側壁生赤腫瘍。高熱。劇痛。牙關緊急。既成膿瘍。則見波動。亦續發於安魏那之後。

療法　當未化膿時用次之頓挫療法。極易奏效。若無效。則切開之。(扁桃腺周圍刀)

鹽剝　一・五　　癒草木丁幾　三十滴　　苦味丁幾　二・〇

蒸溜水　一六〇・〇　以上混和爲一日量。分五回服。

二　慢性炎

(一)慢性咽頭加答兒　以煙、酒、口呼吸、塵埃吸入等。爲其原因。治法亦在去其原因。有瀰蔓性、限局性之別。患部塗二%鹽化鋅、二%蛋白化銀、二%硝酸銀水、二%沃度加里倔利攝林等。口漱明礬水、硼酸水。有顆粒則以硝酸銀棒腐蝕之。

乾性咽頭加答兒以口呼吸鼻腔過大爲原因。咽頭如有異物。乾燥。常作咳嗽。或見黃痂。須以沃度、沃度加里、倔利攝林塗之。

(二)扁桃腺肥大　(甲)口蓋扁桃腺肥大。多自然治愈。然既犯本症之人。易發安魏那。非切除之。不得斷根。

(乙)腺樣增殖症

診斷　(一)本症鼻內無變化。而日常鼻塞。必以口呼吸。鼻脣溝消失。如癡呆之貌。(二)口蓋高舉。齒列不整。(三)鼓膜內陷。爲中耳炎之原因。(四)注意不能。頭痛。遺尿(夜間)(五)用後鼻鏡檢查。或手指觸診即知腺樣增殖。

療法　切除之外無他法。

(三)徽毒結核之炎症常成潰瘍。徽毒先發於扁桃腺。延傳於軟口蓋。二種潰瘍之性質不同。各比較區別之。

三　癌腫

扁桃腺之潰瘍。大都爲癌腫。多見於酒客。有劇痛。與徽毒極難區別。(惟有參照其既往症、年齡、榮養狀態、及檢查全身狀況、檢查組織解剖的變化以分辨之)

咽頭扁桃腺疾患中。又有肉腫與鼻咽腔纖維腫等。

第十二章　唾液腺疾患 Erkrankungen der Speicheldruesen

一　耳下腺外傷

此爲常遭遇之疾病。其結果成唾液腺瘻管。療法用壓迫繃帶。制限唾液分泌。以瘻管腐蝕之。或燒灼之。切去之。然常自然治愈。唾液管瘻管亦能自然治癒。若管之粘膜與外皮癒着。成脣狀瘻。或口腔之管端閉鎖。管有缺損。則必行手術。例如以管縫合。或將外方瘻管轉爲內方。

二　炎症

耳下腺比他部之唾液腺。易發炎症。次舉二種急性耳下腺炎之區別。

流行性耳下腺炎　　化膿性耳下腺炎

1. 爲流行性。多生於年老人。在左右兩側。　在急性傳染病經過中。或手術外傷之後。與年齡無關。多在左右一側。

2. 皮膚不發赤、不化膿自潰。　皮膚發赤。化膿自潰。多從外聽道漏出膿汁。

3. 有時睾丸腫脹、其豫後良。　不腫脹。豫後不良。

4. 療法用含漱冷罨。　療法在早期切開(與顏面神經枝平行)含漱。

唾液腺之慢性炎症較少。就中稍多者。推顎下腺。每成急症化膿。又或不因於特異菌之炎性腫瘍。常成瀰蔓性腫脹。癒着。誤爲惡性腫瘍。其因於特異菌之內放線狀菌症。則爲續發性。自附近軟部及骨轉移而來。有板樣浸潤及波動部分。

唾液腺之結核。爲瀰蔓性限局性腫脹。處處有膿瘍。唾液腺之黴毒。爲彈力性浸潤。間有波動部。二者多在耳下腺。

以上慢性炎症之診斷、鑑別至非易易。非用組織檢查。不知其究竟也。

三　唾液囊腫

本症因排泄管炎症、唾石、及有異物等妨害唾液排泄而生。有唾液腺囊腫與唾液管囊腫之別。療法前者宜摘去。後者使排泄管設法與口腔內交通。

四　腫瘍

(一)結締織性腫瘍。雖不多見。然亦有肉腫、粘液腫、纖維腫、(多爲混合腫瘍)血管腫、脂肪腫等。肉腫表面平滑而軟。先包裹於結締織性被膜之內。（在此時剔出之、其手術較易、且不再發）後則迅速增大。在表面外破裂。

（二）癌腫有髓樣癌、硬性癌。多生於耳下腺。前者易變潰瘍。轉移至淋巴腺。後者顏面神經痲痺。又有鎧狀硬結。故頭部常下傾。二者俱爲重聽、神經痛之原因。呼吸談話咀嚼嚥下皆感不便。

（三）混合腫瘍生於耳下腺最多。舌下腺最少。十歲至三十歲之人犯之。形圓面滑。分葉狀或不正結節狀。硬度不定。或硬或軟。（若有波動然）或硬軟混雜。能在周圍移動。頗大。自覺症狀多輕微。（若腫瘍驟然增大、或轉爲惡性則不在此例） 時或有前述癌腫之種種障礙。（呼吸談話等）

混合腫瘍能變爲惡性。宜及早摘去之。在顎下腺者摘去卽不再發。在耳下腺者摘去時易有副損傷。故苟非惡性。不必用手術。當此之時。用X光線爲宜。（惡性腫瘍不能用手術者亦然）

附耳下腺腫瘤之診斷

（一）良性惡性之診斷。

惡性者。（甲）癒着。（乙）發育速。破裂易。（丙）頸部顏面之神經血管均受壓迫。（丁）頸腺腫大。

（二）肉腫、癌腫及慢性炎症之鑑別

短時日內之瀰蔓性侵犯全腺者。此三症最不易鑑別。除非以組織用顯微鏡檢查之。

癌腫多見於年老之人。發育迅速、疼痛。表面不平。癒着。頸腺亦腫脹。肉腫多見於青年。較癌腫發育稍遲。表面平滑。有移動性。然在實際區別之亦非易易。

(三)腫瘍果在耳下腺與否。是亦最難解決之問題。因外聽道之軟骨腫與咬筋筋膜外、耳下腺內之淋巴腺腫脹時。極易誤為耳下腺腫瘤也。故為醫者須注意耳下腺之解剖的知識。即若耳下腺全腺腫瘍者。上自顴骨弓、起至咬筋後部。斜向後方下顎隅、顎骨後窩、達於乳嘴突起。或腫脹直達外聽道。為止有時腫脹且及於咽頭、口腔。決不限於一方也。

第十三章　齒牙疾患 Erkrankungen der Zaehne

齒牙為重要消化器之一。不全之齒牙。求完全之消化。猶緣木以求魚。必不可得。故齒牙之良否。關於國民元氣之盛衰。特設此章。略述齒牙疾患。喚起醫界之注意。其有需夫專門之技術者。從略。

一　齲齒

原因　口中黴菌使含水炭素醱酵。變為乳酸。使齒牙成分中之蛋白質變為可溶性物。則成齲齒。然亦必有素因而始成之。齒牙異常者。顎骨異常者。好食澱粉、糖類、醋類者。口內不潔者。患熱性病、妊娠、痛風、骨軟化症、佝僂病者。易成本症。遺傳之關係。亦或有之。

診斷　初期不易發見齲齒。非以齒鏡與探針精查之不可。

豫防　本症為消化系統疾患之最多者。宜豫防之。舉其大要如左。

1. 初生兒在哺乳之後。必以二%硼酸水浸布片拭除口腔。

2. 小兒時代宜多食富石灰之食物。如牛乳、蛋、野菜等。以圖齒牙強固。

3、少食易醱酵之食物、如澱粉糖類等、食後必以淸水漱口。

4、小兒當臼齒初生之際、漸以强硬食物食之、俾其咀嚼充足、牙齒强壯。

5、小兒有齲齒者、從速塡滿之。

6、永久齒發生之後、每日三餐畢、必以硼酸、石炭酸、(〇・五%)稀酒精(一比五)等漱口、又每日早晚用良質牙粉磨刷二回。

療法　(一)治癒齒髓、齒膜疾患之後、設法塡實之、(二)如前法不能行、則拔去之。

二　象牙質知覺過敏

琺瑯質或齒齦缺損、齒牙與硬物接觸、或受寒熱刺戟、卽於象牙質發生劇痛、是也。

療法　可以濃厚石炭酸、古加乙涅(一—三%)哥囉仿謨等塗局部、或用古加乙涅、亞度列那林 Alypin 等注射齒齦、爲救急之法。

三　齒髓充血

象牙質被齲蝕者、易爲外界之刺戟、發生齒痛、療法用水門汀或金屬鑲篏保護。

四　齒髓炎

齲蝕及於齒髓者、齒腔用人工塡實時、每發此症、齒髓發赤腫脹疼痛。

療法　(一)病初起者、以類似象牙質之物體、保護齒髓、法取齒洞乾燥消毒、塗糊劑於齒髓面、乾後以水門汀充塡之、(二)病稍久者、以亞砒酸腐蝕齒髓、除去之、或用古加乙涅爲痲劑、設法除去齒髓、(三)

齒髓已自然壞死者亦可用水門汀充塡。

本症亦如齒髓疾患發生極多患者感齒痛。

五．急性齒膜炎

原因 由於外來刺戟（輕症）與細菌（重症）而（一）續發於齒髓疾患之後（二）多食硬物亂用牙籤傷害齒膜亦生本症（三）有時爲熱性病、水銀中毒、僂麻質斯等之症候。

症候 患齒附近有搏動性劇痛咀嚼困難。又有頭痛、發熱食氣不振等。繼而該部齒齦發赤腫脹。有膿汁（急性齒槽膿瘍）。諸種症候遂大輕快。患齒由是鬆動。

療法 （一）除原因（二）輕者除去齒石漱口齒齦塗沃度丁幾。頰部施罨法。患齒忌咀嚼數日。（三）重者注射 Novocain（1%）於局部服 Aspirin Veronal,及下劑。或命牙科醫拔去之。

六 急性齒槽膿瘍

化膿性齒膜炎所生之膿汁。由齒膜外出則成本症。

症候 膿瘍在骨膜下。時有急性齒膜炎症候腫瘍與骨密着。不呈波動。粘膜發赤。齒痛難堪。及膿瘍在粘膜下。則有著明之波動。齒痛大減有時膿瘍至頰側頰部浮腫。又或流於口蓋。爲口蓋膿瘍。

療法 （一）初期療法塗沃度丁幾。含漱。頰部冷罨等。（二）服安知必林阿斯必林及 Veronol、抱水格魯拉兒等。爲止痛。注射痲醉劑於局部。（三）若有波動速切開之。（宜大）塞入沃度仿謨棉紗（四）俟炎症輕快之後。以患齒拔去之。

中國近代中醫藥期刊彙編 第一輯

七　慢性齒膜炎

原因　續發於急性炎之後。又生於齲齒之齒髓已成壞疽者。諸種慢性刺戟與體質。亦為本症原因之一。

症候　咀嚼硬物。與以指壓迫患部。有一種不快之感。齒齦着色。齒鬆動。或變為急性。

療法　(一)除去齒石。清潔口腔。塗沃度丁幾於齒齦。又以指按摩之。(二)切開囊壁並搔爬之。(三)不能保存時。速拔去。(四)乳齒患本病者。亦宜速拔去。

八　下顎第三大臼齒難生所成之骨膜炎

本症概急性發生。疼痛。牙關緊急。附近筋肉浮腫。亦常見之疾病也。

療法　切開智齒上之粘膜。以剪刀切去該粘膜之一部。俾齒牙發生容易。牙關緊急者。須拔去第三或第二大臼齒。

九　齒槽膿漏

本症概生於中年以後齒牙堅固之人。經過為慢性。患齒之數不止一個。其原因不明。

症候　(一)常在齒齦緣。壓出膿汁若干、或自然滲漏於患齒之四圍。(二)齒齦周圍形成齒囊。中生肉芽。可以探針觸知之。其肉芽易出血。(三)齒牙鬆動。能插入探針觸知白堊質。(四)齒齦退縮。白堊質外露。則易為外來刺戟。生一種不快之感。(五)患本症者。其齒牙多齒石。

豫後　難治。然無大危險。

療法　治之宜早。(一)檢查全身有無糖尿病、中毒症等。有則速將此等疾病治愈(二)除去齒石。洗清口腔。(三)破壞肉芽。可以石炭酸結晶、稍酸銀結晶腐蝕之。(四)注入沃度丁幾。可減少其化膿(五)切開齒齦緣。塞入沃度仿謨棉紗(六)早晚沿齒齦緣按摩十分間。(七)患齒以細絲緊縛於隣齒(八)若不時疼痛及齒牙浮動。又齒齦退縮。則速拔去之。(九)白堊質露出。知覺過敏者。以硝酸銀腐蝕。重曹含漱。

十　齒石

症候　(一)黃白色之石灰質沈着於齒面。(二)齒齦受石灰之刺戟。腫脹潮紅。易出血。又齒浮動弛緩。(三)爲齒膜炎、齒槽膿漏及齲齒之原因。

療法　用齒石除去器。除去齒石。(先乾燥齒牙。塗沃度丁幾於其上。而後剝離之)

十一　口腔之衞生

1. 齲齒豫防在除去齒石。前已述之。

2. 香烟易損齒牙。不宜用。

3. 牙刷硬度。成人宜稍硬者。小兒與柔弱婦人及齒齦過敏者。宜軟者。牙刷之闊狹。宜隨年齡爲差。大人闊。小兒狹。刷牙不獨刷齒之橫列。又宜刷齒之縱列。

4. 牙粉、牙膏、洗牙液等均可用。然以無害人身。不傷齒質。且有殺菌力者爲上等。例如

精製炭酸鈣　一〇〇・〇　炭酸鎂　一五・〇　鹽剝　五〇・〇

薄荷油　十二滴（混和爲牙粉）

洗牙液雖有種種。無過於稀薄過養化輕液。

第十四章　耳疾患 Erkrankungen der Ohren

一　耳血腫

外傷之後。軟骨膜下有溢血。其時耳翼外上部有圓形軟瘤。疼痛而緊張。卽耳血腫也。

療法　用溫罨法、壓迫繃帶。以促進吸收。如不吸收。則小切開而以壓抵繃帶束縛之。

二　耳翼軟骨膜炎

因於外傷、軟部疾患、凍傷等。耳翼外側生腫瘤。發生雖比前緩慢。然有炎症症狀。腫脹部分殊大。

療法　宜用濕布以促吸收。若有化膿者。切開之。

三　外聽道癤

原因　外聽道有水流入。或受外傷。則成本症。又或因於化膿性中耳炎。

診斷　疼痛（耳翼牽引時、耳珠壓迫時。痛愈劇烈）腫脹（耳珠前或耳後）耳翼附着溝消失。（乳嘴突起炎無此情形。故可與本症相區別）

療法　當未化膿之前。用白降汞軟膏、壓迫棉球、濕布繃帶。

白降汞　一・〇　凡士林　五〇・〇　刺納林　五〇・〇

將棉花塗軟膏。塞入外聽道。已化膿。則切開之。

四　耵聹栓塞

耵聹充實外聽道之內。卽成本症。有浸潤時。患重聽。療法。以耵聹水軟化。再用微溫殺菌水洗滌。

重曹　一·〇　甘油　五·〇　餾水　一五·〇

右一日四五回。用點眼瓶點入耳。點後暫時重聽。久則治愈。外聽道有異物時。宜手術。

五　鼓膜損傷

症候　當損傷之瞬間。耳內驟覺破裂。兼有疼痛、耳鳴、重聽。或於鼓膜出血。

療法　外聽道入口部塞消毒棉花。防中耳傳染。命患者十分安靜。禁咳嗽噴嚏。

六　急性中耳炎

原因　爲咽頭炎症。(安魏那、腺樣增殖症、急性傳染病經過中)　外聽道外傷、外聽道異物、鼻腔洗滌。華散兒白氏法等。

症候　耳痛、重聽、耳鳴、發熱、鼓膜發赤等。可分單純性(炎症輕微不穿孔)與穿孔性之二。後者在中耳下方有小圓孔。其部分發光輝。有搏動。稀薄漿液性之物。自耳管外出。發於急性傳染病之後者。有重劇之合併症。如乳嘴突起炎。故患猩紅熱、痲疹、流行性感冒之人。必注意其有無耳痛。

療法　(一)安靜罨法。冰囊。貼水蛭。(耳前或耳後)服鎮痛劑。下熱劑。

(二)穿孔者。清潔耳漏。塞殺菌棉紗 Tampon 兼用溫罨法。

(三)用鼓膜穿開術式及適應症。

(四)合併乳嘴突起炎者。試用消炎法、水蛭。塗沃度丁幾。擦水銀軟膏等。若症候不輕減。速行乳嘴鑿開術。

七　慢性化膿性中耳炎

續發於急性穿孔中耳炎之後。以耳漏、重聽、鼓膜穿孔爲主徵。

療法　(一)用棉花拭除分泌物(或用布勞氏液 Burowsche Loesung 尤佳)將棉紗塞入外聽道。更用小棉花球遮塞耳口。

(二)以三十七度之殺菌水、食鹽水、硼酸水洗滌鼓室。有膿臭者。加一%石炭酸水、一萬倍昇汞水、或福邁林水 Formalin(水百公分中一二滴)洗後拭乾之。加棉紗 Tampon

(三)洗耳之後。撒硼酸細末(或與明礬等量混和)於耳內。幷加棉紗 Tampon

(四)肉芽發生者。塗酒精(或無水酒精)或千倍昇汞酒精。又或以格魯謨酸球腐蝕之。

八　慢性乾性中耳加答兒

重聽、耳鳴、鼓膜內陷溷濁、瘦削石灰變性等。極難治。按摩鼓膜。服沃剝。幷行通氣法。

九　耳硬化症

重聽、耳鳴。逐漸增惡。然不有其他病變。極難治。

第十五章　鼻疾患 Erkrankungen der Nasenhohle

一　前庭濕疹

除去痂皮。塗二%硝酸銀。更塗二%白降汞、刺納林、凡士林等。

二 前庭癤

用白降汞膏、棉紗栓塞。與外聽道癤同療法。化膿者切開之。

三 急性化膿性鼻炎

原因 急性傳染病、淋毒。

症候 粘膜發赤、腫脹、潰瘍。臭膿外漏。

療法 用硼酸食鹽水。行鼻腔噴霧法之後。以硝酸銀、明礬(〇・三比三〇・〇)或硫酸亞鉛澱粉(〇・一比三〇・〇)撒布之。幼兒患此者。塗一—三%硝酸銀或五%蛋白化銀。

四 慢性鼻炎

症候 分泌過多。鼻塞。粘膜發赤腫脹等。種類有單純性、(輕症)充血性、增殖性、削瘦性四種。而充血性增殖性二者。又名肥厚性鼻炎。最多生於下甲介。

	硬度	表面	色	塗亞度列那林之後
充血性	軟	平滑	赤	縮小
增殖性	硬	不平	黃白	不甚縮小

削瘦性者。粘膜萎縮。分泌減少。痂皮新生。鼻塞。

療法 (一)單純性用噴霧法。其液有二。(甲)生理的食鹽水。(乙)如次。

(乙)
重曹　一·〇
食鹽　〇·八
亞度列那林　十滴
水　一〇〇·〇

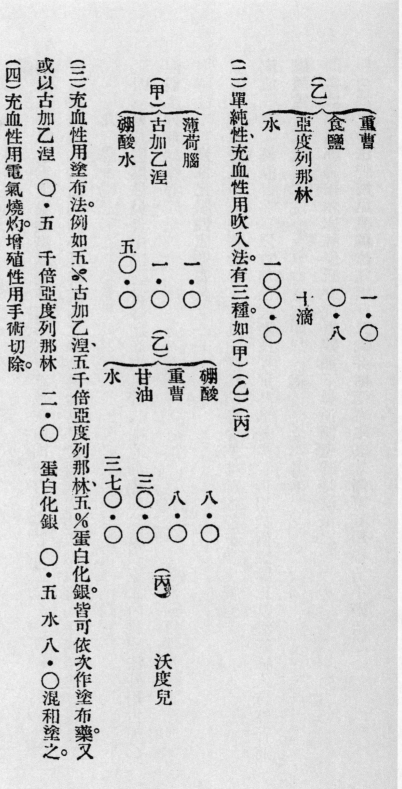

(二)單純性、充血性用吹入法。有三種。如(甲)(乙)(丙)

(甲)
薄荷腦　一·〇
古加乙涅　一·〇
硼酸水　五〇·〇

(乙)
硼酸　八·〇
重曹　八·〇
甘油　三〇·〇
水　三七〇·〇

(丙)　沃度兒

(三)充血性用塗布法。例如五%古加乙涅、五千倍亞度列那林、五%蛋白化銀。皆可依次作塗布藥。又或以古加乙涅　〇·五　千倍亞度列那林　二·〇　蛋白化銀　〇·五　水　八·〇混和塗之。

(四)充血性用電氣燒灼。增殖性用手術切除。

五　削瘦性鼻炎及臭鼻症

療法　多無效。除去痂皮。蓋以棉花。常洗滌鼻孔。摩擦粘膜。內服沃剝。洗鼻後常塗薄荷腦、阿列布油。(一五比五〇〇)亦可。

六　乾性前鼻炎

鼻中隔前下端粘膜呈黃白色。易出血。自覺的乾燥緊張、鼻塞。（由於痂皮新生故）

療法　用白降汞塗擦。或塗於棉花塞之。出血部以格魯膜酸燒灼能斷根。

七　鼻黴毒

先有單純性鼻炎之症狀。次臭膿分泌。生痂皮。夜間鼻痛。成腐骨。

八　鼻茸

症候　中鼻道垂下表面滑澤之腫瘍。形圓、有莖。色灰白。同時有副鼻腔蓄膿症。

他如纖維腫、乳嘴腫、肉腫。亦爲鼻腔內之腫瘍。茲從略。鼻腔誤入異物與衂血。宜用手術治之。

九　鼻性喘息

原因　鼻茸、肥厚性鼻炎、中隔異常等。症候與氣管枝喘息同。療法除原因療法、內科療法。外用古加乙涅、亞度列那林、塗布。

十　慢性化膿性上顎竇炎

原因　齲齒、急性傳染病。慢性鼻炎等。其症候爲頭痛、鼻塞、精神機能不調、臭膿漏。

療法　（一）洗滌自然口以古加乙涅、亞度列那林塗於鼻腔。再用拔爾度厤氏洗滌管。插入自然管。將硼酸重曹或食鹽水洗滌。又打空氣。其中以除盡洗液之多餘者。

（二）以格耶烏遂米庫林子氏穿開器穿通下鼻道側壁。時時洗液之。

（三）上兩法皆爲姑息的療法。若病久肉芽增殖過多。其效極寡。宜用根治手術治之。

吾人快樂之源

頤誨

人生斯世。將以何者爲其快樂之源乎。房屋之崇宏。衣飾之華侈。飲饌之精美。以及僕隸車馬。種種可以供便利張聲威之具。無不兼備。若是者可以卽其享受之優越。而定其快樂之遼恆乎。進而察之。此種快樂之實踐。無論不能驟得。卽得之亦初無止境。蓋吾人之欲望無厭。究不克有滿足之一日。則其與憂忿日親。與快樂日遠。不難預決其必然矣。西哲卡拉爾有言。「吾人心中之不能無遺憾。如日中之有黑點。」雖集全歐美之富豪。協力以供養一嬰人子。而不能延長其快樂之心。至二三小時之久。則以時過境遷。而其欲望之所在。又有出於當前之外者。卽以世界之半予之。未幾將與據有世界之他半者。爭而深恨世界之相待。爲不合於公道也。

是故名譽權位。資產。固有快樂在其中。亦足以妨礙快樂。而惹起其多少之憂慮。小說家哈魯耳著人生幻影一書。歷敍某勳爵平日之忙迫。忽欲製一蜂箱。俾蜜蜂得房。可取其所釀之蜜。忽擬造一鼠夾。以捕羣鼠。俾不致亂竄於馬廏。忽又思造一銜馬足之具。使馬足不爲飛蟲所囓。忽又欲購一磁碟。以爲盛糖醬之具。計其終日之間。意念常如轆轤。遂致心力交瘁。此最足爲吾人心爲形役之寫眞。瑣碎複雜。勞苦奔走。而日以求快樂。譬南轅而北其轍也。須知人類之生計。不過二種。一則謀得一餐。以求稍饜其食慾。

一則謀饜食慾而仍無以加於一餐。前者知足而適足。後者不知足而常不足。快樂與否之分源。殆在此矣。

且所謂快樂者。係於官體之感覺乎。係於心靈之感覺乎。從來宗教家。無不力斥官體之快樂。寧犧牲之。而提倡心靈上快樂之爲聖善。然深而言之。心靈與官體無一定界限。不能確指某種快樂屬於心靈方面。某種快樂屬於官體方面。凡耳目間最精細之情感。無不與神經系有密切之相關。今者哲理愈昌明。更知人類之思慮意念。隨其身體之組織。爲天然之變化。則區別心靈官體以言快樂者。殊非正當之論也。玆請取吾人快樂之源。分列三項如下。

(一)健康爲快樂之源　健康之價值。人人知之。而不若已失健康者知之尤切。譬若一機器。平時運動自如。未嘗究其妙用。忽有損壞阻滯。方驚歎其前此之敏捷。吾人亦然。非經歷不健康之悲苦。無以迴憶健康時之快樂。欲追悔而已不可復得。西哲約翰孫謂『疾病能使人鄙賤』。蓋以羸弱之軀。決無堅忍之力。足以任重致遠。收充分之功效。其可鄙賤孰甚於此。薛特納司密斯謂『不健康人之身體。不足以蔽護其心神。遂致其智慧上。亦呈一不適當之現象』。故設當代人士。其身體均得有完全之發達。則其時文化之蒸進。必當遠過於今日。方今世界多數事業。非用甚大之心思才力。莫能勝任。而愉快則惟軀幹强壯之人。始足當之。若腦力昏迷。精神眩瞀。期不受天演之淘汰。庸可得哉。

次之。健康亦有關係於人之德性。其在古史。固多以病夫之身。愈顯其道力之超越凡庸者。然不能謂其體力一强。即當道力日弱也。究之吾人身體中。纖維之疲弱。必傳其效於智慧德義之動作上。而影響於其修養之前程。敘利亞古時有據高柱頂上而修道者。名曰柱聖。其行可謂艱苦矣。而諾耳待克評之曰，『凡人之肌膚失其感覺者。其意念心靈亦將與之同調』須知病弱之人所以能持躬者。此固不必待病弱而後能之。向使其人得享健康。所發德行之光輝。不更大於病弱乎。要之人生完全之事業。惟健康者方能行之。方能成之。故吾人當以健康爲快樂之第一大源也。

(二)工作爲快樂之源　心理學家有言『快樂與吾人之生活力相連』。是知快樂者表明吾人生活機能之正式運用。痛苦者表明吾人生活機能之內生濡滯。而快樂不可視爲純粹受動的自外界激刺所得之滿足。於此可見矣。世常有困勉於工作。而中心得無限之快樂者。其斯爲眞快樂乎。無如世人對於快樂之眞諦誤會甚多。遂至有厭世主義之發生。如希臘先哲常曰。『人非至死亡已臨。勿言入快樂』直以此世界爲悲慘之世界。吾人生世，卽爲落於苦惱海中。於是欲滅悲少愁。惟有淡然自忘。置一切工作於不顧。消磨其煩悶於醉夢之餘。古來文士與詩人。大率懷此謬見。實緣未知快樂之眞源。乃內力之發展，非外緣之侵入也。吾人遇艱難困苦之來。誠能鼓其餘勇。戰勝而駕馭之。其爲快樂。當倍尋常。故精神之快樂。必與痛苦之境遇相磨勵而益出。是固有志者所可實驗而默喻者也。

工作而能以眞誠注之者。其去大快樂也不遠。因快樂乃健全動作中之功用。初不必其所事之工作。與心意自然之傾向相合。而後以嗜好形其快樂也。蓋人於各等事業。間有特別之嗜好者。本居少數。普通工作。祇爲應時勢之適然耳。然果工作不懈。更或因其快樂而養成其嗜好。反而言之。人苟終年一無所事。閒散之極。轉覺有陰氣襲心。而快樂全行消滅者。故無方鍼之生活。爲人生之最不幸，謂失其生活之意味也。西哲卡拉愛爾有言曰。『正當之工作。爲治療困吾人之疾病煩苦。最佳之方劑。』彼以燕安逸樂爲幸福者。亦未思其人已爲失望之人耳。或曰。設或其工作繁劇過度。必過用其精力。則亦未始非人生痛苦之一端。雖然。自其所以應此工作論之。必有一目的焉。或爲謀生方法。或爲展拓其權利起見。而以工作爲經過之手續。則勞碌之生涯。無不在希望之中。卽無不在快樂之中矣。

(三)情誼爲快樂之源　情誼交通。爲人與人天然之活趣。無論家庭社會。莫不以情誼爲結合之具。而亦惟此最足慰藉人心。而使之有興味於人世焉。蓋吾人個體之生活。包含於人羣大生活之內。未嘗有孤立存在者。非惟事勢有所不能。抑亦人情有所不可也。故人生快樂最大之機會。出於家庭。家庭生活之失當。將畢生陷於苦楚。父母妻子兄弟姊妹。互相愛悅。天倫上眞正之快樂。誠非其他所可比擬矣。其次則爲社會。社會之範圍。較家庭爲廣。文明之社會。其結合或以事業。或由氣類之相投。或因目的之契合。最足以培養吾人之同情。以及互相服務之機緣。蓋人類天性。本含有一種胞與之感情。遇同志同道者。而自然流露其快樂。爲何如哉。

家庭之親誼。社會之友誼。皆能使人得有眞實滿足之希望。而爲人生需要之端。大詩人莎士比亞述英皇亨利第五之言曰。『余等區區數人。其無上之快樂。在以兄弟之情而結合爲一。』可知情誼者。所以練習吾人之忠誠義氣。慈愛公道。而卒以快樂爲償者也。此等快樂。不因人之地位而生階級。嘗有據高位負重望之人。試叩其生平賞心得意之舉。乃與普通人卑微者相同。其可驚可愕之事功與名譽。而仍若處之淡如。無足留意。而所留連記憶弗忘者。恆在家庭細故。兒童嬉戲。或知己談心。酒酣耳熱之際。此無他情誼所在。卽快樂所在。異常特出之事。能予人以眞實之快樂者。殊不多覯也。

以上推求吾人快樂之源。主要者三種。所可惜者。人生之遭際。決無一人可臻圓滿者。有時健康損害。而成爲病夫。有時工作辛勞。而等於苦役。有時家庭之內。或疾病死亡。或乖離隔絕。社會之間。或門戶水火。或衽席戈矛。於是樂事日去。悲哀相尋。此固人人之所不能免。故人必於眼前以外。求得一較高尙之境界。較穩固之蔭庇。以爲安身立命之地。而深悟現在之不留。當局之無常。超然於此紛擾世俗之上。而天然之至樂存焉。夫財產可以與人快樂。而不能隨幾何級數以遞進。例如財產增十倍。不能使快樂亦加十倍。近世哲學家且謂快樂增進之率。與致樂媒介物之增進率。成反比例。享用愈高厚。則負擔愈重大。負擔愈重大。則所可樂於享用者愈減少。然則吾人欲利用快樂。不求諸掌握之中。而索諸雲霄之外者。其愚果孰甚乎。當前有完全之機會。視之不見。而夢想希冀。輒曰何日得償吾欲。古人謂『人日處幸福之宇下。而未見幸福之面』。如能確知人類眞正之快樂。至平淡無奇。可於隨時隨地取得。則爲人生造大幸福。無逾於此矣。尋求快樂者。盍有鑒於斯。

研究詩文學要籍

聲調四譜圖說　實洋二元

萱文漢先生因趙氏之聲調前譜後譜續譜三種。尚未蘊作詩之法。故作此書以補之。共十四卷。卷首冠以五七言古近體圖表。縱橫黑白。不煩言而已解。各卷取古人詩與之相證。無不悉合。凡各爲之平仄承轉黏對拗救。皆爲分條析縷。辨定體例。有圖有解。無異口授。學者一見卽能融會貫通。眞學詩讀詩之捷徑也。夫黏對者古律所同。拗救則異。三五字奇。不惟拗不論。卽救亦不論。二四六偶。不惟黏對分明。卽拗救尤分明。不明黏對之有拗救。是知正而不知變也。此法趙譜未詳。自唐以來。幾成絕學。是書旁引曲證。言之殊詳。謂之詩家之新發明可也。

古文緒論箋注　實洋二角

學古文之南針也。凡五十七條。桂林呂月滄郡丞就宜興吳仲倫先生問而得之者。吳先生名德旋。以詩文鳴於時。著有初月樓集。其文於古人法度無不合。而其言則深造獨得。未嘗有所依傍。月滄郡丞。篤嗜古文辭。追見先生而體格一變。書外間傳本絕少。今由無錫萬叔豪詳加注釋。刊以行世。俾學者知從入之途。

詩法捷要

武進顧實編。曾在南京東南大學用作教本。內自五七絕句律詩乃至古體詩。均一一指出其運用平仄之法則。如近體詩之拗律。及古詩之平仄法。皆爲從來談詩話者所不能講或不肯講者。往往作詩一生。而不知其所以然者。今皆一一講明。尤足見著者之苦心。全書論法。由淺而入深。步驟井然。初學可作自修佳本。每部實洋八角。

汪文摘謬

是書爲嘉善橫山先生葉燮著。先生論文向與汪堯峰氏不合。逮堯峰歿。遂取其文十篇摘其謬戾。逐段注明。一字一句。靡不平論允當。今物色得之。亟付梓印行。匪獨存先生緒論於萬一。而文律之謹嚴。尤足以津逮後學。每部三角五分。

上海醫學書局印行

寶隆醫院之新建築

本埠白克路二十二號寶隆醫院院長柏德博士以院屋漸敝。擬於原處改建一最合衛生之新院。曾於一九二三年十二月十七日在該院二十二週紀念會中宣佈其計劃。分向各界諸大善士捐集鉅資。湊成其事。又得醫學博士保羅先生捐助鳥達克工程師繪定圖樣等件。始於一九二五年八月動工。至去年臘底大部房屋均已告竣。及至今春。內部組織亦次第就緒。於六月五日慶祝落成。延請各界前往參觀云。

考奠定此院基礎者。係寶隆博士與福沙伯爵士二君。而提創建設新院者。則係上海德國醫師會會員柏德等博士之志願。特不厭其詳。述其一二。俾各界得知該院之歷史與其成功。以見前人創事之艱苦及繼續奮鬥者之努力。而今日慶祝成功。非尋常所可比也。一千九百年前。滬上缺乏醫院。以致有多種危難急症。不克施救。是時僑寓滬上諸醫士。咸感到此種困難。尤以寶隆及沙伯二人爲最甚。一八九九年。寶隆博士以悲天憫人之懷。決計創辦醫院。購地於白克路。建屋數楹。名曰同濟醫院。蓋取同舟共濟之義。是時經濟困難。達於極點。博士與沙伯不辭艱苦。援助貧病。凡來求治者。無不滿意而去。名譽日隆。院務日盛。於是創辦醫科。以造就人才。於一九零七年五月十四日。正式開課。此卽今日同濟大學醫科之基礎。其時僅有學生七人。而所聘教授。如與德勒博士。大學講士提卜拉蒙。大學講士阿猛等。均積學多才。知名當世。職是之故。學者日見發達。同濟醫科能於東方獨樹一幟。良非偶然。不幸寶隆醫生於一九零八年因勞致疾。歿於翌年三月五日。福沙伯爵士繼任其事。既努力擴充醫科。又創辦工科及中學部。醫院中亦購地添屋。更名為寶隆。以紀念創辦之人。歐戰以還。沙伯歸國。柏德博士主持院事。與名醫家保羅博士、拉爾博士、根克羅博士、費拉熙博士、及病理學家歐本海博士、藥物學家蓋思哩博士等諸大教授。通力合作。使院務日臻隆盛。然諸醫生之計劃。所以克盡善盡美。底於實現者。非待由於德邦人士之贊助倡導。吾國人士尤不為無功也。溯自寶隆醫院創辦以來。中國著名人士之竭力襄助。俾醫院之艱困。得以化險為夷者。不知凡幾。而晚年來促進院務。蒸蒸興盛者。中國各界中。聞以該院華董事周宗良、王一亭、莊德之、管趾卿、諸公。厥功尤偉。焉因年來新醫術突飛猛進。有急起直追之必要。乃集款建此新院。蓋以醫院之建築及其內部組織。須處處合於衛生原理。方能利於治療。有益病者。是以柏德博士與當事諸先生。詳細計劃。精密布置。督察建造。尤費心力。雖當時局艱虞。經濟支絀。終以毅力堅持。排除萬難。達到目的。自始事以迄今日之成功。凡五閱寒暑。建築工程及內部佈置。費時一年有半。而捐集之資數逾九萬。此則各界善士佐成之力。尤為該院同人所永感者。該院新屋之內容。略誌如下。新屋建築共分五層。第一層為各科門診室。為輕症手術室。為藥房。為會計室。第二層為三等病房。為重症手術室。第三層為愛克司光室。為太陽燈治療室。為消毒手術室。為二等病房。第四層為化驗室。為頭等病房。第五層為天然太陽治療所。計有大小房間二百餘。可容病人三百人。其建築材料。不取木質。純用鋼鐵水泥無論墻壁地板門窗牖戶。皆可易於消毒。使病人無傳染之患。墻壁中各層。皆可作竇穴。通至特置之銷燬廢物器中。凡用過之綳帶紗布以及地面掃起之垃圾等。皆可傾入此器內。能使此種傳染性之惡物。立成灰燼。又裝置熱器管以節調溫度。開鑿自流井。以供應洗濯。光線充足。空氣流通。自不待言。其他事事物物。無不講求。要以合乎衛生爲主。如手術室中。四壁皆用黑色。取其最合目光。使醫生歷久無目眩之弊。此爲德國各大醫院實驗所得之新法。而實於該院者也。最新設備有新式愛克司光與太陽燈。其效用神奇。能治各種難治險症。又有完美之化驗室。另蓄各種動物。以供試驗。其檢驗血液大小便痰液及各種微生物等。凡各種有名之試驗。如瓦氏梅毒試驗等。均能精密准確。而外科中器械精良。藥物靈效。尤稱完美。施行手術時。用最新之(愛推嫩)麻醉法。使患者雖受長時間麻醉。毫無反應。此又外科學中最新之大發明。而爲該院所採用者也。至於研究學理。有舊設病理研究院。既已辦有成績。而新設之藥物研究院。亦已斐然可觀。近又籌設生物研究院。不久卽可實現。而藏書樓藏書之富。足供醫學家專門之研究與參考。無處不給。以上爲該院之歷史及新院之設施。今吾人希望中之最新式最完備最合衛生之寶隆醫院新院。業已完全告成。惟聞其成功。決非一人之力。亦非一蹴所能就。乃該院前後同人心思腦力之結晶。而爲各界所助成者也。

上海醫學書局發行

箋注叢書

新出二種

老子道德經箋注 附老子道德經書目攷

無錫丁福保箋注．本經辭簡而要．旨深而遠．包絡天地．玄同造化．爲修道最古之書．自王弼而下．注者衆矣．惟立說各殊．大類盲人摸象．今採集古來諸解之精義數萬言而爲之箋注．其中引晉抱朴子之說．發明老子之所謂道．所謂一．自謂能抉其精微．洞其奧窔．發道祖二千年來未發之祕要者也．

老子道德經書目攷．無錫周雲青撰．采輯其師丁氏疇隱廬亦吾廬所藏之老子注解七十種．見于各史藝文志經籍志各家藏書目者百六十六種．都二百三十六種．計七百八十二卷．附以考證．依年代之先後爲序．可資讀者之參考．

▲每册定價洋一元八折計算▼

陶淵明詩箋注四卷

無錫丁福保著．是書先釋字義．後釋句義．仿詩毛鄭傳箋例也．詩中故實．皆引證確典．詳其始末．不使一語無稽．鄰於杜撰．仿裴注三國志．李注文選例也．各家舊注所未詳者．如命子詩之三千之罪．尙想孔伋．答龐參軍詩之依依蔭楚．暫將離分等數百處．今皆爲之補注．陶詩皆用古韻．若仍以今音讀之．則其聲不諧．故將古音一一注明於下．如江古讀工．窗古讀聰．知此則停雲之第二章可誦矣．稀古讀海．衣古讀哀．知此則歸園田居之第三首可誦矣．喧古讀宣．山古讀先．還古讀旋．知此則飲酒之第四首可誦矣．如飛古讀丕．依古讀哀．衰古讀崔．知此則飲酒之第三首可誦矣．約舉四例．不克備述．

▲每部定價一元四角照碼八折▼

八代詩菁華錄箋注　丁福保著　六角四分

古文緒論箋注　萬鈞著　一角六分

四庫全書提要敍箋注　周雲青著　六角

佛教宗派詳注　萬鈞著　四角

韓昌黎文箋注三卷　周雲青著

洪北江文箋注二卷　周雲青著

駢體文鈔箋注四卷　周雲青著

文選集注六十卷　丁福保編

（以上四種在編印中）

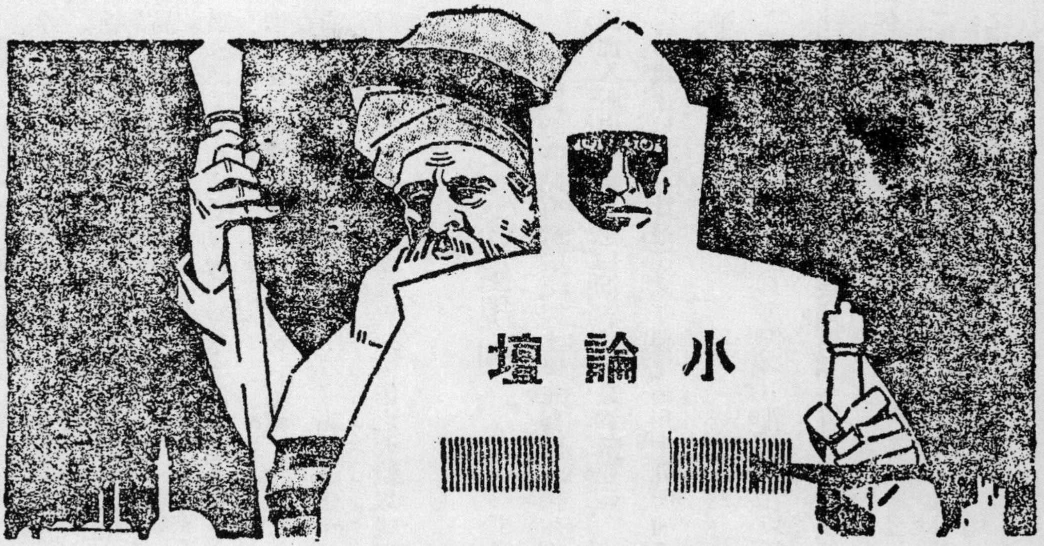

◎小孩之預防肺癆

丁錫康

(一)食物與肺癆——食物爲身體長成強健之基礎。小兒時之營養。尤宜充足。乳汁最爲緊要。惟有時用牛乳。其中或含結核細菌。故須燒烹後飲之。其餘如雞卵果子汁青菜麥類。亦須酌量與小兒食之。身體強壯。結核細菌自不易侵入。

(二)肺癆于不通空氣之處最易傳染。故小兒須時時在戶外生長。夜間內室窗戶宜常開。使空氣流通。

(三)睡眠對人體生長。甚爲緊要。小孩每天須睡足十小時至十四小時。枕宜稍低。臥床宜設于安靜之處。小孩得充分之睡眠。身體之抵抗力增加。肺疾不易傳染。

(四)小孩之母患肺癆者。宜雇一強健之乳母以哺之。乳母之身體應使醫士檢查。有無疾患。

(五)不正當之身體位置。如坐立偏斜不正。易生肺疾。小孩最宜慎之。

(六)腫大之扁桃腺及壞牙。均爲細菌發育之所。又使身體之抗毒力減少。故小兒之口喉鼻腔。均宜清潔。污穢之手指。不可時時置諸口內。致成習慣。

◎食物雜說

丁錫康

菜蔬及菓類——此類均有益于身體。并有預防大便秘結之功用。惟菓類之未成熟或已腐敗者。食之易病。菜蔬則宜洗淨烹熟而食之。

茶及咖啡——晨間飲咖啡一小杯。能興奮循環系助消化。茶宜用于下午。惟此二物飲之過度。亦有害于身體。

糖——糖爲有用食品。能供給吾人以精力。惟不宜食于早晨。因易破壞食慾。阻礙消化也。

調味品——胡椒辛辣物品。均能增加口涎及胃分泌。助長消化。惟多食之。亦有害于胃腸及肝臟之組織。

油類及脂肪——此類爲食物中不可缺之成分。宜于吃飯將終時食之。若初時卽盡量食油。胃分泌因之大減。以後所食之物品。卽不易消化。

◉嬰兒之衛生規則

丁錫康

一)生產時宜請有經驗之醫士接生。嬰兒生後。須有銀養水二滴。加入眼內。(父母患白濁者。此事最爲緊要。)

(一)親生母之乳汁最適宜于嬰兒。如用牛乳所哺養之小兒。較哺人乳者爲弱小。

(一)如親生母缺乏乳汁只可代以牛乳。惟牛乳以新鮮者爲佳。并須細察牛之身體。有無疾病。所用牛乳之成分。亦須請醫士改變之。使適用于嬰兒。

(七)每天喂乳之次數。須有定規。成人所食之物品。嬰兒不宜食之。因其胃臟消化力微弱也。

(一)嬰兒每天宜洗浴一次。因小兒皮孔易爲污穢閉塞。身內毒質。不易排泄。

(一)嬰兒衣服須寬大。乾燥清潔。輕便溫暖。對于衛生。最爲相宜。

(一)嬰兒睡眠之處。宜通空氣。惟光力不可太足。蚊蠅等類須細心驅盡。以免傳染疾病。熟睡時不可時時搖動或弄醒之。

(一)強烈之陽光。不宜直射嬰兒之眼部。致傷目力。

◉說肉

丁錫康

肉爲吾人日常食物內不可缺之物品。其滋補功用。全恃肉中所含之蛋白質及脂肪。凡人之消化力強者。當以食肉爲最補。至于肉汁內所含之滋養料。則甚細微。惟以其液體易爲胃腸所吸收。故凡患重病或消化力薄弱者。宜常飲之。此實爲一種調味品或興奮劑也。牛肉汁爲吾人常用之補品。其價值亦不過如是。獸肉之種類頗多。以牛羊猪爲最普通。在德奧等國。有食馬狗肉或騾肉者。總之其滋補人身則一也。肉之腐敗而帶臭味者。決不可食。肉之顏色不作紅色而作橄色或青色者。或以手壓之。肉內滲出特殊之顏色或阿爾加里性之水汁。此均爲不正當之肉類也。肉須烹煮後。方可入口。因內中有含旋毛蟲或帶蟲之幼蟲等類。如能燒至法氏一百六十度。食之卽無傳染之危險。鹽肉燻肉亦以烹熟者爲佳。鹽肉較鮮肉爲硬。而所食之蛋白質亦減少。故其滋養功用不如鮮肉也。

◉量人身温度法

丁•錫•康

吾人普通家庭。須備一量熱表。價在二元左右。苟遇家人患病發熱。均可隨時應用。藉知寒熱之輕重。得以先事預防及早醫治。傷寒肺炎結核等症。每日寒熱之高低。最宜注意。成人健康時之温度。平均爲法氏九十八•六。惟對于時間年齡飲食等。稍有上下。孩童之温度較高而老人則較低。一日間之温度亦稍有差次。最高時爲下午四時至八時。最低時爲夜間一時至四時。經運動、神經感觸、飲食之後。温度稍爲加高。出汗後温度稍降低。量熱表可置于口內腋下或肛門內。量之。腋下之温度較諸口內低半度。肛門內較口內高半度。口內量温度最爲簡便。量熱表須于冷水內洗淨拭乾。以手搖之。直至水銀降至法氏九十五度。以之置於舌部下面。緊閉口脣。不可用齒強嚙。以防破碎。每次宜量五分鐘。量完後。此表宜以肥皂及水或酒精洗之。以防傳染疾病。

◉勞倦與疾病之關係

丁•錫•康

勞倦爲減低全身抵抗力而起疾病之一重要原因。故戰地士卒。終日勞倦。所患疾病較常人爲衆多也。勞力後身體筋肉發生無數毒質。充滿血內。此種毒質對于身體細胞。有損無益。吾人藉以抵抗細菌之白血球尤受其害。此毒質又爲酸性。不適于血液內抗菌素之存在。因此抗菌素在阿爾加里性液體肉。最爲活動也。抗菌素薄弱。身體之殺菌力乃大減。疾病乘機侵入矣。薩羅氏使狗兔等獸類。終日勞慟。不予休息。然後以傷寒毒質注射入之。其傳染疾病者占大多數。蓋均受勞倦之影響也。

◉病室之衞生

丁•錫•康

病人臥室不宜太近市街。因汚穢之塵埃。車馬嘈雜之聲音。均爲病者所厭惡。擾亂神思。對於養病。最不衞生。病室宜遠離他人臥室。以免疾病之傳染。如病者患傳染病。隔離方法。尤須注意。室門口處用布懸掛。使室中含有細菌之塵埃。不致飛出室外。蔓延他處。室內除醫士看護婦外。常人不可入室。地板時用濕布拭淨。室內木器及一切應用物件。務須簡單。以便日後易于消毒。病者所食餘之物品。宜即焚之。病者衣服取出之前。須浸于石炭酸溶液內。病者痊愈後。其室須緊閉數日。使室中塵埃。漸漸沈落地板上面。然後用殺菌物消毒全室。小兒玩具亦須毀棄。吾國人患傳染病者。均不喜住入隔離醫院。實則此事甚爲緊要。惟不得已住于家中。對于隔離方面。亦須特別留意也。

雨水用爲飲料之研究

丁錫康

雨水依理實爲最淸潔之水料。因天空水氣。遇寒凝結而成雨水。其經過方法。爲吾人所製之蒸溜水無異。雨水落下時。經歷空間。空氣所含之各種氣體及汚穢。均被吸收。此種雨水所含之物品。于衞生方面。並無危險。惟雨水落地時所沾染地面上之汚物。最爲有害。故如能以淸潔器具貯藏雨水。不着屋瓦或他種地面上之汚穢。實爲天然水之最潔淨者也。雨水未作飲料之先。宜以沙濾器濾過。幷須以木器貯之。鉛製器具。決不可用。初落下之雨水。含汚穢最多。須棄去不用。

按雨水內所含之氣體爲淡氣、養氣及炭酸氣。而所含之空氣細菌足以致病者甚鮮也。

虎列拉菌自述

林潔之

我名虎列拉菌。形體至小。在十八世紀以前。尙無人能知我名。能見我形。自古赫氏在印度將我等細加考察以後。我與人類之戰爭狀況。種種之侵略行爲。全行暴露。且由顯微鏡中可窺我等之體態。誠大不幸也。現在東西洋各國。一聞我名。如雷灌耳。且詳悉我爲人類之大敵。於是對待我等益取嚴酷手段。平日於個人之衞生。公衆之衞生。更積極進行。不遺餘力。我之族類。實無從施其陰謀。即或偶然乘隙一逞。而彼處醫生診斷眞確。一見即知。即我輩之由人體排泄於外者。均嚴加消毒。更隔離病人。使我族類不得與健康之人接近。所有食物。皆用紗罩掩蓋。且用各種方法。以誘捕我輩之恩人蠅類。嗚呼。蠅爲我等而見惡於人。以殺其身。我等不爲蠅悲。更爲自悲也。

我輩在東西洋各國。雖無立足之地。尤幸中國地廣人衆。自來不講衞生。家庭之內。汚之不堪。街巷之邊。垃圾堆積。且不潔食物。隨處出售。蠅類則遍地紛飛。我之族類。始能猖獗。更喜中國醫學。方在幼稚。庸醫輒昧於診斷。坐誤良好之時機。而社會更崇迷信。或打醮求神。無所不至。此種妄舉。焉能損我毫末。思之亦復可笑。雖然。現今中國之講求衞生。學習新醫。藉究細菌學者。已有少數。將來若形發達。則亦足爲我輩之勁敵也。

猛虎與蒼蠅利害比較表

林潔之

今執多數途人而問之曰。汝畏蒼蠅乎。抑畏猛虎乎。吾知必皆不加思索。爽快而答曰。畏猛虎不畏蒼蠅也。豈知每歲蒼蠅殺人之劇烈。有甚於猛虎萬倍者乎。茲列表於左。作當頭之棒喝。藉以喚醒同胞之迷夢。

猛虎　不能隨地生產。

蒼蠅　處處皆產。
猛虎　生殖力並不繁多。
蒼蠅　生殖力極速極多。
猛虎　明於殺人。婦孺皆知。
蒼蠅　暗於殺人。知者甚尠。
猛虎　防範甚易。每歲殺人甚少。
蒼蠅　防範極難。每歲殺人極多。
猛虎　殺人須用全力及爪牙與人格鬬。
蒼蠅　殺人不費吹灰之力。
猛虎　人知其害。見卽捕而殺之。
蒼蠅　人不知其害。多視若無覩。
猛虎　與人接近之時。甚爲稀少。
蒼蠅　除冬末春初外。無時無刻不與人接近。
猛虎　遠在深山。其害僅在深山。
蒼蠅　近在肘腋。其害卽在肘腋。
猛虎　身上不帶病原菌。卽不能使人傳染各種疾病。
蒼蠅　身帶病原菌數十萬。最易使人傳染各種疾病。
猛虎　產量既少。不必家家捕捉。其數銳減。
蒼蠅　產量可驚。非家家合力長期捕捉。不能減少。
猛虎　捕之能獲大利。異常高興。久而不倦。
蒼蠅　捕之不能使經濟活潑。其害又不顯著。故不久懈怠。

◎六零六中毒之原因及療法

謝其安

凡注射六零六而起有不快或中毒作用者。其所用之注射針實負其責。余嘗見此等針心前後大率皆完全黑色。試以白布擦之。則必有黑膩隨手而下。其針管之金屬部份之內部。亦皆如此。至於玻璃部份則每有黃色之斑。此等斑垢。皆非蒸煮消毒及用酒精冲洗所能去。凡專用以注射六零六之針。皆有此斑垢。用之次數愈久者。其斑垢亦愈多。此等斑垢實含毒質。故凡用此等含有斑垢之舊注射針注射者。必不免有弊害發生。故針貴新潔也。

如既中毒矣。速治以精製次亞硫酸鈉。或注射或內服。有大效。注射用精製純品。第一日〇•三。第二日〇•四。第三日〇•六。第四日〇•九。第六日一•二五。如重者可於第八日注射一瓦八。每次以十西西之水化之。滅菌注射。

內服一日二瓦。加苦味酒及水化服。連服一星期。其他鹽類瀉藥及對症療法。亦宜注意併用焉。

飲食衛生格言

沈仲圭

已飢方食。未飽先止。散步逍遙。務令腹空。（蘇子瞻）

戒酒後話。忌食後嗔。大飢不大食。大喝不大飲。（少進德錄）

不欲極飢而食。食不可過飽。不欲極渴而飲。飲不欲過多。（孫思邈）

食物有三化。一火化。煮爛也。一口化。細嚼也。一腹化。自胃自化也。（華佗）

熱毋灼脣。冷毋冰齒。（抱朴子）

香美脆味。厚酒肥肉。甘口而疾形。（韓非子）

淡食能多補。（陸地仙經）

白飯細嚼嚼至糜爛。咽之滋心液。腹味無窮。益亦無窮。（賀陽亨）

食不欲急。急則損脾。法當熟嚼令細。（醫說）

食欲少而不欲頓。常如飽中飢。飢中飽。（同上）

凡食畢。漱口數過。令人齒固。（孫思邈）

人之當食。須去煩惱。（前人）

世人奉養。往往倒置。早漱口。不如將臥而漱。去齒間所積。牙亦堅固。（雲笈七籤）

少飲酒。多啜粥。多茹菜。少食肉。（多少箴）

食止行數百步。大益人。（孫思邈）

色惡不食。臭惡不食。失飪不食。不時不食。（論語）

晚飯少吃口。活到九十九。（古樂府）

欲得長生。腸中常清。欲得不死。腸中無滓。（王充論衡）

食飽不得急行。及饑不得大語。（孫思邈）

飲食茹淡。却病延年。（明孝文皇后）

口腹不節。致病之由。（高攀龍）

瓜桃生冷宜少食。免致秋來成瘧痢。（衛生歌）

白飯青蔬。養生妙法。食肉者鄙。何可與言。（飲食譜）

夏月不問老幼。悉吃煖物。至秋卽不患霍亂吐瀉。（臞仙）

酒之溺人甚於海。（劉向）

藥補不如食補。（仁伯）

量腹而受。（文子）

飲酒百斛。不如飽餐一粥。（朱晦翁）

苦飢苦渴殺人少。濫飲濫食殺人多。（英諺）

飲食逾量之病。同於飢餓。（莎士比亞）

欲壽長體健腦敏。要在飲食有節。（佛蘭格林）

苟欲多食。毋甯少食。食少可長壽。壽長得多食。（干那路）

內務部批准立案中西醫學研究會出版

中西醫學報

The International Medical Journal

August 1927 Vol. IX No. 8.

九卷八號 十六年八月

The Medical Press Ltd.
121 Myburgh Road, Shanghai

中華郵政特准掛號認為新聞紙類

育嬰珍品

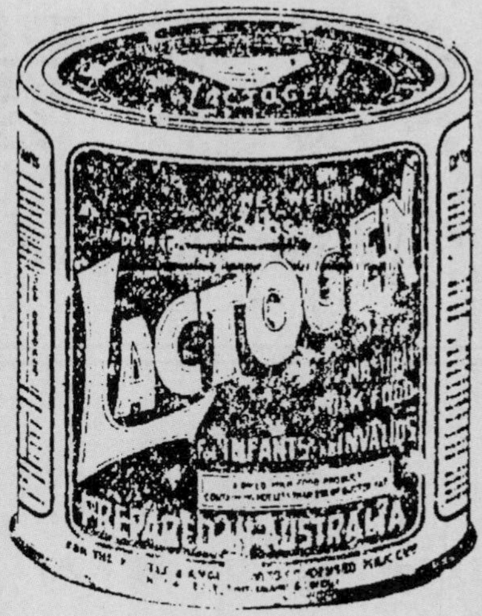

勒吐精代乳粉

用最純潔牛奶以特別方法製成其性質與母乳無異所含脂肪之成分亦與母乳無別嬰孩服之可得十足滋養且極易消化諸君如愛子女請購勒吐精代乳粉

「散拿克拉新」對於肺結核之治療價值

瑞士門脫乃結核療養院院長莫蘭醫士著

丁錫康節譯

Dr. meol. S. K. Ting

散拿克拉新 Sanocrysin 一藥。爲三年前馬爾格大教授所發明。如早期施用。對于牛類所患之結核病竈。頗有治療功用。其對于人類結核臨床報告。尙未得有確實之結果。惟知此藥對於結核一症。確有一定之特殊功用也。現時所療治之患者。均爲經結核療養院普通治療而未見效者。故此等患者之預後均不良或甚危險。乃以散拿克拉新療治之。

經散拿克拉新治療後。有多數之患者。痰內本含結核細菌。身有熱度。不能行動。其後熱度卽漸漸退去。痰內結核細菌亦消除。現象大佳。惟治療後數月。有時痰內又發現結核細菌。兼身熱。卽可注射第二次以治之。

纖維性組織。阻止此藥之週行于血液內。故慢性結核患者之具空洞及多數之纖維組織者。用此藥時。不如早期結核而有柔軟之結核浸潤。幷與細血管緊觸者之有效驗。惟有時對于數年之慢性結核患者。亦顯佳良之結果。則爲例外。注射期內患者之全身抵抗力。亦須酌量。注射後身體重量或有因之減低七磅者。故太消瘦及抵抗力太薄弱之患者。當以不用爲安。

散拿克拉新用量。一時不能確定一標準規則。須視各患者之病狀而定。從前醫士所用散拿克拉新之分量甚大。注射間隔時期亦短。故極沉重之休克 Shock 及致命之反應時常發生。現時吾人之經驗已不同。知不必用昔日危險之方法。而其結果亦甚美滿。其宗旨卽須集中强有力之藥性于身體內。而又不致危及生命或減少患者之抵抗力是也。其初時分量在消瘦及沉重之患者爲 0.025g.。稍强之患者爲 0.35g.。在前者須經四十日後方可用 0.75g. 之分量。後者則第二日方可用 0.6g. 第五日 0.85g.。總之對于成人之男子。以 0.85g. 至 1g. 爲最大之分劑。在婦人則其分量爲 0.75g. 至 0.85g.。注射後如有熱度升高法氏一度或二度之反應。其下次注射之分量不宜增加。如有升高三度或四度之劇烈反應。或尿蛋白及發疹之現象。其注射間隔期宜延長。下次注射之分量亦宜減輕。此藥在身體內排泄外出甚遲。故繼逐注射若干次。有時藥物常有積滯作用也。在沉重之患者。每日宜注射 0.1g. 或間日一次注射 0.25g.。此種注射法。較諸每隔數日而用大量注射一次者爲佳。其第一期注射 First C-owrse 大約所須之總共分量爲 6g 至 8g.。經三個月後再注射第二期Second Course 其總共分量爲 4g. 至 5g.。

最初數次之注射。易發生反應。其後反應卽逐漸減少以至消滅。第二期注射。熱度反應甚鮮也。散拿克拉新最危險之反應。卽休克 Shock 此與賓佩苦林在動物體內所發生之休克反應相似。有時顯尿蛋白。溫度低降及脈搏微弱等現象。吾人試用時。此種反應幸未發現。尿蛋白實爲危險之預兆。須待蛋白質消滅。方可行下次注射。而其分量亦不增加。初次注射時。溫度之反應幾不能免。惟分量如輕以後徐徐增加。則不致發生高熱之反應。此熱度反應可分兩種。

(一)熱度驟然升高數小時內已升高至極度。第二日稍低。在以後數日內逐漸降至正常溫度。

(二)注射後五日至七日間。熱度逐漸升高。以後七日或十日間。熱度常較正常溫度爲高。以後徐徐低降。當患者有熱度反應時。痰量增加。胸部理學之症狀亦較顯著。

皮膚系反應如潰瘍性口腔炎、發疹脫皮濕疹等亦發現、此種皮膚反應須特別注意。或將爲重大反應之先驅也。惡心嘔吐、腹瀉亦爲常有之反應。體重之減輕或增加並無一定。視患者情形而異。

麥馬二氏經各種試驗。以爲如結核傳染之種類爲溫和者。則用散拿克拉新注射。徐徐增加其分量。最爲有效。如早期卽用大量。則沉重之反應及致命之休克卽將發現。設患者爲兇猛之結核菌種類 Virulent type所侵襲則初時須用大量之散拿克拉新注射。而沉重之反應甚鮮。其病狀亦見減輕。吾人經驗所得。與麥馬二氏之報告頗能適合。惟對于細菌種類之溫和或兇猛一時因不易斷定。因臨床症候須視細菌之性質及各個人之身體抵抗力而定也。惟吾人所能注意者。如患者之全體確已爲細菌所戰勝而抵抗力大薄弱。則注射後沉重反應甚鮮。至於皮膚反應及口腔炎則在患者之具强大抵抗力者最易發現。

在院中患者經散拿克拉新療治者三十例。其結果列之如下。

(一)病狀確見進步爲散拿克拉新治療之結果……十七例

(二)病狀雖顯有進步然不能確定爲散拿克拉新之功效八例

(三)無進步……………………………………………………二例

(四)死亡…………………………………………………………三例

按以上十七例。確因散拿克拉新之治療而顯進步。其十三例肺部已有空洞注射後其理學之症狀消滅甚速。吾人雖未能確定爲散拿克拉新之功效。然亦不能不信其爲有效也。此類病竈之進步。可用愛克司光照相證明之。此藥對于柔軟之浸潤病理現象效驗最佳。纖維性組織則甚鮮佳效。

痰內含結核細菌者念五例。經散拿克拉新治療後。十九例之患者。痰內細菌竟告絕跡。

結語

(一)從前醫士對于散拿克拉新治療後所發見之危險現象報告。似覺太張大其辭。如留心注射。對于各患者之情狀。分量之徐徐增加。反應之發現細心觀察。則此種治療法爲害甚鮮。

(二)多數患者痰內含結核細菌及發熱者。經散拿克拉新治療後。細菌不再發現。熱度退盡。可見此藥對于結核確有特殊之作用。

(三)散拿克拉新。對于早期結核及肺炎性結核。其效驗較慢性纖維質性結核爲佳。

(四)如能斷定各患者結核種類之溫和或兇猛。則此藥治療上之效力更易明瞭。是則全在醫士與病理學家之互相研究矣。

蓖麻子油與急性盲腸炎

丁錫康
Dr. med. S. K. Ting.

普通醫士均知于急性盲腸炎一症。投以蓖麻子油。然對于醫理。最爲不合。因發炎之組織須使之安靜也。然急性盲腸炎之患者。時有服蓖麻子油之機會。或在家腹痛。家人常投以蓖麻子油。爲一種家庭療法。或病狀未曾顯著。診斷不能一時確定。醫士亦有使患者服蓖麻子油者。

脫納醫士曾研究五十例之急性盲腸炎。(慢性盲腸炎除去)內中六例爲輕性溫和者。不過粘膜發炎。廿一例則盲腸全體發腫變厚。餘廿三例則甚沉重。內中十例盲腸已變壞疽。惟尙未穿孔。亦未化膿。餘十三例爲盲腸化膿。而穿孔者占半數。

對于以上五十例。均詳詢發病以前曾否服過蓖麻子油。內中八例均曾服過。其盲腸均變壞疽。一例之盲腸已穿。六例已有膿液。一例則不治而死。研究之結果。五十例中六分之一服過蓖麻子油。而此六分之一。乃占盲腸化膿患者之半數。

蓖麻子油對于盲腸炎之不良結果。考其原因有二。

(一)蓖麻子油刺激已發炎之腸部。使其病理變化增進。

(二)大都患者服此油後。以爲病狀無礙。延遲不用手術剖割。以致盲腸化膿穿孔。

茲附述一例之病歷如下。

女孩年十四歲。忽患腹痛。一小時後其母投以蓖麻子油。不知服油後腹痛加甚。亟延醫診視。醫斷爲急性盲腸炎。入院剖割。其盲腸之情狀。形長而發紅腫。外面有淋巴液。腸腔內有黃色帶刺激性之糞汁。內含蓖麻子油粘膜則小出血。

軟性下疳傳染症之靜脈注射療法

丁錫康

軟性下疳傳染及其所患之潰瘍。性質頗爲頑固。施行各種療法。亦有時不易奏效。美國馬賽醫院療治此種患者極多。每一病者經顯徵鏡檢查及華氏反應後。Masserwann Reaction 卽用腐蝕法切割法等後。敷以消毒包裹。所用之藥物爲 Phenol. Alcohol. Silver Nitrate Todine 等。均視各人之患處情形而定。其下疳治愈之時間自三星期至十一星期不等。惟以後廿七例。用此局部治法以外。又兼用 Autiuouy and Potassiuw Tartiasate (Tarter Emetic) 靜脈注射法。其結果之美滿。幾出人意外。其治愈之時間較未用靜脈注射時速一倍。疼痛消失。膿水減少。大約注射一次後。腫痛卽除。首先用此法者爲麥克唐醫士。而澳洲卜打醫士亦得同一之佳果。茲附數例如下。

例一

男三十二歲。陽具有潰瘍。二年不愈。檢查後發見杜格乃桿菌。Dncrey Bdcilli 卽施行Antsmony. Potassium Tartrate 靜脈注射。凡注射五次。三星期內竟完全告痊。

例二

玆患者有極廣大之潰瘍。在右股上部。原因由軟性下疳傳染而起。曾經過許多療法。一年餘未見進步。反蔓延愈廣。入院卽用 Antimony and Potassinm Tartrate 靜脈注射。分量爲 0.015gm.溶于五十西西之殺菌水內。四天後用 0.03gm. 六日後潰瘍狀態較數月前已進步不少。以後每四天注射一次。其分量逐漸增加至0.06gm. 溶于五十西西水內。第一次注射五星期後。潰瘍完全治愈。計共注射九次。紐約古得曼氏亦報告四例。均得佳果。金柏二氏以爲最佳之法。卽用此藥1% Solution 百分之一溶液注射。初時用 3c.c. 每次增加一 c.c. 每隔四日注射一次。瓊司醫士謂注射後並無劇烈反應。僅有細微之咳嗽、嘔吐或流涎之現象耳。

正常體溫及脈搏之研究

丁錫康

吾人普通之觀念。以爲法氏九十八度四 F. 98.4° 爲正當之體溫。惟此乃二十四小時內連續溫度之平均數。康健者早晨及晚間溫度升至98.4°F者甚鮮。如健康者常有此溫度發現。卽宜注意其身體或爲疾病之預兆也、

美國博登醫士在學校時。常試量各學生之體溫。早晨晚間共二次。凡學生溫度之升至98.4°F兼有其

他不適症狀者。即設法隔離之。而此類學生數日後常患傳染病。早日隔離。可免他生之傳染也。博醫士曾檢查健康女生六十一人之體溫。凡十六天。早晨晚間口腔內共量二次。計共量一千九百五十二次。所用溫度表乃擇其最準確者。其結果體溫在98.4°F或較高者僅二百二十五次。內中十八。十六天內溫度從未升至98.4°F。故98.4°F之溫度有時常為疾病之預兆。博登醫士之意。以為臨床上之正常體溫當為97.4°F而非98.4°F。在此種溫度。欲斷定其為個人之正常體溫抑為疾病之早期現象。可從其脈搏數證明之。如脈搏加速。則98.4°F不能視為生理現象。溫度升高之先。大都脈搏亦已加速。至疾病已告痊愈。體溫已降至正常。脈搏數未降至正常者亦有之。溫度增高而脈搏不變者。則為例外。

魚肝油與維他命

丁錫康

愛杜及霍及二氏近發表二文。對于食物內大量魚肝油損害人體之處。特別研究而表出之。其病理狀態。為心臟受損。筋肉發生褐色萎縮及筋肉細胞之退化。愛氏以謂此等病理變化。由魚肝油所含之毒質直接加害而起。惟霍氏經各種實驗。知病者食大量之魚肝油。而同時食物內不增加第二種維他命之量。即發生此種病理現象。Vitamiue B.　(即第二種維他命)

畢蘇二氏以謂第二種維他命之量。與食物內之澱粉質脂肪蛋白質之量。均有一定互相維持之比例。如第二種維他命完全缺乏。即有較重或致命之軟腳病發現。如缺乏較少。軟腳病之現象不致發現。惟不久常有胃腸病盲腸炎心臟病等發生。如日久不愈變成慢性。或至于死。以上之說。如能確定。則吾人食物內所含之第二種維他命是否足量實爲一最要之問題。而服大量之魚肝油患者更須注意及之也。

因維他命問題。外國許多醫家如克潑曼格里華等。以爲癌症與食物亦有關係。食物內所食之第一種維他命。Vitamine A 對于癌症最有關係。惟此說尚未得有充分之確證。一時卽不能斷爲癌症之原因也。

桑葉黃病一夕談

孫祖烈

吾無錫鄉農。患桑葉黃病極多。受其傳染者。百分中約占七十。幾爲地方病之一種。測度病名之義。蓋不外黃者血虧之狀。而桑葉者。採桑葉之人都患之耳

溯此症之起。係一種寄生蟲病。因此蟲之嘴端有鈎。故一名鈎蟲。又因此蟲常棲息於小腸之十二指腸內。故一名十二指腸蟲。患本病者。其糞便內常有卵子發現。而罹病極重之人。每次大便中遺下之卵子極多。吾國鄉農均以糞便爲肥料。故此傳播是病之機緣更廣。所以鄉農在園中採桑。或在田間耕作。最易受得此病。其侵襲徑路。大抵先自皮膚。於是蟲子由血管而至心臟。由心臟而達肺臟。至此乃離肺血管而入肺氣胞。上循氣管。然後經食道而至胃腸盤據焉。

桑葉黃之病狀。大概以貧血爲主徵。面黃肌瘦。精神怠惰。頭痛。耳鳴。如爲幼兒。則往往不能成丁。此外起心悸亢進。脈搏細速。皮膚水腫。而以下腿部最爲著明。呼吸短促。咳嗽。並發胃部疼痛。胃酸過多。食慾減退。並來反理的食慾。如嗜食白紙。炭灰。頭髮。砂礫。泥土。心志怠鈍。缺乏情緒。遇事漠不關心。顯各種笨滯之狀。諺有吸食懶黃病之稱。殆指此而言也。

桑葉黃病醫治宜早。且須醫治得法。往者療治此症。常用洋蘇冰 Thymol。但此藥性質劇烈。稍一不慎。易起中毒。余極嘗用美國之 Oil, Chenorodii。效力遠勝洋蘇冰十倍。治愈鄉人之患桑葉黃病不少。望同志一爲試用。

至此病預防之法。第一宜使鄉農有衞生知識。詳知斯病之根原。第二採桑或耕作時。須著襪履。以減去傳染之機緣。第三應將糞便消毒。以滅除其卵子。但以上三點。範圍甚廣。行之頗非易事。是在有知識者。隨時隨地。相機勸導已耳。

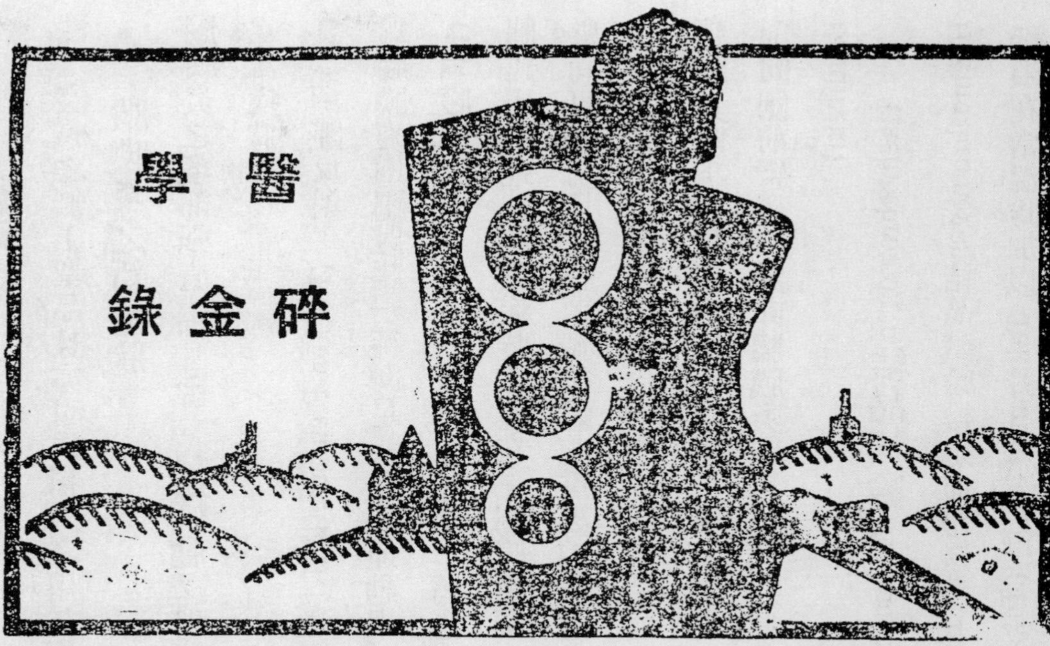

流行性感冒性疾病之Arcanol療法

王畿道

凡上气道加答兒。輕度肺症狀。初期气管枝炎肋膜炎。肺炎。頭痛。喉痳。扁桃腺炎耳痛較劇之咳嗽，呼吸困難等。均可屬於急性流行性感冒起時。突然發熱。熱度激速昇至 40-41°c。患者自覺高度疲勞。而無胃腸障礙。則應用Arcanol爲對症施治及預防進行。本品食後服用。服後再飲少量開水。因用量較大而惹起胃腸障礙者不多見。若發現則投與重曹一刀尖。痛即止。本品用量於病狀較重而有高熱者。爲每日三次。每次服二片。至多以二—三日爲限。或每二小時服一片亦可。服本品後。熱即低降。上述各症狀均漸消退。治療期因以短縮。約三數日病症若失。病人之大半均可治愈。而照常工作。倘作預防用。可投與 Arcanol 二片。

如上所述。Arcanol 片爲對寒冒病。即「流行性感冒 —

性一疾病之無上藥品且亦可爲預防之用其療法甚簡單本品均易耐受云。

腦膜炎之新症狀　王畿道

腦膜炎之項部强直。Kernig 氏症候。腱反射亢進等症候固者醫者所熟知最近又發現向所未記載之二症狀。

(一)項蹠反射 (Nacken-Plantarreflex)。法以一手驟將患者之頭前屈同時他手使膝關節伸直。若爲腦膜炎。則蹠趾起一種向足背伸展運動。與 Babieski 氏現象相似。

(二)腹屈反射 (Bauch-Beuge-reflex)。將患者腹壁之一側自前方突然壓下。若爲腦膜炎則同側大腿起屈曲運動。在重症時雖僅在一側腹壁。兩大腿同時起屈曲云。本症狀中之二現象於腦膜炎之半數。均可證明。且於診斷預後頗關重要。因重症者往往有之也。

腦膜炎之又一症狀　王畿道

腦膜炎除項蹠反射及腹屈反射二新症狀外。尚有一頰部症狀。即腦膜炎患者壓其頰部眶下神經孔。則同側前臂屈曲。如非腦膜炎則否。惟此症狀特於結核性腦膜炎爲最顯著。約有９０％爲陽性（Brudinski）。

Haemochromogen 結晶試驗 Haemochromogenkristalprobe 檢定血液法　王畿道

Haemochromogen結晶試驗檢定血液。遠較 Haemin 結晶試驗 (Haeminkristalprobe) 爲優而簡單。因祇須在常溫時加以 Takagama第Ⅰ液 (Takagamalosung NoII.) (10% Na OH, Pyridin, 葡萄糖飽

和溶液各三・〇蒸餾水七・〇）經一至六分鐘。即可得結晶也。試藥若爲新製。則結晶之存在較久。（可至三〇分鐘）如將載物玻璃加溫。亦無如 Haemin 結晶試驗時有過熱之弊。Haemochromogen 結晶大而明瞭。有特異之形態及顏色。如行分光鏡檢查。則更易確定矣。

小兒傷寒之診斷與足現象

王畿道

小兒患病。多哭不言。醫生診斷。頗感困難。如遇熱性病之小兒發現足現象。則宜存傷寒及假性傷寒之疑。所謂足現象者。即仰臥靜止時。急屈其足背。則足蹠屈肌。發現一種反射的攣縮現象。稱之曰足搐搦、或足背搐搦。此種現象。非由於腱反射。乃因肌之伸展而來。小兒之傷寒及假性傷寒。於其發病後一週內。約有80%呈此現象。故此現象頗足爲小兒傷寒診斷之一助也。雖然。此種現象。非獨病兒有之。即健康大人。當疲勞時。亦有之。惟常爲一時性。不若病兒之常持續也。

癩瘋之防範

曾立羣

癩瘋。古亦稱癩。吾國南省有之。亦傳染病之一也。潛伏期極長。進行極緩。患者鼻喉之粘液中。含此病之桿菌甚富。或由說話噴嚏散成無數小點唾星。浮游空中。同居者傳染而得之。稗史述痲瘋女故事。輒謂女絕美。度人則已病能幸免。未可信也。

病起。微有寒熱。關節痛，食慾不振。精神異常等。旋於週身各處。現赤褐色斑。漸久益深。數閱月後。各成一硬核。此所謂結節性痲瘋也。此項病徵於面部上最爲顯著。臉、唇、耳、鼻。臃腫不平。狀如既乾之柚。眉睫黃細。大都脫落。以其變象形似。乃名之曰獅子面焉。

更有起黃紅色斑者。中部色素漸趨消失。而餘白痕。或現大水泡。泡破液乾。成一白色或深色之瘢痕。是項痕跡。懵焉毫無知覺。於是患者見血而方知創傷。嗅焦而始悉被灼。是謂之痲木性痲瘋。神經既毀。營養障礙。足使肢部脫落。是謂之脫落性痲瘋。

痲瘋既能傳染。於是亟謀隔離之方。以防範之。此痲瘋醫院之所以立也。既顧及公衆衛生。亦便於專門治療。法意之至善者。近今治療之方。頗多發明。昔人目爲難治之腦。今後有幾許光明矣。

中風之急救處置

曾立羣

中風即腦充血。原由腦內充血。血管破裂。溢血壓迫腦組織而起。嗜烟酒及患梅毒者。尤易得之。未中之前。或有眩暈、頭痛、眼花、耳鳴、惡心、嘔吐、痲木、昏迷等先兆。然病起倉卒者居多。驟然倒地。知覺全失。面色殷紅。皮膚熱潤。脈搏宏壯。呼吸深大。情狀甚似酒醉之人。惟呼吸間無酒氣耳。俗因中者多跌。故亦稱之曰跌中。以爲先跌而後中。苟能不跌。庶幾可以免之。此意似是而實非。嘗有坐圈椅或臥床中而亦中風者。彼植立之人。殆先因中風。亡其知覺。失其均衡。遂以是跌倒也。病者務須安臥。切勿驚擾。用枕被布捲等高墊頭部。以冷手巾、冰袋等覆其額顱。最忌薑湯、濃茶、加非、白蘭地等興奮劑。更急延醫。俾能早得正當之治療。如需移就醫院。務求最穩妥之運送。避免一切震動。防其病勢加增也。

疥瘡之預防及療治法

曾立羣

疥瘡亦稱疥癬。俗名疙老。患者奇癢。晚間更甚。初現於指縫、手腕、腋下、胸前、跨間等部。亦有布及全身者。癢處見粟狀小泡。乾成灰黑色小點。病久且廣者。搔傷之處。膿泡遍體。堪厭亦堪憐也。

若循灰黑色小點處極目尋之。常見小隧一綫。隱於皮中。長者可達一二公分。（三四分至六七分）其盡處白色。用針剔之。可得一小粒。置之放大鏡下。詳察此所謂疥癬蟲者。體扁平而圓長。形三分之一公厘。（約一厘。）闊四分之一公厘。有脚四對。皆短。屬蜘蛛類之寄生動物也。隧道係雌蟲所穿。遺卵其中。卵孵化成幼蟲。離隧而匿於皮膚皺襞等處。不久卽長成爲蟲。雄者媾後卽死。雌者再隧而產卵。循環滋蔓。其速力大可驚人。

傳染多由衣服臥具與皮膚之接觸。而宿娼後得者爲最多。

預防首重清潔。借用衣被者。尤當審愼。治療之藥甚多。拜耳之滅疥 Mitigal, Bayer, 其一也。大都浴後將藥塗擦遍身。每日一次。三天後再浴。塗擦周到者。無不全瘉。衣衾被褥。均須洗過。以防再得。

預防牙齒衰弱之論述

耀

近人牙齒衰弱。多就診於醫生。醫治手續。鑲補而已。但此種方法。不久將視爲已往之事實。而代以他種防禦法。其法維何。卽多食魚肉及蔬菜是也。是項預言。係維也納大學內伯爾哈特氏 Dr. Bernhard Go l eb所發表。伯氏在萬國牙科會議時。曾謂吾人牙齒衰弱。可食某種食物防止之。希望五年以內在科學上能於充分之論據。規定某種食物有保全牙齒之功効。伯氏復謂增加體重之食品。僅有益於吾人體素 Tinues 之造成。對於牙齒並無補益。近來同人作種種實驗。將各種食物分別食之。察其効果。已知水中魚類充作食品。實爲保全牙齒之正軌。此係依據實驗。殊堪深信者也。又魚類以外。凡菠菜等等。亦有補益牙齒之功用。蓋此類食物。其中含有石灰鹽 Lime Salts 實爲造成琺瑯質之基礎云云。

癰症非遺傳病

科學家對於人生健康問題。無不殫精竭力以研究之。但醫學進步。未臻極軌。以前各種重症相逼而來。人類攖痛苦磨折而死者。實繁有徒。癰症一項。吾人常視爲可畏之疾。據研究之結果。已得結論十五項。近來八國專門家業經一致贊同之。其經過情形。略如下端。數星期前。專家百餘人。應美國癰症治理會社之召集。在紐約地方舉行集會一次。其時內科醫家。黴菌學家。外科醫家。鈤學專家。X光學家等等。概行出席。當時關於癰症一項。曾作充分之討論。其最重要之結論。約如下端。

一、癰症在實際上非爲傳染性的。

二、癰症本身非爲遺傳性的。

三、外科術、及鈤質、X光線等。爲癰症唯一正當之治療法。

四、倘欲醫治有效。在癰症初起時。即須調治。

彼等復謂人體上某某部份。癰症初起時。即易發見。關於此種危險之預告。當加意防護之。大凡癰症之起。因牙科醫士。類能知之。吾人可求其相助。凡牙齒殘缺鑲嵌不良者。尤須注意。多數生命。及早療治。原可救濟。因處理遲緩而卒致殞命者。不亦大可哀乎。

疾病是什麼

節譯『健康之修養』

元道

自從歷史以來。人類只顧往上進步。達到更高的水平線。人類的子孫。一代高一代。其心智與軀體。都比後代爲勝。所以自然界是和平的。慈善的。不是暴戾的激烈的。他運用選擇的手段。淘汰一切『不適宜』的生息。只許一代中最接近自然律的。得以繼續其生命。換而言之。進化的法則。就是經過『劣者淘汰』的一種保存法則。他所運用的武器很有幾種。就是競爭。風雨。地震。火山和其他不測的摧敗。最後的一種。就是疾病。

這樣。可知疾病是人類進化的福神。不是一種災殃。是一種淘除一切不適宜的生類之手續。教一般最有生存價值的人。都可繼續其生命。

疾病是什麼。要答覆這個問題。當先知道人身的作用與活動。

人身好似一個機器。把食物。空氣。飲水三者。裝了進去。變成熱度。動作。與思慮。我們都知道。機器是用燃料的。人身的燃料。就是食物。食物進入人身。有一部分消化了。爲人體所吸收。還有一部分沒有消化。必須從身體裏排洩出去。教他清潔。進一步說。人身是很完全的機器。他的『創造者』賜他一副很精細的器官。有吸收和排洩的功用。至於人身反了排洩的常軌。變成毒素。這毒素是什麼呢。就是不消化的食物和體內耗費的部分沒有排洩。殘留在體內。毒素的種類很多。有的是實體的。有的是氣體的。排洩這類毒素的器官。就是皮膚肺管內腸與腎臟。最神奇的。就是尋常的人體裏。有一種自然的平衡律。使人身製出的毒素適與所排洩的容量相等。這種自然的作用。可說是人類生命的平衡輪。要是破壞了就是人身發病的一種原因。換言之。疾病的原因。不外廢物堆積在身體裏面的緣故。

疾病的原因已經略略的說過了。我們要是知道進食的正當手續。同時也知道教排洩的器官得了最高的活動力。那麼人體裏。便沒有什麼廢物可堆積了。這樣。疾病就不容易發生了。

人身裏廢物。醞釀的毒素。有幾種是比較的和善些。卻能阻礙身體的動作。例如廢物中。有喚做石灰質的沈澱。常在人身關節之間發見。還有一種喚做礦物質的沈澱。常在附於動脈管的結構內。這就是人身衰老的原因。有幾種廢物。是極毒的。不像前二種的和善。例如生物的鹼質。或稱為灰白色的鹼質。此中含有毒素。只須小小的一點。就能致人於死地。

廢物損害人身的作用。有一定的方法。現在提出來。以便預防。譬如我們進食過度。或是種類太雜。體內起了醱酵作用。毒素就乘時發生了。這毒素能侵蝕胃腸裏面的內膜。他的性質是很戟刺的。我們胃部不消化的時候。或是患瀉症的時候。體內所排洩出來的。也是這樣。所以在嘔吐以後。喉都往往作痛。這並非為了嘔吐的緣故。卻為了所吐出來的。含有戟刺的毒性。

人身裏所醞釀的毒素。足使腸胃的呼吸膜。發生炎症。到了後來。吸收膜就被毀壞。受這害的人。年紀漸老。胃部與內腸。越顯出無力。漸漸不能吸收食物。消化器失了吸收的能力。大概是衰弱與早死的原因。

進一步說。毒素若吸入血內。就能影響神經的中樞。致人身各種的作用。受了騷擾。因而脈搏急促。呼吸反常。手足寒冷。面色發赤。身體虛驚。加以頭痛。眼花。惱怒等各種現象。諸如此類。都是毒素入血以後的病徵。又體內的毒素。其性質大有不同。且按所接連的器官。而分別其種類。職此疾病的名稱。亦往往不同。但其所依據者。不外下列三項。(一)所含蓄的毒素。屬於何類。(二)毒素沈澱的地點。在於何處。(三)器官欲排洩毒素。用何方法。這三項是我們定疾病名稱的時候。所不可不注意的。

人體蓄了毒素。他的器官。就要竭力把他驅逐出來。有了這種奮勁。人身就發生疾病。要勉掉這種奮勁。最好使體內不蓄毒素。致醞毒排洩的兩作用。互相平衡。最要緊的。就是把體內體外。都滌除清潔。因為清潔的身體。就是健康的身體。

最善的防病法。(一)食物簡單。(二)多飲清水。(三)和緩的體操。(四)定時的排洩。(五)合宜的工作。(六)不急操。(七)不愁慮。(八)不驚駭。這些方法。當能免除各種疾病。但是由於外傷症候。不在此例。

至為害病的人。當怎樣除去其醞毒。又除毒之時。怎樣方能不傷元氣。此乃緊要的問題。除毒之法。很有幾種。就是多飲清水。滌除結腸。用蒸氣浴。摩擦身體。加意體操。與活潑肌肉等等。進而言之。有機的與肌力的動作。都從心神作用而發生。所以發病的起因。大概由於心神的作用。因此我們對於不和諧的與不愉快的心神態度。應當竭力以加矯正。而代以和諧的與愉快。這就是免病的一種方法。明白這個原理。就可解決健康的問題。增高人類的壽命了。

花柳病學叢書

Lehrbuch der Geschlechts Krankheiten

花柳病救護法

每部五角

此書不曾專爲普通人說法凡花柳病之原因症候及損害各内臟之危險與治法攝生法皆以淺顯之筆詳細說明使無病者讀之可以知所警惕有病者讀之既不至因循自誤又不至爲醫生所欺雖在家中亦能知正當治療之法誠爲人人必備之書

花柳病療法

每部七角

丁福保譯述先述花柳病學之歷史次述淋病次述軟性下疳次述梅毒次述花柳病之新藥方書中所論病源病狀及療法皆理明詞達閱之即能瞭解其藥方皆從確實之經驗得來苟能照方施治必得奇效

花柳病叢刊

每部四角

吾國花柳病之蔓延殆與人口之比例而俱進偶一不愼遭此慘毒終天飲恨是書搜羅最新最驗之花柳療法及衛生警語彙爲一編顏曰叢刊不獨預防者讀之可收安全之效病家醫家亦可奉爲枕中祕寶也

伍氏泌尿器病學 諾氏花柳病學 合編

每部四角

德國伍洛曼及諾伊曼兩博士著精要簡備治療確效而泌尿器病學尤爲吾國向未曾有花柳病學亦現時最爲緊要凡泌尿器類病隨人口之繁滋而日增洵今病醫兩家不可不研究之書

人類的性病

每部二角

凡下疳淋病梅毒之原因症候攝生治療皆詳述無遺内並論梅毒之新六〇六療法尤爲特色各章皆詞理明達閱之即能實地應用誠人人必備之常識要書也

醫學書局發行

上海市之衛生

上海特別市衛生局
中華衛生教育會
合輯

(一)公共衛生教育是什麽　公共衛生教育是一種基本的教育。必須分兩部研究。(甲)收集知識。(乙)散佈知識。一第一部包含實驗室之搜求。臨病之研究。當地之調查。表明各種衛生管理。皆以科學爲根據。衛生教育亦惟恃科學爲指導。公共衛生的服務者。必須經專門學校的訓練。至各醫校亦須有完善的衛生教育。第二部對於散佈衛生及預防疾病之事。公共衛生機關必須主持一切。其他團體。亦可助理將事。實則顯地供獻於民衆。其實衛生教育應自家庭起始。使正在發育的兒童。受有充分的衛生生活的訓練。各級學校自幼稚園至大學校。皆當以生理衛生二門列入主要課程。衛生教育的普通方法。有報紙。雜誌。圖畫小冊。展覽。演講。電影。及各種特別運動大會。如「衛生運動大會」「兒童衛生大會」「清潔運動大會」「眼睛衛生大會」等等。凡醫院。藥房。護士會。及其他衛生團體。皆可相助爲理。共策進行。最要者凡求普及之宣傳。其事實必須眞確。求巧不如求實。在半眞半假。尤屬有害。教育之不善。足以失信用。起疑竇。以故滑稽游戲之筆。墨識者或謂於衛生教育爲未宜。吾國之需衛生教育亟甚。年來國人亦漸注意及之。國民政府更加注重。是以有各城市衛生局之設施。其注意民衆之健康。期共登仁壽之域。疾病不生。死亡減少。壯者振精神。爲國家社會服務。老者優游林泉。以樂餘年。豈不盛哉。上海特別市將有衛生運動大會之組織。全滬各團體均已認定參加。將來完善可知。更希望能為全國模範。各地仿行。藉以喚起民衆對於衛生上的覺悟。自動的日漸革新。尤希望輿論界盡力援助。與以宣傳。十百其效。亦公共衛生教育之幸也。

（二）肉品衛生須注重獸醫的檢驗　衛生之道。以慎食為惟一要素。慎食者必須將食品先行檢驗。以定去取。肉品為吾人食品中之最重要者。中國肉品不特供給國內。且曾出銷於國外。外人初無異疑。後知吾國於肉品毫無檢驗。往日中國肉品之暢銷於美洲大陸者。卒為人所禁止。現在肉品除少數運往英國屬地外。惟美屬小呂宋一隅耳。今日肉品出口僅憑外國獸醫所簽發之肉品出口衛生執照。照上載明謂「該肉品業已於宰牲前後曾受檢驗。認為合乎衛生。可作民食」云云。惟於事實如何。不得而知。近來小呂宋有人來滬。祕密調查中國肉品衛生問題。該員回國後。不久即發生禁止中國肉品運往小呂宋之謠傳。想此事實現。不過一時間問題耳。夫肉品已加製造。則檢驗時惟察其是否腐臭。有無害蟲防腐劑及雜質而已。有病無病。則不能在此時驗之。論科學的檢驗。如是事實上之揑塞。如彼此急宜改良者一也。外人之久居中國者。每知迎合吾人心理。將錯就錯。專做表面。惟一己之利是圖。今肉品每次出口。更有非專門獸醫之醫生。於貨單上越權簽字。開醫界未聞之怪例。此急宜改良者二也。吾國肉商中亦有知此種局面不能持久。急擬改革者。惟資本有限。無力自辦屠宰場。就地檢驗。因自辦屠宰檢驗。成本勢必加重。獲利益微。即使一家單獨認眞辦理。然仍無補於全體之整頓。況官廳對於商民向無確實保障。又無獎勵與處罰之規定。此急宜改良者三也。以上種種。明知其揑塞。然積習已深。甚為可惜。

苟欲重振旗鼓。切實整頓。保全國際貿易信用。全賴政府與商人誠意合作。一方面爲國家挽回利權。今將改革諸點。願與肉業界公同討論(一)取締私立宰牲作統一屠宰事業(二)聘請合格獸醫。實行科學的檢驗(三)不論其行銷於國內國外一切肉品須爲曾受屠宰前後檢驗之牲畜而認爲合乎衛生者以上三點。爲改革之先務愚見如是。尙祈高明指正。

(三)上海特別市衛生試驗所驗水報告書　水別(自流井水)・抽取日期(七月二十三日)・抽取地點(閘北青雲路恆裕里)・請求者(恆裕里房客聯合會)・試驗結果一・溫度二九・五(甲)化學的(一)游離錏一・四六(二)胎中錏〇・一八(三)弱鐢氰〇(四)强鐢氰〇・七五(五)氯一・〇五(六)需要氱八・四四(七)鐵一・六七(八)不定硬度七・六(九)固定硬度三二・八(十)定質總數四一八六(乙)細菌的(一)每立方公分水之細菌數五四〇〇(丙)斷定此水不合爲飲料之用。(案此稿錄自申報本條中有脫誤處原文如此)

(四)個人衛生要義　個人衛生的最要目標是在能應用和享受健康人之福。有好健康。方能令人得人生最高尙的幸福方能盡世界上最完善的服務。蓋僅能不入醫院。不得謂之衛生。衛生乃積極的非消極的。健康之體必使心身兩部。達到最高的水平綫所以各個人必須自行研究他的能力。明了他的需要。應用他的才幹。改良他的方略。擴充他的能爲。發展他的心身注意他的限度。這樣預備着人生日常之所需。要隨機應變。亦有時以輕視健康爲尊貴。更有時特意的犧牲健康。而視爲正當。世界上蓋有非償以代價不能取得之事物。如各種雄偉的事業。創造的工作。以及孕育嬰兒等。皆是小自家庭工廠大至戰場。皆爲健康的犧牲處。至於專爲一己之權利而犧牲健康。那是甚爲不取。自有人類的歷史以來。犧牲一己的健康。去增進人類的幸福。亦大有人在。蓋爲人類歷史最有光榮之一頁。人類研究衞生。非專爲一己健康起見。必須求於世爲有用。蓋健康終點。乃完滿服務之途徑也。那强壯努力的人。苟惟自私自利。實則爲社會上的病人。所以健康的人。游則樂。工則勤。服務則爲先覺。爲楷模。健康的結果。便能享受人生樂趣。努力服務於人類。或者曰。個人衞生的目標。不過在增長壽命而已。實不盡然。衞生家所注意者。在人生之享受。而不在壽命之增長。長壽固可爲衞生和平安樂之表示。然非謂即此而已。要在其能使長壽者。生活增善。多作有用之事業也。

外科學大綱(續)

丁惠康

第四編　頸部喉頭氣管肺肋膜縱隔膜橫隔膜及胸廓之外科

第一章　頸部外科 Hals

一　斜頸

本症有先天後天之別。從其原因。可分為數種。其診斷甚易。頭傾於一側。頤部與頭部方向反對。健側之肩胛與頭部遠離。不能接觸。患側之點頭筋緊張如索狀。脊柱同時亦屈曲。

二　損傷

症候　有種種危險症候。如(一)血管損傷。(失血死空氣栓塞)其時腫脹發赤。呼吸嚥下困難。注意創傷之部位。與出血之多少。受傷動脈分枝之搏動有無。可知損傷在何血管。(二)呼吸道損傷。(窒息)其時空氣由創面逃出。呼吸困難。血中混泡沫。咯血。皮下氣腫。(握雪音)(三)食道損傷。(蜂窩織炎)其時食物與唾液從創傷流出。可以煮沸牛乳令患者嚥下而試驗之。患者嚥下困難。起蜂窩織炎。(四)其他創傷之傳染。成頸部蜂窩織炎。

療法　(一)呼吸困難者。去血腫。吸出氣管內之血液。(用Catheter)氣管切開。(二)出血者結紮血管。

壓迫血管。(三)氣腫者擇氣道創傷露出之處。縫合之。不能者(如喉頭骨折)用氣管切開。

三　蜂窩織炎及膿瘍

原因　(一)最多爲淋巴道傳染。(淋巴腺化膿)其次則發於濕疹、皸裂、齲齒、齒齦炎之後。(二)間有爲外傷、附近炎症、及血行傳染而成者。故頸部膿瘍之位置槪與淋巴腺相一致。今將頸部膿瘍從解剖的關係。分爲左之數種。并記其病原體侵入之門戶。

(甲)頤下膿瘍。(由下口脣、頤部)(乙)顎下膿瘍。(由鼻翼、頰部、齒牙、齒齦等。)多爲淺在性。偶有在深部顎下腺部及口腔底。惹起重症蜂窩織炎者。是名Ludwig 氏安魏那。(丙)血管隙膿瘍 (由扁桃腺、口腔、頰部、顳顬部、耳部、咽頭等。)(丁)胸骨上部膿瘍(由甲狀腺、胸骨骨髓炎等)(戊)項部蜂窩織炎、(由頭皮中耳炎、乳嘴突起炎 (倍錯脫氏膿瘍)等。)(己)鎖骨上窩膿瘍。(由上方頸部下方腋窩等。)

症候　初爲淋巴腺之限局性炎症或結締織炎性硬結。次則成限局性膿瘍。有蜂窩織炎性化膿機轉。自覺症狀不定。因炎症之部位不同也。生於頤下、顎下者。口腔內浮腫樣硬結。或兼牙關緊急。(近顎骨隅角部者尤甚)　生於血管隙者。氣管食道被壓迫。呼吸嚥下困難。兼有外前額、耳後、頭側頸部等神經痛。

頸部臟器後方間隙之蜂窩織炎。易傳搬於縱隔膜腔。極危險。Ludwig 安魏那。亦腫脹易及於喉頭。極可怖。

療法　初期浸潤之際。用酒精繃帶、溫罨法。化膿者速切開。(須在膿液未至皮下之前卽切開、)浸潤部中觸知軟部分者。爲深部化膿之證。宜速切開。切開之口不宜過大。以麥粒鉗子探求深部之膿竈。勿可傷害神經、血管。切開後插入排膿管。切開之後。若浸潤發熱如舊。必他部尚有膿竈存在。可更探求之。

本症概無波動。可見若爲重症。蜂窩織炎。其切開宜廣。并依解剖的部位。逐層切至深部。

食道誤入異物、與骨疾患等所成之頸部蜂窩織炎。不獨切開膿瘍。尤宜除去原因。

四　咽後膿瘍

原因　多生於小兒。因頸椎加里愛斯、上氣道急性加答兒二症。淋巴腺化膿而成。又或因於乳嘴突起之下垂及頸椎加里愛斯之寒性膿瘍。

症候　多爲潛行性。嚥下呼吸言語困難。咽頭後壁有赤色平滑之隆起。呈波動。

療法　(一)呼吸困難者。先氣管切開而後設法排膿。(二)切開部位。或沿點頭筋之後緣至頸椎直前。或從咽頭內切起。(三)有流注膿瘍者。穿刺後注入沃度仿謨偘利攝林。

五.　慢性頸部炎症

(一)放線狀菌症　易誤爲橡皮腫或木樣蜂窩織炎。須憑顯微鏡檢查爲分別。

(二)木樣蜂窩織炎　多在頸側上方。多起於老人、惡液質。經過緩慢。浸潤硬性。宛似惡性腫瘍。境界明劃。壓之不痛。不發熱。膿瘍潛伏於胼胝狀結締織中。吸收破潰俱難。非穿刺之不可。

(三)皮膚腺病　皮膚深部作成結節。後則自潰。分泌物稀薄。瘍緣穿堀。皮膚暗赤色。肉芽弛緩。多爲結核性淋巴腺破潰而成。

療法　以潰瘍緣切除之。肉芽搔爬之。膿瘍切開之。

六　淋巴腺腫

淋巴腺腫最易推知因(一)淋巴腺之生理部位一定。(二)爲多發性。(三)腫脹之形與腺之形狀相同故也。

A　單純性淋巴腺肥大

原因　多見於十歲以下之人。由於淋巴腺根部之濕疹、齲齒、加答兒等。

症候　腺腫極少。原病治愈則腫變小硬度一樣(稍硬)不化膿不癒着。(如徽毒第二期腺腫)　無痛或輕痛。療法除原因療法全身療法外。以沃度劑內外兼用。

B　腺病性淋巴腺腫

一部屬於前者。一部屬於結核性。然欲決定其屬於何者。則甚難。

C　結核性淋巴腺炎

本症多見於十乃至三十歲之年齡。病理上有三別。(甲)乾酪變性腺周圍發炎、症化膿。(乙)不成乾酪變性成硬結。(丙)似假性白血病。宛如單純性肥大者。

症候　臨床上之症候。千差萬別。不能概論。大體言之。其初軟而移動。腺境界明瞭。其後腺與腺及周圍癒着。境界不明瞭。腺腫或軟或硬。或大或小。或能移動。或變癒着。又或有膿瘍、瘻管。然無疼痛。不發全身症狀。

診斷　若與他病混同不能區別可剔出其一。鏡檢之。

豫後　他部有結核或腺腫多數者。豫後大抵不良。

療法　剔出最良近時實用光線療法不化膿癒着者用之。尤有効。

D　淋巴腺黴毒

第一期　口腔附近生硬性下疳。上頸部淋巴腺腫脹。癒着疼痛與鼠蹊部橫痃異。

第二期　腺腫小而硬。移動性無痛。其大不及蠶豆。他部位同時有黴毒症狀。

第三期　淋巴腺橡皮腫較少。大如胡桃。多生於顎下腺。主爲單發性。成長徐徐。無痛。硬而有彈性。初能移動。則周圍癒着。軟化崩壞。他部位黴毒症狀。不能發見。

療法　全身驅黴法。貼水銀軟膏易全治之。

E　惡性淋巴腺腫

多數腺腫羣在一處。硬度同。大小亦一定。不癒着。不化膿。全身淋巴系統(例如脾臟)被侵犯。爲惡液質。經過速。末期有疼痛與壓迫症候。

F　白血病性淋巴腺腫

血液有變化。

G　淋巴腺肉腫及淋巴肉腫

有癒着及壓迫症。發育迅速。全身症狀著明。

H 繼發性淋巴腺腫

皆自原竈（口唇、口腔、喉頭、食道、甲狀腺、乳腺等）轉移而成。硬而癒着。有疼痛、壓迫。

七 硬性（充實性）腫瘍

有脂肪腫、纖維腫（項部最多）神經腫、軟骨腫、骨腫、肉腫、癌腫等。

頤道癌腫多在喉頭、舌骨、點頭筋之間。高年之男子易犯之。初皮膚無變化。後則癒着破潰。成潰瘍。

八 囊腫性腫瘍

A 先天性腫瘍

1 頤道囊腫

症候 或在舌骨與胸骨上窩之中線。或在深部點頭筋下與表皮下。俱有彈性與波動。

診斷 易誤爲粘液囊炎、粉瘤、皮樣囊腫、寒性膿瘍等。宜以內容或囊壁用顯微鏡檢之。

豫後 概良。然易轉爲癌腫。

療法 行根治的摘出法。然其術頗不易。爲穿刺及藥液注入。無良效。

2 血囊腫

症候 有表在性。深在性之二。前者得見暗靑色之內容。與靜脉通聯。後者不易見。惟呼號怒罵咳嗽時。始見之。

療法　先試持續的壓迫法。無效者剔出之。注入藥液。極有危險。故不宜用。

3　囊腫樣淋巴管腫

症候　多在下顎骨隅角部硬固纖維性部與軟熟波動部。二者同時存在。易由結締織間隙。侵入頸部臟器。壓迫該部器官。皮膚初無變化。後則變爲菲薄、

預後　不良。患之者不久斃命。

療法　(一)剔出最佳。若在小兒不能行之。可穿破腫瘍。注射稀薄沃度液。(二)有傳染之虞者。切開後插入棉紗栓塞。

此外尚有皮樣囊腫亦生於下顎骨隅角部。

B　後天性腫瘍

粉瘤　發於項部、上側頸部。

粘液囊腫　發於舌骨部。不能移動之腫瘍也。大如胡桃。可剔出之。

包蟲囊腫　試驗穿刺所得之液中。含有包蟲鉤。故不易與他症混淆。療法不外剔出。

第二章　甲狀腺腫 Erkrankung der Schilddruese

原因　多見於十歲至四十歲之婦人、飲用水土地空氣之性質。皆與本病原因有多少之關係。如左之三類區別之。

(一)濾胞性纖維性血管。　(二)瀰蔓性限局性。　(三)良性惡性。

濾胞性甲狀腺腫之濾胞中有膠樣變性者。曰膠樣甲狀腺腫。(軟)濾胞擴張融合成大空洞者。曰囊腫性(眞正)甲狀腺腫。纖維性甲狀腺腫爲限局性結節狀有石灰變性、化骨等。血管性甲狀腺腫易出血與壞疽。每成爲假性囊腫性甲狀腺腫。

惡性甲狀腺腫。最難與癌腫、肉腫等分別。有隱沒性、深在性、胸廓內甲狀腺腫、頸部內臟後甲狀腺腫之別。副甲狀腺腫分眞性(與甲狀腺腫分離)與假性(與甲狀腺連絡)之二。

症候　甲狀腺之機能障礙與壓迫症候及醜形爲主徵。就中隣近器官之壓迫症候如下數種。

(一)氣管　變位、狹窄或萎縮。成氣管加答兒。喘鳴、窒息死。

(二)食道　嚥下困難。

(三)神經　廻歸神經被壓迫。窒息、聲音嘶嗄、語不成聲。迷走神經被壓迫。心働亢進。

(四)頸靜脈　頸靜脈被壓迫頭蓋有鬱血症狀。

他如心臟因種種方面受害。其體積亦肥大。此等各症狀由腺腫之位置生長之遲速其炎症性癒着之有無。大不相同。經過或慢或稍急。或忽然增大。變爲惡性。

診斷　概易。旣往症與喉頭檢查。亦不可不行之。有時淋巴腺腫瘍、動脈瘤、囊腫等與本症最難分辨須十分注意之。(一)欲知腫瘍與甲狀腺連絡與否。可觀患者嚥下運動時。腫瘍是否與喉頭同時上昇。(二)欲決定腺腫之種類。當依次之標準。(甲)表面平滑硬度均一。爲瀰蔓性者。爲濾胞性。多見於年少者。(乙)結節狀而硬者爲纖維性。多見於老年人。(丙)軟而有壓縮性。可聞脉搏及雜音者爲血管性。

(丁)圓形有彈性爲結節狀。不見波動者。爲膠樣。(戊)圓形。爲限局性。表面平滑緊張。有波動者。爲囊腫性。(己)硬與骨質相等。爲骨化性。亦可以X光線診斷之。

(三)決定腺腫在何部分。亦爲治療所必要者。腫小而在深部者。(隱沒性甲狀腺腫)比腫大而淺者容易呼吸困難。故其危險尤大。若外部不能探知腺之何部受壓迫。非以喉頭鏡檢查不可。X光線與胸廓打診及氣管壁膨隆狀態。亦可推測腺腫之部位。

(四)注意移動性之有無。良性無炎症症狀者可移動。惡性或發炎者。瀰蔓性急劇增大者。膠樣變性者。不能移動。

(五)注意合併症之有無。如(一)出血。突然呼吸困難。疼痛突然消失。(二)甲狀腺腫炎。呼吸嚥下時困難。腫脹、癒着、化膿、發熱。多見於轉移性。(三)甲狀腺炎多續發於急性傳染病之後。(四)惡性變性。當依左之諸項爲判定標準。

1 年齡在三十歲後。甲狀腺腫依然發育。且其發育無他種關係者。

2 聲音嘶嗄。

3 有放散性疼痛。

4 移動性減少。有不正結節狀。

臨床上甲狀腺之癌腫、肉腫二者。極難與本症相區別。

療法　(一)藥物的。　甲沃度療法。　以沃度、沃度加里軟膏(一比十比百)塗擦。沃度丁幾塗布。沃度加里、沃化鈉（每日〇・一—〇・二）內服。每用藥二週。停止二週。數月為度。又以Jodipin Sajodin同樣每用藥二週。停止二週。亦可。本療法對於蔓延性不起結締織者。用之有效。年少者尤然。膠樣結節與已成囊腫者。服之無效。且本療法往往發排在獨氏病。一有不愼受沃度之中毒可慮也。

乙甲狀腺療法　用新鮮山羊甲狀腺、小牛甲狀腺、（一日〇・三—一・〇）甲狀腺錠、（一—三個）或沃度知林。Jodothyrin（一・〇）然此與沃度同。亦有同樣之缺點。故現今用者漸少。

（二）手術的。藥物療法無效者。呼吸循環有障礙者。三十歲以後腺腫急劇增大者。適用此法。惡性變性者。宜速摘出之。然手術有三種危險。一出血與空氣栓塞。二假死。三廻歸神經、氣管、食道等損傷。故用手術亦宜謹愼。

第三章　喉頭及氣管疾患 Erkrankungen des Kehlkopfes und des Speiseroehre

一　喉頭損傷

症候　出血、呼吸困難、假死、氣腫等。　療法（一）縫合。行於喉頭之創傷。（二）止血。行於外部之傷面。（三）氣管切開行於嚥下困難時。（四）喉頭栓塞行於氣管切開之後。（五）食道消息子。行於嚥下困難之時。

二　喉頭異物

症候　有痙攣性咳嗽及窒息樣發作。（喘鳴）突然發現。

療法（一）頭下俯以手指除去之。（二）氣管切開用於不得已時。（三）用喉頭鏡除去之。（異物與氣道壁之中間尙有空氣流通時、異物全塞實空氣通路、然已行氣管切開、呼吸不十分困難時、皆得適用之。(四)喉頭切開用於喉頭鏡不能窺見異物時。

三　喉頭水腫(聲門水腫)

原因　(一)由於頸部縱隔膜生腫瘍、喉頭鬱血、心臟疾患、腎臟炎等。(二)由於安魏那、痲疹、猩紅熱、沃度性鼻加答兒等急性炎症。(三)由於喉頭結核、黴毒等。

症候　嚥下困難。呼吸困難。其豫後概危險。

療法，(一)原因的療法。(二)限局性者用切開術(有特種之器械)(三)瀰蔓性者用插管法。(四)氣管切開術。

四　喉頭實扶的里

症候　有三期。第一期爲輕症。第二期喉頭已狹窄。然呼吸補助筋營代償的勞作。尙不致於呼吸斷絕。吸氣時鎖骨窩與胸部下方凹陷。第三期呼吸機能衰弱。發藍白色。皮膚靜脈鬱血。脈搏不良。意識渾濁。

療法　(一)實扶的里治療血淸。(二)氣管切開用於第二期劇症與第三期輕症。及吸氣時脈搏缺乏之者。(三)插管法雖爲便利之法。然咽頭喉頭腫脹劇甚者。假死者。用之無效。

五　喉頭軟骨膜炎

原因　發於窒扶斯、實扶的里之後。又或原因於結核、黴毒、外傷等。

症候　嚥下呼吸困難。聲門水腫。聲音嘶嗄。久則軟骨膜肥厚。軟骨周圍膿瘍。軟骨壞。診斷時須憑喉頭鏡檢査。

療法　(一)氣管切開。(二)切開膿瘍。切除壞死之軟骨。

六　喉頭結核

原因　多發于已患肺結核之人。

症候　(一)自覺症狀如聲音嘶嗄、咳嗽、咯痰、嚥下困難等。(二)以喉頭鏡視之。初起爲粘膜腫脹。蒼白。久則浸潤潰瘍。

診斷　除上記症狀之外。宜注意肺結核之有無。以咯痰檢査結核菌。始無誤診。

療法　對症療法。如塗十%乳酸。注射十乃至二十%薄荷腦、橄欖油等。爲普通所用者。其次以古加乙湼、阿爾篤忽爾謨等溶液或乳劑。塗於局部。(食前)

七　喉頭黴毒

症候　在黴毒第二期。起粘膜加答兒。生丘疹與淺在性潰瘍。成橡皮腫者。爲限局性結節或瀰蔓性浸潤潰瘍。自覺的嚥下困難、聲音嘶嗄。他覺的可以喉頭鏡檢査之。

八　喉頭腫瘍

(一)良性腫瘍中最多者。爲乳嘴腫、纖維腫。前者多生於小兒。發聲障礙。呼吸困難。可以喉頭切開除去之。

(二)惡性腫瘍中爲癌腫。多見於五十前後之男子。不咳嗽而聲音嘶嗄。有劇痛。吐惡臭性血性咯痰。狹

等症狀。腺腫脹等以喉頭鏡檢查之。有凹凸不平之潰瘍。邊周隆起如堤狀。（有此等症狀者、十之八九、可斷爲癌腫）

第四章　胸廓疾患

一　胸廓挫傷

症候　輕者胸壁軟部損傷、皮下溢血或大胸筋突然斷裂。重者胸骨、肋骨、脊椎骨折斷。胸廓內臟器亦受損傷。

肋膜與肺臟損傷時。成血胸、氣胸、咯血、皮下氣腫。心臟損傷時。成心囊血腫、心臟麻痺。致死。大血管損傷時。亦不免於死。横隔膜破裂時、有横隔膜歇爾尼亞。呼吸困難。致死。

療法　疼痛與呼吸困難者服嗎啡。血胸、氣胸成呼吸困難者。用穿刺術。

二　肋骨骨折

症候　本症爲常見之疾病。不論何肋骨。皆易折斷。尤以後方肋骨隅角部、前方骨軟骨境界部附近爲多。其症候爲劇痛。深吸氣與咳嗽與手指壓之。其痛尤甚。肋膜與肺同時受損傷者頗多。

豫後　良約四週全癒。

療法　胸部纏繃帶。固定骨折部位。或用闊寸許之絆創膏纏繞損傷部。層層重疊。如屋瓦狀。尤爲相宜。疼痛甚者。臥床靜養。兼服嗎啡。皮下氣腫之甚者。用空洞針穿刺之。有時用切開術。若爲輕氣腫。容易吸收治癒。

三　胸廓非穿通性創傷

療法　(一)防肋膜之傳染。(二)內乳動脉損傷者最易出血。故必結紮之。法在胸骨緣。當肋間腔之皮膚橫切開。取該動脈紮結之。(三)肋間動脈損傷者。以骨剪刀剪去該肋骨部小骨片。結紮該動脈。(在神經與靜脈之間)、

四　胸廓穿通性創

1　肋膜及肺之外傷。

症候　肋膜外傷者。肋膜腔有空氣或細菌竄入。其經過如次之三種。

(甲)空氣細菌未侵入者。(創口狹小。創面閉鎖時)、不成氣胸與肋膜炎。

(乙)空氣混入已成氣胸者。若無細菌侵入。(防腐性氣胸)其氣胸逐漸減小。豫後佳良。

(丙)空氣細菌俱侵入者。成膿氣胸。豫後不良。

肺損傷者。亦成氣胸、血胸、氣腫等。但又有咯血、咳嗽、呼吸困難等。若有細菌傳染。則成膿胸、肺炎、肺膿瘍、肺壞疽等。肺門損傷者。有大出血。外部創口過大者。肺葉脫出外方。

豫後　損傷不及肺組織之深部。及不受細菌傳染者。都可治癒。否則死於內出血、氣胸、(窒息)傳染(膿胸、肺化膿)之下。

療法　肺損傷時。肋膜出血多者。展開創面。用縫合法。或括約縫合法止血。同時縫鎖肋膜腔。然不用手術。而豫防肋膜腔之傳染。注意呼吸之復原。亦可日就治癒。例如先將創傷周圍清凈。以防腐繃帶閉鎖

胸廓創面是也。或有洗滌傷面以消息子探創底者。行之非但無益。每有流弊。不可不慎也。創面哆開者。宜縫合二三處而開放其一角。患者在床安臥。醫生監視之。有呼吸困難。與以少許嗎啡。有血胸以套管針穿刺。(血胸凝血過多者。用開胸術與肋骨切除術)不可用排膿管。有氣胸。呼吸困難。或壓迫心臟宜穿刺。有膿胸宜切除肋骨并行開胸術。肺之脫出者可還納於原位。但須確知無細菌傳染方可。

2　心囊及心臟之外傷

症候　心囊外傷者。成血心囊、氣心囊、心囊炎等。心臟損傷者致死。

療法　全身症候輕微。可用手術時。速以損傷部縫合之。不可袖手傍觀。聽其自斃也。

3　橫隔膜之外傷

症候　最要者為外傷性橫隔膜歇爾尼亞。腹痛、呼吸困難、腹部凹陷、胸部膨隆、有鼓音、心臟濁音位置變遷。腹部臟器嵌頓。致死。

療法　臟器嵌頓者。破開胸廓。整復腹部內臟之後。以橫隔膜縫合之。

五　肋骨加里愛斯(肋骨結核)

原因　本病為中年之疾患。雖有骨髓炎、骨膜炎之別。然後者較少。或為原發性。或自附近(肋膜周圍炎、穿孔膿胸、胸廓軟部結核)傳染而成。

症候　患者一般為貧血性。然亦有體格强壯者。患之初。胸壁生小腫瘍。無痛或壓痛。發育緩徐。皮膚無異狀。繼而腫瘤漸大。皮膚菲薄。變暗赤色。多疼痛。有波動。膿瘍自潰。作成瘻管。膿液稀薄。混乾酪樣變性物。瘻管之邊緣暗赤色。不規則而彎曲。以消息子探之。能觸知粗糙之骨與肥厚之骨膜。

診斷　肋骨徐徐變爲紡緟形。少有壓痛與腫脹者。大抵爲肋骨結核。否則爲橡皮腫。此二者情形相同。往往使醫者不能區別。今分別之如左。

	年齡	腫瘤之軟硬	膿瘍	膿	病變部位	身體他部位	其他
肋骨結核	中年前	軟	大硬度均等	稀薄含乾酪變性物	多在骨骺及胸骨者極少	有結核竈	無沃剝反應與淮氏反應
肋骨橡皮腫	中年後	彈力性稍硬	小周圍硬	粘稠平等	多在骨膜及胸骨者多	有黴毒症狀	驅黴法奏效有淮氏反應

鑑別　除橡皮腫之外。尙有多種疾患易與本症相混。列舉如左。

(一)膿胸。雖亦膨隆於外部。然可由打診聽診、穿刺定膿胸之所在。打診時濁音多廣汎。

(二)肋膜周圍膿瘍　濁音部亦常廣汎。且爲瀰蔓性。

(三)穿孔性肺膿瘍　肺組織有空洞。打診上呈鼓音。膿中混有空氣。

(四)肺歇爾尼亞　打診時有鼓音。腫瘤之大因時不同。爲其特徵。

(五)胸廓放線狀菌症　常自肺與頸部之病竈傳來。腫脹硬。可以顯微鏡檢查之。

(六)脂肪腫　無波動。有分葉狀構造。

(七)纖維腫　發生徐徐。較硬。軟性纖維腫爲多發性。

(八)包蟲有鈎。動脉瘤有雜音搏動。肋骨肉腫發生速而有肋間神經痛。肋骨軟骨腫硬。而生於肋軟骨部。是四者皆胸廓疾病之重要者。當與本症區別者也。

療法　切除肋骨爲最良。因可豫防其再發也。然病變既久。病變部位廣汎。(許多肋骨同時侵犯時、)且有寒性膿瘍時。手術不易實行。又有再發之慮。

保守的療法。以穿刺膿瘍注入沃度仿謨倔利攝林爲佳。於小兒行之最有效驗。然往往亦有徒勞無益者。

六　膿胸

原因　多自近隣傳染而來。例如肺(重症肺炎、肺壞疽、肺膿瘍等)腹腔(橫隔膜下膿瘍等)或胸壁。(肋骨、骨髓炎、胸壁傳染創等)最易傳染爲本症。其次則轉移性或特發性亦有之。滲出液或爲膿汁。或初爲漿液。後爲膿汁。後者比前者尤多。

診斷　與一般肋膜炎症候相同。然非試驗的穿刺不能爲確診。患此者概全身症狀重篤。有高熱。脉搏不良。皮膚微有腫脹。

豫後　概不良。小兒患者多自然治愈。然不用手術的療法。則胸壁或肺臟破壞衰弱而死。

療法　用開胸術切除肋骨最爲適宜。小兒單用開胸術(不必切除肋骨)法與肋骨平行。從肋骨上緣。(不傷害肋間動脉、)逐層破開及於肋膜。

本症用手術治療之後。常有膿汁少許。由瘻孔排出。如此者宜用 Schede 氏大手術。即前方第四肋間部大胸筋外緣起。斜向下方第十肋骨。更上行至肩胛骨內緣。約在第二肋骨之高。切破胸壁軟部。作成一擬剝離肋骨自第二肋骨起至第九第十肋骨止。前方從肋軟骨部。後方至肋骨結節盡切去之。擬之前緣。設法縫合。其後面由肉芽閉鎖爲宜。

第五章　乳腺疾患 Krankheiten der Brustdruese

一　乳腺炎（乳房炎）

本症有（甲）非特異性乳腺炎（乙）特異性乳腺炎之二。（甲）共六類。（乙）共三類。表如次。（一）初生兒性。（二）少年性。（破瓜期性）（三）產褥性。（鬱滯性、化膿性）（四）外傷性。（五）經閉期性。（六）慢性膿腫性。（屬（甲）類）

（七）結核性。（八）黴毒性。（九）放線狀菌病性。（屬（乙）類）

原因　本症爲常見之疾病。二十歲至三十歲之婦人犯之。膿瘍多成於乳房中央上部。冬季、春季尤多。普通之原因。皆由於哺乳中乳嘴有咬傷而成也。

症候　由上記各種類分別述之如次

（一）初生兒性乳腺炎　初生兒乳房腫大、硬固、疼痛。然不化膿。常漸漸消散。

（二）少年性乳腺炎　與前略同。破瓜期時見之。

（三）產褥性乳腺炎　是爲最重要之乳房炎。多見於初產授乳婦。是由乳嘴、乳暈等小創傷侵入化膿菌。而此菌復侵入乳腺故也。其症有鬱滯性、化膿性之二。鬱滯性者乳汁不流通。乳房輸出管有障礙。大抵不化膿而自治。皮膚發赤腫脹。身體輕熱。乳房有結節狀硬結。乳汁淋瀝不通。壓之疼痛。化膿性者。間朋廉氏蜂窩織炎性乳腺炎。炎症之在乳腺周圍結締織者。皮膚浮腫發赤、有壓痛。膿瘍易自潰。腺實質之中。雖無硬結可見。然乳腺與大胸筋之間尚有膿瘍（乳腺後膿瘍）存焉。炎症在腺實質內者。腺質內有硬結壓之疼痛。皮膚雖不變化。然已成膿瘍。及腺質內之膿瘍互相融合。皮膚始見炎症症狀。有波動。終自潰。其後變爲乳汁瘻。

（四）外傷性乳腺炎　由於乳腺受鈍的外力（一時性或職業的）而成。有疼痛與腫脹。多化膿自潰。或自然吸收治愈。或又變爲硬塊。

（五）經閉期性乳腺炎　是爲慢性間質炎。有硬結與瘢痕性收縮。疼痛或有或無。他覺的症狀亦無定。每誤爲癌腫。

（六）慢性囊腫性乳腺炎　本症在炎症與腫瘍之中間。乳房內發無數囊腫。大小不一。多見於破瓜期後及分娩後不哺乳之時。左右同時發生者最多。當月經時痛脹更烈。不與皮膚癒着。腋窩腺不腫脹。易誤爲癌。

（七）結核性乳腺炎　本症爲稀有。多自肋骨、肋膜、腋窩腺等處結核波及。罕有原發性者。初生限局性硬塊。終軟化自潰成瘻有之。瘻孔在未軟化崩壞之前。每誤爲他症。豫後良。

（八）黴毒性乳腺炎　乳腺生橡皮腫者殊少。哺乳於黴毒小兒。乳嘴生潰瘍。始成本症。

（九）放線狀菌性乳房炎。極稀有之病也。

療法　舉重要者述於下。（一）鬱滯性者。防乳汁停滯。宜提高乳房。或用吸乳器吸去乳汁。同時爲分泌制限。服沃剝下劑以減少乳汁。炎症甚者用罨法。有硬塊者施按摩。幷塗沃剝軟膏。

(二)化膿性炎以豫防爲要。常用硼酸、酒精拭滌乳嘴、乳暈。有創傷濕疹者。由適當療法求其治愈。例如乳嘴皸裂潰瘍等。可塗次之藥品。

(甲)單寧酸　二・〇　倔里攝林　一〇・〇　酒精　五〇・〇（右一日數回塗布）。

(乙)硝酸銀　〇・五　百露拔爾撒謨　五・〇　派拉甫尹軟膏　五〇・〇（右一日一回塗布）。他如硼酸軟膏、拉紫撒氏坭膏等亦可用。

乳房炎在起初膿瘍未成時。哺乳之際。不感痛苦。可哺乳於小兒。若膿竈已成。卽不宜授乳。乳房炎之保存療法。以提起乳房安靜。塗依比知阿兒類。擦水銀膏軟等。用濕布繃帶、琶洛氏液、硼酸水、醋酸礬土水及鬱血療法。

(三)經閉期乳房炎。貼依比知阿兒、水銀及沃度加里等軟膏。疼痛甚者。以腺摘出之。

(四)囊腫性炎。用五％石炭酸一公分注射腫瘤中。每日一次接連注射一二週間。

(五)結核性者。切去乳腺。摘出腋窩腺。續發性者。宜除去原發竈。

二　乳癌

原因　與結婚、妊娠、分娩、哺乳、乳房炎、乳房外傷及濕疹等。有多少關係。臨床上分軟性癌、硬性癌之二。三十四十歲以後。始見之。

症候　今從病初起。依次舉其症候。

(一)硬結　先有表面不平之小結塊。無痛。約占乳房外上方四分之一處。患者不以爲苦。

(二)疼痛　繼而硬塊作痛。肩胛上肢亦疼痛。此時患者困苦不堪。

(三)癒着　斯時結節癒着。(甲)或與皮膚癒合成癌臍。(許多結節生於皮膚、成板樣硬結、名鎧狀瘤、爲惡性)(乙)或與筋肉(大胸筋或大胸筋筋膜)癒着。令患者伸平患側上肢。張緊胸筋。再以乳腺向胸筋纖維之方向運動。若乳腺不與筋肉癒合。必能移動。否則不能移動。(丙)症狀更進。遂與肋骨癒合。其時不問上肢取何位置。乳腺不能移動。

(四)乳頭陷沒爲臍狀　此因癌腫腺內萎縮。故成陷沒。同時乳頭部爲與乳腺排泄管連絡。不及乳頭周圍之自由腫大。故乳頭陷沒爲臍形。是皆病症劇重之徵也。

(五)潰瘍　腫瘤自潰。爲翻花狀潰瘍。有臭膿。胸筋與肋骨亦受同樣之變化。

(六)淋巴腺轉移　當此之時。腋窩腺腫脹。(與患乳爲同側者、多有時爲異側)其部神經血管均被壓迫。上肢起神經痛。且有浮腫。可以上肢緊貼胸廓。令大胸筋弛緩。在腋窩觸知所腫之腺。其形纍纍如貫珠。從胸筋下緣直達至上方腋窩。腋窩腺腫脹之後。無幾時。鎖骨上腺、頸腺亦腫脹。

(七)惡液質　上記症狀逐漸經過。最後變爲惡液質。

診斷　三十五歲以上之婦人。若有乳腺硬脹。十之八九爲乳癌。其診斷雖可據上記特別症狀以爲標準。然在病初極難斷定之。

鑑別　今舉乳腫疾患數種。以明各症之特點。可與本症相區別。

(一)間質性乳腺炎　月經之中。乳房疼痛。附近淋巴腺多腫脹。然為一時的。

(二)囊腫　囊腫深居體內者。每誤為癌腫。然其腫脹、疼痛。與淋巴腺腫脹均為一時的。

(三)排在獨氏病　有劇痛。頗似急性濕疹。然不呈全身症狀。荷以他種慢性濕疹療法療治之。其效果極微。終必化為癌腫。

(四)纖維腫及纖維腺腫　為圓形之結節。發育極慢。能移動。

(五)肉腫　腫軟、痛微。不轉移至淋巴腺。年少者犯之。無萎縮症象。不如乳癌之常見。

(六)軟骨腫　硬度與軟骨相同。限於一處。無疼痛。經過慢性。不轉移至淋巴腺。

(七)結核及黴毒　身體他部。必有結核或黴毒之徵象。

(八)放線狀菌症　淋巴腺腫大。肺部亦發同病。為其特點。

(九)乳房痛　有發作性疼痛。無癌腫之特徵。而有他種疾患之諸般症候。(用原因對症療法)

(十)乳腺肥大　常犯左右兩側。為其異點。(高舉乳腺、服沃剝、幷用乳房切斷術等)

豫後　不良。自病初至死亡。約年半至三年半。每有確診後一年半以內。即致死者。

療法　速用乳房切斷術。在未能確診之前。若一時無確實診斷之希望。亦可速用此術。但必須參照左之三項。如為適應症。始可毅然行之。

其一適應症　腫瘍之可以完全切去者。腫瘍之不與皮膚癒着者。腋窩腺腫脹不甚者。

其二禁忌症　皮膚之中。已有多數結節。及與肋骨癒着者。轉移至鎖骨上窩者。上肢神經痛及浮腫者。轉移於內臟者。已變惡液質者。

乳房切斷術。必摘出腋窩腺。摘出之後。置枕於腋窩。幷使上肢轉向於外方爲要。

第六章　縱隔膜疾患

一　縱隔膜炎

原因　或爲外傷性。或爲轉移性。或自附近（頸部、食道、肋骨、肋膜、心囊、肺等）之炎竈。傳播而成。

症候　高熱、劇痛、嚥下困難、呼吸困難、有膿瘍。

診斷　本症診斷頗難。宜於胸骨緣第三第四肋間腔。行試驗的穿刺。取膿汁以驗之。又若見皮膚浮腫。接於胸骨。則爲膿瘍已自潰之徵。

豫後　多不良。然亦有自潰後自然治癒者。

療法　試驗的穿刺有成效時。可沿胸骨緣入膿竈。用利下兒氏鉗子。切除胸骨之一部。插入排膿管。再於肩胛內緣與脊椎棘狀突起列之中間。切開皮膚。除去肋骨。剝離肋膜。爲根治的手術。若不能。則以對症療法代之。

二　縱隔膜腫瘍

良性腫瘍者。適用外科療法。腫瘍增大。則有壓迫症狀。就中皮樣囊腫形最大。可以試驗穿刺。發見其特有之囊腫內容。肉腫、癌腫可用對症療法。或X光線。豫後不良。又胸腺肥大之症。必起呼吸困難。須用近代外科手術治之。

第七章　橫膈膜損傷 Verletzungen des Zwerchfells

肺與心臟下方有刺創、槍創必損傷橫膈膜。此時橫膈膜之創傷雖爲重要。然腹部臟器同時受傷。橫膈膜發生歇爾尼亞。（腹部臟器竄入胸腔之內、名曰橫膈膜歇爾尼亞。患此者槪在左側、不在右側。因右方有肝臟存在也）則更爲劇重。

診斷　胸部傷面露出腹腔臟器者。診斷最易。否則由非外傷的橫膈膜歇爾尼亞症候：（心臟轉移右方、左側胸廓下半部有鼓音、惡心、嘔吐、腹痛等）而斷定之。

療法　必用手術。胃腸嵌頓時尤然。將肋骨切除或肋間切開。達於橫膈膜。使腹部內臟復爲原狀。再以橫膈膜縫合之。依此法行者。其結果多佳。

雙生子的研究

查士驥

人類每次祇能生一個小孩。在世界上比這還要來的當然的事是沒有的了。可是這是造成人類現今的事物現象的基礎。設而不是這樣。每次可以生二個小孩。那末這世界的一切事物都得從根柢上改造過。恐怕今日吾們四周的一切制度一切組織都得改換式樣了。事實上則是幸還是不幸雖不可知。大多數人則明明祇一次生一個。（但也有例外）。即少數的人類也有生雙生子。甚而三子四子的。大概無論何人。他知道的家族中必有一組的雙生子。但統計上雙生子的數目。則依人種的差別而不同。德法美等國。大抵百回的生產中有一回雙生子。但猶太人則數倍于此。大概四十次生產中有一次。在日本則雖無正確的統計。依最近統計局的人口動態統計調查大正十三年度分的材料。內有東京帝大心理學教室的小保內虎夫氏的計算。則說是三百三十五回中有一回是雙生子。和上述國數一比。祇及三分之一。還不足和猶太人一比則究祇有六分之一。這大概是錯誤的是否祇是小保內氏一人的臆想像。因日本自昔有把雙生子殺死的習慣。因而信以爲在日本的雙生子的遺傳性便漸漸減少。下來其結果大概實際上並不減少。因有些人一生了雙生子。便把來出繼他人。把那事偸偸隱過。總而言之。日本人雙生子在比例上會如此稀少。是一件可疑的事。在我國。則從來沒有統計。我們祇有依人種的見解假定他是和日本差不多的。

至於三子則比雙生子更少了。祇要有一個生下來了。新聞上沒有不爭先登出來的。依西洋的統計。則每八千至一萬次的生產中約有一次。特別是三子而安然長成實事更爲珍貴大約在遊藝場中作爲列覽物當然有的但既是稀少他們是否是眞實的亦可疑。

最奇怪的是雙生子合三子之間出生的次數有一定的數學的關係的。設雙生子的產數和普通子的產數爲$\frac{1}{n}$的時候。則三子的比例爲$\frac{1}{n^2}$。若前者是九十回中生一次。則後者九十自乘卽得八千一百回中一次的結果。四子則依此計算。當爲$\frac{1}{n^3}$的公式。照上例計算。九十的三方則七十二萬九千次當可得一次的四子。但德國等處統計。則比較上例爲多。大概四十萬的生產中可得一個四子。

然則人類的出生中每次究竟最多可得幾個小孩子。五個六個的例子雖可說是絕無僅有但稗史野乘里巷之中。也不是絕無的事。一千六百年前後。德國普魯士地方竟有一次生七子的婦人。但因流產而母子同時死去。因悲惜而建造的紀念碑。後來也被發見的。又一八七二年波士頓發行的醫師雜誌。內有八子的產生且均健全長成的消息。

雙生子大概是遺傳的。所以因父或母是雙生子而子也雙生。或父或母的兄弟生出來的也是雙生子等等。是不足爲奇的。雙生子或三子的產生系統的報告。最著名的要算美國沃哈沃 (Ohio) 洲古里伯倫的C夫人的生產系統了。這C夫人的母親和祖母都是雙生或三生四生。從沒有過一個單胎的生產過。C夫人自己前後凡三度結婚。她給第一個丈夫生了二個都是男的一對小孩。他死後和第二個丈夫生的。則是一男一女的雙胎、不久又生了男一人女二人的三胎。但均因腸病而死去。但不久她却又連續的生了兩回雙胎。都是一男一女。後三度結婚。又生了二男的雙胎。不久又受了一男二女的三胎孕。但結果二個女的都是死產。以後一年生了三女的三胎。但均流產。二年後又是一男一女。再翌年則竟是男女各半的四胎子了。可是均流產。這超人式的婦人二年後又有一男一女的雙胎了。次年男一女二的三胎。此後更有四女的四胎。四男的四胎和三女三胎均流產。這麽計算起來連流產也在內二十年間共計受過三十人的孕。平均每次生三個小孩。又聽說C夫人和繼夫(第二夫)所生的一個長女出嫁後也生雙生子。所以區系統至少可說連互有四代之久。在世界上眞是稀有的多產的系統了。

這雖是一個超出我人想像以外的例。但這材料是美國高爾特史伯林格。哈布的優生學記錄所的調查來的材料中得來的。比較是新一些的東西。比其他的或者可以信用一些。當他們實行移民法的時候。調查者在加尼福尼亞州的日本人中。有一個婦人在十年中生了八個孩子。也不足爲奇的事罷。又有一個伯魯加爾的人。他的記錄中記着有一個男子結過二次婚。第一次。他的妻計生一組四胎和十組雙胎。第二次他的妻計生三組的三胎。十組的雙胎。總計得六十八人的子女和C夫人可說是遙相匹對咧。

現在且把三子四子放開。專講雙生子。第一要說的。就是爲現今一般人所信爲眞實的。以爲雙胎可分成兩種。一種是同時從卵巢裏落下二個卵。都受了精同時在子宮中發育成小孩這不過說同時發育和生產。他的來原却是二個不同的人。倘使不是同時發育。則當時兄弟姊妹了。這種的雙生子的容貌性格的相似性最多不得超過兄弟姊妹的程度。又有時是一男一女。這叫做雙生子。例如創世紀裏面的以掃和雅各的雙生子間。以掃的身上滿生着毛。雅各則否。他們的母親把雅各的手和頸的光滑的處所掩了羊皮。欺騙盲目的父親道。這是以掃。這便是所謂同胞的雙生子。

別一種的雙生子則異是。發育的當初。祇有一個卵。祇藉一個精子而受胎。但是發育的過程中忽然分了兩個胚。所以依理應生一個小孩。但結果却來了二個。那麼雙生子的面顏。體格。性質等等。一定是毫無二樣的。這叫做同型雙生子。沙翁的喜劇叫『錯中錯』(The Cevlby oj Fuois) 的安夫拉司和托落米歐的二組的雙生子便是此種的雙胎。

元來本應發育成一人。而在半途中忽變成二人。是似乎出乎常理之外的。可是近頃有了許多證據。至今懷疑的人可說是完全沒有了。首先我們應得明白此種雙生子的胎盤和胞衣常是共有的。有是連臍尾也直至半途中還是在一處的。南北美的熱帶地方有一種叫犰狳的獸。是很奇妙的動物。牠們一定在始初是一個卵。在半途中分裂開來。依種類而生八子或四子的小獸。從此推想起來。人類這個事情也可以有的。

至于雙生子中男女的比例。則常依人種而生多少的差別。大略說起來。都是男孩。都是女孩。和男女各一的比例是一一一。可說是數目一樣的。若雙生子的始初是起於二個卵。則生出來小孩的爲男爲女的機會是各二分之一的。所以生出來的二人都爲男或都爲女的機會是四分之一了。這麼說起來則全男和全女的雙生子各佔一成。一男一女的雙生子却佔二成。但實際上則是如上文所說的成爲一一的比例。這就是表明了全男或全女的比例數應得多一些。換言之就是表明了同型雙生子的一定的產生的道理了。

佛萊雪斯高爾登。對於雙生子早已認爲生物學上的最有興味的問題。他在一八八三年公布了人間的能力的研究。一文有趣的痛快的論著雙生子。他的議論至今尙有傾聽的價値。大體上不僅沒有錯誤。以後的研究。大概也沒有比這短短的一章更豐的材料罷。

高爾登也承認以上的兩種區別。他所收得的材料中加進了許多有趣的實在的說明。例如在他收得的十三組同胞雙生子的說明裏。他說道。「二人自出生後以至今日同樣的被撫養。二人都無病而健康。但在他處則不同。身和心固然不同。恰如兩個沒有關係的小孩一般。」又在別一組中。一人早死殘留的一人則畢業英劍橋大學。但他自己說道「吾們（雙生子）二人從技能和性質上說起來。則當彼此相依助的。他是好瞑想的。於詩歌文藻方面大顯其天才。我則喜歡實際計數語學均是我得意的科目兩人若能調勻了。眞可成適當的有用的人呢。」

這也不必驚奇的。原來如上文所說同胞雙生子的關係決不能超過兄弟姊妹以上。則當然有相同或相異的體格和心思等等。

眞正相似的雙生子。不但一見覺得像。卽精細把身體各部分檢查起來也是幾乎一樣的。前記的小保內氏曾在東京的小學校裏選出了六十八組雙生子。（同型的雙生子。）檢驗的結果身長平均相差最多也不過百分之二。體重相差也不過幾兩。其他如頭的長度。髮色。髮式。眼包。爪形。握力的强度。血液的性質。又在腕骨上一個一個細測的結果。覺得越去仔細觀察。越發見出相似之點來。昔在紐約因一對雙生的姊妹的開演喜劇。園主特召集全紐約九十三組男女雙生者。中間有一個七十八歲農夫的雙生兒子。二人均在左眼上生了一粒疵。長崎醫科大學國友博士曾把同型雙生子的內臟比較解剖過。結果二人的內臟的形狀和大小完全是一致的。

人類的手指手掌及脚蹠的條是每人都不同的。一日前上海法界電車公司工人罷工。其中一個理由聽說是爲公司强迫工人打手印。這打手印。原來是辨別何人最好的方法。世界上普通決沒有手紋和蹠條相同的人。據說這種手紋還是猿猴時代攀樹時代來的。可是同型雙生子怎樣長崎醫大倉上博士曾實驗過二個雙生子的手指紋結果完全分不出彼此。於是我們可以知道生物學上遺傳勢力的偉大。

又據專家實驗觀察的結果。相似的程度的高下世界可分爲左右兩半面。卽如手則左手的相似性似乎比右手來的高。

因爲絕端的相似。便有許多笑話發生。最有名的有沙翁的『錯中錯』。我國也有西遊記裏眞孫行者和假孫行者的大鬧。後來連觀音大士也束手無策。鬧到了如來佛尊前面。纔得藉慧眼而辨淸可見二人相似的不易點破

在學校中。如有二個男的或女的雙生同處求學。做先生的才倒霉哩。這個人做了錯事等一會先生要

去比賣時已不明誰爲犯過者了。我家從前也有二個雙生的僕人。二個都是生來佗背。有一天。一個隨我祖父上鄰縣去了。在路上爲一個店夥看見的。後不久又一個走過他的店面。那店夥幾乎嚇了一跳。

某書上說有一個盲姑娘愛上了某雙生子的一個。但他們完完全全是一樣的。盲女所藉來認識人的。祇靠她的和他人握手時的觸覺。聽說那盲女既不能辨別彼此。天保佑她使她在觸着她的眞愛人的手時感到一種電氣般感覺。

高爾登曾考驗以犬的嗅覺來辨別同型雙生子的彼此。但此外未聞有人繼續試驗過。

平常做母親的大概對于自己的兒子最能分別的了。可是雙生子有時也會弄錯。最困難的要是兒童稍長後的爲他們洗澡了。常常每天中替一個孩子洗了兩次。一個孩子則一回也沒有洗。

說笑話的說有兩個雙生姊妹。同入舞場。對手的男子祇顧拚命的跳。後來兩人已換。他們也不知道的。眞正的同型雙生子。連生病也會一樣的。所以若同在一處醫治。說不定會發生一個人吃了兩次藥另一人一次也不吃的弊病的。

以上所說的總括一句。就是同型雙生子無論在身上心上。甚至疾病都有同一的傾向。但這不過是表明遺傳力的偉大。環境的力量如何。却沒有說到。設把兩個同型的雙生子分居於極不相同的環境中則所生的結果如何。現在且舉一例以收尾。

在美國住着一對三十歲的雙生女。一個叫D住在華沃明。一個叫J住在亞歷查拉。她們在生後半個月。便分別的。後至十八歲時始相見。厥後也不常相會。見二人母親在產後便死去的。二人居於二處撫養。D和她的繼父母常東西往來旅行。在學校裏祗住四年。卽入公司當事務員。J則反是受正則的教育。後畢業高等學校。在九年前結婚。生一子。任學校教職。

這二人是分別而居的。教育的程度和四周的環境都不相同。但事實上仍是完全相似。她們的身長和體重當然完全相等。彼此的衣服可以交換穿用。眼和髮是同一的顏色。的喉音卽到了友人辨不出的程度。卽齒爪也完全相同。二人均略有肺病。不時羈臥床上。家裏收到的兩人疾病的報告信常常弄錯。又彼此不約而同的均剪了髮。二人均性溫和而快樂。對於歷史和政治均有興味。但算術則均厭惡。某大學學者聞之為她倆舉行心理的檢查。智能試驗的結果。則兩人的經歷和境遇雖異。仍是一樣的。兩人都已入了最高的智能部。但舉行機械的反應時間和連想時間及好惡快不快等情緒試驗時。則頗見差異。那末她們所受境遇不同的影響是明顯的事了。且兩人的筆跡也大不相同。

上面的不過一個例子罷了。若據而作為概括的結論的根據。是很危險的。因為無論那種自然科學。對照試驗是必要的。例如研究維他命的作用。則當用二只同母的幼鼠。在同等條件下飼養。食物也須注意維他命素的有無和多少。然後比較其結果。所謂同型的雙生子。遺傳上是同樣人類的 Dmplicaqes 我們見了他們顱頭上的自然的命運的試驗。可知實行貴重的對照試驗也是可能的。近傾有個叫史曼司的學者。對於雙生子研究的結果。發明了病理的研究。出了一册『雙生子病理學』的名貴的著作。然則以雙生子為材料。去發明『雙生子心理學』『雙生子發育學』『雙生子遺傳學』。等或不是不可能的事罷。

（此文大部分採自昭和二一年正月號改造雜誌中）錄覺悟

寶隆醫院之病理研究院

寶隆醫院之新建築。已紀本刊。茲再將該院內之同濟大學病理研究院沿革錄下。該院始創於民國二年。前院長爲費孝教授。當時僅試驗室一。標本室一。教室一。又附設之醫科藏書室一。雛形雖具。而研究材料尙少。民十。歐本海敎授來長斯院。梁伯强博士(留德)副之。兩君慘淡經營。從事整頓。如儀器之設備。實習之增加。敎課方面。該科實可與德國并美。至於研究。尤努力於蒐求本國及東方材料。其初困難孔多。未明瞭病理解剖之需要。兩君乃於假期中。一度至馬尼拉。在收集研究品以後。漸得各方信任。醫院之解剖增多。本外埠(如廣州漢口等)之本國及外國(如德奧俄美馬尼拉等)醫生。羣將疑難雜症材料。寄來檢査。上海地方審判廳。常任爲法醫。新加坡舉行第五次遠東熱帶病大會時。我國政府且派梁伯强君爲全權代表出席。該院在社會上之聲譽日隆。研究之材料積聚。遂日益增加。敎授方面。因該院病理材料之富裕。學者對於我國病症原理。瞭如指掌。研究方面。於吾國病理。多所發明。其許多研究表之研究論文中。如歐本海君之「在上海剖檢一百具華人屍體之所得」(見同濟雜誌)及梁伯强君之「人類血液最新的區別及在我國地理上的變化」(見德國衞生醫學報)均爲我國醫學上重要之貢獻。去年寶隆醫院改建新屋。該院亦得同時擴充。而今有試驗室三。儲藏室二。洗滌室一。解剖室一。

標本室與藏書室。移置於新建之三樓上。佔地較廣。內容亦同時增多。該藏書室。現計研究用之德英文醫書約五千册。專門醫學雜誌約二十餘類。（德英文）標本室珍藏瓶貯之我國各種病理臟器。約千餘具。顯微鏡標本可萬計。誠我國近今唯一之大觀。前歲德國病理大家亞芍夫教授曾來參觀。尤爲贊賞不已。欲醫學之進步。全恃研究病症原理。故病理一門。實爲醫學之關鍵。吾國病理研究院既少。而病理人材尤稀。今該院實負重大之責任云。

寶隆醫院之藥理研究院

寶隆醫院附設之藥理研究院發表宣言云。當歐戰初終。世界文化重復開始交換之際。我同濟大學醫科即有偉大之發展。所引爲欣喜者。即在使衆多青年有爲之中國醫學生。與以享受研究德國醫學之機會。而與中國醫學臨床上之新發展有直接關係者。則近世藥物學之研求爲必需矣。我等知治病之要。不僅在知其病并追求其進行之狀况。更當以最佳最新之藥以治療之也。而在他方面觀之。則近世藥學研究之突進。含有一極大之危險在焉。其危險謂何。即市上喧傳之良藥。而爲青年醫者所注意者。大抵害多而利少是也。青年醫者之不學無術者。自不能知此等藥物之眞實功效。彼只信其處方箋冊。或此藥物之吹牛廣告。則危險孰甚矣。藥物乎藥物乎。用之當知其理。不當以臆測了之也。不僅爲是。即中國之古藥亦然。中國藥物中含有可貴之質料者不可勝數。而其含有無用質料者亦然。欲其致用於中國醫者。則根本的科學之研究尚焉。研求藥物學之意義。不僅在知某病用某藥。并當知此藥之副作用若何。有無致命之危害。藥物中之有偉大之功效者甚多。而往往因其副作用之劇烈。不得不拋棄焉。是故我人當知藥物之治病功效。更當知其副作用或其毒性也。良好之醫生。更當於毒物學研究有素。然後乃能於人民中毒時。立刻與以適合之藥以救其命。藥物學與醫學之關係重要若此。故本校藥物學及毒物學研究之所以設也。本院之目的。在研究古今藥品。研究藥物。對於疾病之功用。研究中國古代之良藥。及研究處方之方法。使病者有利而無弊。自一九二五年。由現主任創辦以後。學子乃能有自由研求此等問題之機會。現主任曾卒業德國大學。研究植物學化學製劑學及醫學甚深。在德經長久之研究後。乃於二年前來華任此職。夫主任之經歷既深。則本院之進步自可知也。本院附設於寶隆醫院。共佔七室。如化學實驗室。生物學實驗室。動物貯藏室等。需用之儀器亦備。本院除華人助教受教授之指導單獨研究外。實於病者有莫大之利益焉。而今以後。深願此學院得以滋榮發長也。